射波刀
中西医结合肿瘤治疗技术

Combination of CyberKnife and Traditional Chinese Medicine for the Treatment of Malignant Tumors

唐友明　吴发胜　陈继冰　主编

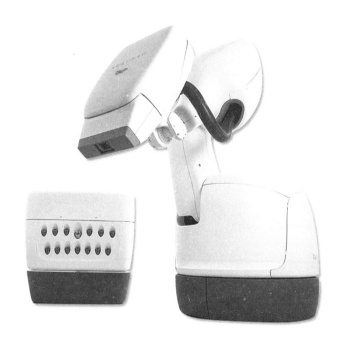

广西科学技术出版社
·南宁·

图书在版编目（CIP）数据

射波刀中西医结合肿瘤治疗技术 / 唐友明，吴发胜，陈继冰
主编 . -- 南宁 : 广西科学技术出版社，2024.11. --ISBN
978-7-5551-2310-1

Ⅰ . R730.55

中国国家版本馆 CIP 数据核字第 2024BE5708 号

SHEBODAO ZHONGXIYI JIEHE ZHONGLIU ZHILIAO JISHU
射波刀中西医结合肿瘤治疗技术
唐友明　吴发胜　陈继冰　主编

责任编辑：丘　平		装帧设计：梁　良	
责任校对：夏晓雯		责任印制：陆　弟	

出 版 人：岑　刚　　　　　　　　　　出版发行：广西科学技术出版社
社　　　址：广西南宁市东葛路 66 号　　邮政编码：530023
网　　　址：http : //www.gxkjs.com

经　　　销：全国各地新华书店
印　　　刷：广西民族印刷包装集团有限公司

开　　　本：787 mm×1092 mm　　1/16
字　　　数：220 千字
印　　　张：13
版　　　次：2024 年 11 月第 1 版
印　　　次：2024 年 11 月第 1 次印刷
书　　　号：ISBN 978-7-5551-2310-1
定　　　价：68.00 元

《射波刀中西医结合肿瘤治疗技术》
编委会名单

作者简介

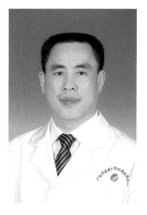

唐友明

二级教授、主任医师、医学硕士、硕士研究生导师，广西中医药大学附属瑞康医院原院长。广西名中医、国家中西医结合学科带头人、广西重点学科带头人、广西抗癌协会副会长、世界中医药学会联合会仲景传承与创新专业委员会常务理事、药膳食疗常务理事、广西社区卫生协会会长、广西中西医结合学会执行会长、广西中医药学会副会长、广西中医药学会药膳食疗分会主任委员、广西中西医结合学会经方分会主任委员。师承全国名老中医林沛湘教授，长期从事中西医结合治疗消化系统疾病及中医经典、经方研究，擅长运用经典经方治疗疑难杂症。主持国家级、省部级科研项目10余项（其中国家自然科学基金1项，广西科学技术重大专项、重点研发计划3项），发表论文60余篇，获得广西科学技术进步奖等科研奖励8项，授权实用新型专利4项、发明专利3项。主编《杏林撷英：老中医蒙定水医案录》《神经内科医师手册》等书籍。

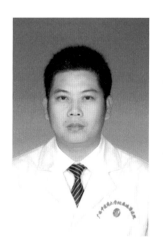

吴发胜

主任医师、医学博士、硕士研究生导师，现任广西中医药大学附属瑞康医院放疗科副主任。第一批全国中医临床特色骨干学员、世界中医药联合会肿瘤精准治疗专业委员会副会长、河南中医药大学校友会广西分会第一届会长、广西中医师分会青年专业委员会副主任委员、世界中联肿瘤外治法专业委员会常务理事、中国抗癌协会中西医整合肿瘤专业委员会委员、中华中医药学会外治分会委员、中华中医药学会全科医学分会委员、GSCO中西医结合肿瘤专家委员会常委、广西医师协会肿瘤多学科综合治疗专业委员会常委、广西抗癌协会肿瘤放射治疗专业委员会委员、广西肿瘤放射治疗专科联盟肺癌专业委员会常委、广西中医药学会中医经方分会常委。曾师从全国名老中医、广西名中医黄智芬教授，五运六气泰斗顾植山教授及经方大家许家栋教授。从事中西医结合防治肿瘤的临床与基础研究工作20余年，擅长中西医结合调治各类肿瘤，对恶性肿瘤放射治疗及毒副反应治疗具有丰富经验，运用经方、验方和中医外治法取得较好疗效和口碑。获得中华中医药学会科技进步二等奖1项，广西科学技术进步三等奖2项，广西医药卫生适宜技术推广奖3项。主持省部级科研课题2项，厅局级课题3项，参与国家级课题多项，获得国家发明专利3项，发表学术论文50余篇，其中SCI 6篇。

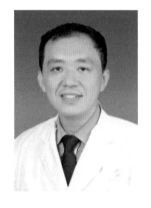

陈继冰

教授、副研究员、医学博士、硕士研究生导师，现任广西中医药大学附属瑞康医院中西医结合转化医学中心主任。广东省精准医学应用学会常委、广东省肿瘤康复学会常委、广东省医院协会肿瘤防治管理分会常委、广东省老年保健协会氢医学专业委员会常委、新疆医科大学附属第六医院客座教授、南方科技大学恒普生命科学研究中心干细胞临床应用专家。于2011年和2014年分别在美国安德森癌症中心和密歇根大学进行肿瘤的生物治疗研究。在厦门大学、暨南大学、广西中医药大学从事肿瘤生物治疗的理论和临床研究13年，临床治疗5万余名患者。在SCI期刊上发表医学论文125篇。曾受邀参加第16届、第17届国际肿瘤冷冻治疗大会，发言论文分别获最佳演讲奖和优秀论文奖。在肿瘤的免疫治疗方面，获得5项发明专利授权（分别为"卵巢癌干细胞疫苗及其制备方法与应用""结直肠癌干细胞疫苗及其制备方法与应用""肝癌干细胞疫苗及其制备方法与应用""乳腺癌干细胞疫苗及其制备方法与应用""一种外周血NK细胞的体外诱导扩增培养方法"），5项实用新型专利授权，5项软件著作权授权。主编《氢分子疗法》《干细胞临床应用》《免疫细胞临床应用》等书籍。

序一

实体性肿瘤的治疗一直以来都是医学领域中的重要课题。虽然传统的外科手术、放射治疗和化疗在治疗实体性肿瘤方面取得了显著成效，但其副作用问题仍然是临床实践中的一大挑战。近年来，随着医学技术的不断进步，射波刀（CyberKnife）作为一种非侵入性立体定向放射外科治疗技术，正在成为治疗实体性肿瘤的新选择。

射波刀利用高精度的机器人技术和先进的成像系统，能够在不损伤肿瘤周围正常组织的情况下，对肿瘤进行高剂量的精准打击。这种治疗方式不仅提高了治疗的效果，而且大大减少了患者的痛苦和康复时间。然而，射波刀虽然在技术上具备显著优势，但单一的治疗手段往往难以应对复杂的肿瘤病理生理特征。因此，如何进一步提高治疗效果，减轻患者出现的副作用，成为当前研究的重点。

中医药作为中华民族的瑰宝，在肿瘤治疗方面具有悠久的历史和丰富的临床经验。中医药通过整体观念和辨证施治，强调调节机体的内在平衡，增强患者的自身免疫力，能减轻治疗带来的副作用，并改善患者的生活质量。将中医药与现代射波刀技术相结合，能够在实体性肿瘤治疗中发挥优势互补的作用。这种联合治疗模式，不仅有助于增强治疗效果，还能够显著降低射波刀治疗的副作用，提高患者的生活质量和生存质量。

近年来，越来越多的临床研究和实践表明，射波刀联合中医药治疗实体性肿瘤的综合疗效显著。中医药在术前、术中和术后的不同阶段，能够提供针对性的治疗方案。例如，在术前通过中医药调理患者的体质，提高机体的耐受能力；在术中利用中药减少射波刀治疗带来的不良反应；在术后通过中医药协同治疗、扶正祛邪，预防肿瘤复发和转移。这种综合治疗模式，不仅体现了现代医学与传统医学的完美结合，也展示了多学科协作在肿瘤治疗中的巨大潜力。

唐友明教授、吴发胜教授、陈继冰教授、练祖平教授及其科研团队，长期从事中西医结合临床与基础研究，运用经典经方治疗疑难杂症，特别是在治疗恶性肿瘤方面取得显著疗效。唐友明教授曾任广西中医药大学附属瑞康医院院长，在医院前期拥有 G3 代射波刀治疗肿瘤的基础上，在 2023 年非常有远见地引进 M6 代射波刀，为医院中西医结合肿瘤学科发展作出了特殊贡献。目前，该院采用射波刀联合中医药、中西医结合的方法治疗实体肿瘤已有 17 年历史，治疗的患者超过 15000 名，治疗效果显著，并取得很好口碑，享誉区内外。

本书系统介绍了射波刀与中医药联合治疗实体性肿瘤的理论基础、临床实践和最新研究进展。希望通过本书的介绍，能够为临床医生提供有益的参考，为肿瘤患者带来更多的治疗选择和期待。同时，也希望能够引发更多关于中西医结合治疗肿瘤的深入研究和探讨，为肿瘤治疗开辟新的道路。愿本书能够为读者提供有价值的信息和启示，推动射波刀联合中医药治疗实体性肿瘤的发展。

国医大师、广西中医药大学附属瑞康医院韦贵康教授

2024 年 6 月 14 日

序二

在当今社会，癌症已成为威胁人类健康的主要疾病之一，如何有效治疗癌症是国内外医学界面临的重大挑战。随着科学技术的不断进步，肿瘤治疗方法也在不断创新和发展。射波刀作为一种先进的放射外科治疗工具，以其非侵入性、高精准度和灵活性，给肿瘤患者带来了全新的治疗选择；而中西医结合治疗肿瘤，则以其综合性、个体化和多维度的治疗理念，越来越受到医学界的重视。将射波刀技术与中西医结合治疗相结合，探索出一条更为有效的肿瘤治疗新路径，将有效地促进肿瘤临床治疗水平的提高。

射波刀的技术核心在于其独特的影像引导和机器人定位系统，能够在不损伤肿瘤周围健康组织的前提下，精准地将高剂量辐射集中于肿瘤部位，实现对肿瘤细胞的有效杀灭。这种高精度的放射治疗，不仅减少了传统放疗的副作用，而且显著提高了治疗效果，尤其在治疗位置复杂、难以手术的实体瘤方面，展现出了独特的优势。中医在肿瘤治疗中历史悠久，积累了丰富的经验，其强调整体观念和辨证施治，通过中药、膳食、针灸、气功等多种手段调理，不仅能增强患者的免疫功能，还能减轻放化疗的副作用，改善患者的生活质量。中西医结合治疗肿瘤，不仅能发挥射波刀精准治疗的优势，还能通过中医药的整体调节作用，实现标本兼治。两者的结合，为肿瘤患者提供了更为全面和个体化的治疗方案。

吴发胜博士有缘拜师本人门下，勤奋好学，治学严谨，学习中医具有悟性和灵性，中医基础理论扎实，对中医药治疗恶性肿瘤具有较深认知。多年来，其采用中西医结合疗法治疗肿瘤取得较好疗效，受到患者的青睐并赢得了较好口碑。吴发胜博士和他所在的团队研发的"解毒生肌油"配方，很好地解决了临床放疗引起的放射性皮炎的问题。

本书系统介绍射波刀中西医结合肿瘤治疗技术的基础理论、临床应用及其最新研究进展，探讨中西医结合在肿瘤治疗中的具体应用模式和临床效果，并通过总结，展示这一新兴治疗模式在肺癌、肝癌、胰腺癌、前列腺癌等多种实体瘤治疗中的实践成果和经验。在全球抗癌事业中，射波刀中西医结合治疗技术无疑是一个重要的里程碑。我们相信，随着技术的不断发展和应用的深入，这一综合治疗模式将在肿瘤治疗中发挥越来越重要的作用。希望本书能够在促进中西医结合治疗肿瘤临床效果方面发挥积极作用，为广大肿瘤患者带来新的希望和光明。

全国名老中医、广西名中医、

广西医科大学附属肿瘤医院黄智芬教授

2024 年 6 月 12 日

前言

　　放射治疗作为实体肿瘤治疗的三大手段之一，与外科（手术）治疗和内科（化学药物）治疗一样具有重要的地位。作为放射治疗的利器之一，X射线立体定向放射外科治疗系统（SBRT）是一种利用实时影像引导技术进行治疗的设备，能够通过身体骨架结构来定位和修正射束，实时追踪患者呼吸并对病灶进行动态照射，确保射线准确照射到肿瘤上，同时对周围正常组织的损伤较小。其中，CyberKnife是SBRT的商标名称，也被称为射波刀。射波刀于2001年获得美国FDA（食品药品监督管理局）的准许，可以治疗人体任何位置适合放射治疗的肿瘤，随后在欧盟、日本等发达国家也获得了临床应用批准。2008年，中国国家食品药品监督管理总局也批准了射波刀用于各种肿瘤的临床治疗。随着射波刀治疗技术在临床中的广泛应用，该设备已经发展到第六代（M6），截至2023年底全国共有14家医院拥有M6射波刀。

　　广西中医药大学附属瑞康医院于2007年引进了第三代（G3）射波刀治疗设备，在2023年又新增了一台第六代（M6）射波刀，至今已治疗15000例各种类型的肿瘤患者。该院是目前国内射波刀治疗肿瘤例数最多的医院之一，治疗范围包括肺癌、肝癌、胰腺癌、前列腺癌和脑肿瘤等多种肿瘤，并取得了较好的治疗效果。同时，广西中医药大学附属瑞康医院也是广西壮族自治区中西医结合医院，在利用中医药特色技术延缓肿瘤进展和缓解放疗并发症方面，也积累了丰富的临床经验。

　　中医药治疗恶性肿瘤，是一种融合中医理论、药物、针灸、推拿等多种治疗手段的综合疗法，旨在对恶性肿瘤进行整体医治。其核心思想包括辨证论治、整体观念、扶正祛邪、调和阴阳和活血化瘀，旨在通过中药、针灸、推拿按摩和食疗等方法，实现对肿瘤患者的个体化、全面性治疗。中医药治疗恶性肿瘤的优势显著，主要体现在以下几个方面：首先，中医药治疗注重辨证施治，可根据患者的具体体质、病情和症状，制定个性化的治疗方案，这与西医的标准化治疗相比，更能满足个体差异化的治疗需求。其次，相较于化疗等西医治疗方法，中医药治疗的副作用通常较小，有助于减轻患者在治疗过程中的不适感，提高其生活质量。最后，中医药治疗不仅关注肿瘤的控制，还重视患者的整体健康和生活质量的提升，通过改善体质、增强免疫力、缓解症状等多方面作用，为患者提供全方位的治疗支持。鉴于中医药治疗恶性肿瘤的独特优势和全面性，本书将就这些内容进行深入介绍和深度探讨，使之成为本书的一大亮点。本书还通过详尽的分析和案例研究，旨在为读者提供深入理解中医药在恶性肿瘤治疗中的应用与价值，以及其在现代医学中的地位和前景。

在本书撰写之前，编者系统研究了国内外相关专著和文献，参考了射波刀的基础理论和射波刀治疗多种常见恶性实体肿瘤的最新进展，以及不良反应的预防和处理方法，在此谨向国内外研究射波刀治疗肿瘤的同行和专家表示敬意。本书主要包括两部分内容：一是对公开发表的射波刀高水平文献的梳理；二是广西中医药大学附属瑞康医院10多年来利用射波刀和中医药治疗实体瘤的经验总结，包括中医辨证施治和施护、膳食调护以及放疗并发症的辨证论治。希望本书能为肿瘤科医生、肿瘤学专业研究生以及肿瘤患者提供专业的参考。由于射波刀在肿瘤治疗领域的迅猛发展，本书的内容可能还不够全面和完善，编者真诚地希望广大专家和学者能提出宝贵意见，以促进该领域的进一步发展。

编者

2024 年 6 月

目　录

第一章　总论

第一节　肿瘤相关的概念

一、恶性肿瘤分类和分期

恶性肿瘤通常被分为五大类：①来源于上皮组织的各种癌；②来源于间叶组织的各种肉瘤；③来源于淋巴造血组织的血液肿瘤；④来源于神经组织的各种母细胞瘤；⑤其他，如恶性黑色素瘤。2023 年国内发病率最高的前十个癌种依次为肺癌、结直肠癌、胃癌、肝癌、乳腺癌、食管癌、甲状腺癌、宫颈癌、脑肿瘤和胰腺癌。

在确定恶性肿瘤的治疗方案之前，需要先对肿瘤严重程度进行分期，Ⅰ期、Ⅱ期为早期，Ⅲ期、Ⅳ期为进展期。其中，Ⅳ期肿瘤最为严重，Ⅳ期也称为转移期，即肿瘤离开原发位置到达远处器官。由于恶性肿瘤的早期症状大多不明显，大部分患者发现病情时就已经处于进展期，比例占到恶性肿瘤患者的 70% 左右。早期恶性肿瘤治疗通常采用手术、放疗和化疗，根治的可能性比较高；进展期恶性肿瘤病情复杂，患者身体状况通常较差，因此治疗上也相对困难。

二、治疗有效性的评估

（一）实体瘤反应评估标准（RECIST）

针对单个肉眼可见的实体肿瘤，对疗效的反应程度分为以下几种情况：

（1）完全萎缩（CR）：所有目标病灶消失，任何病理性淋巴结的短径必须 < 1 cm。

（2）部分萎缩（PR）：所有目标病灶半径的总和至少减小 30%。

（3）病情进展（PD）：所有目标病灶半径的总和至少增加 20%。

（4）病情稳定（SD）：位于 PR 和 PD 之间。

据此，衍生了针对多个实体瘤治疗后反应的评价指标，包括客观缓解率和疾病控制率，计算方式如下：

客观缓解率 =（CR+PR）/ 肿瘤总数

疾病控制率 = （CR+PR+SD）/ 肿瘤总数

（二）体力状况评分

健康状况越好，越能忍受治疗带给身体的并发症，因而也就有可能接受彻底的治疗；反之，许多彻底的抗肿瘤治疗就无法实施。有两种评价患者体力状况的评分方法，用于评估患者是否耐受某项肿瘤治疗方法，分别为卡氏（KPS，百分法）评分和美国东部肿瘤协作组身体状况（PS，5 分法）评分，具体评分细则见表 1-1。

表 1-1　常用的体力状况评分方法

KPS 评分				PS 评分	
分数	描述（体力好）	分数	描述（体力差）	分数	描述
100	正常，无症状和体征	50	常需人照料	0	正常活动
90	能进行正常活动，有轻微症状和体征	40	生活不能自理，需要特别照顾和帮助	1	症状轻，生活自在，能从事轻体力活动
80	勉强可进行正常活动，有一些症状或体征	30	生活严重不能自理	2	能耐受肿瘤的症状，生活可以自理，白天卧床时间不超过 50%
70	生活可自理，但不能维持正常生活工作	20	病重，需要住院和积极配合治疗	3	肿瘤症状严重，白天卧床时间超过 50%，但还能起床站立，部分生活自理
60	生活能大部分自理，但偶尔需要别人帮助	10	重危，临近死亡	4	病重卧床不起
		0	死亡	5	死亡

（三）肿瘤标记物检测

肿瘤标记物是由肿瘤细胞本身合成释放或宿主对肿瘤的反应而产生的一类物质，可用于肿瘤的早期诊断、疗效评价及预测预后等。临床常用的肿瘤标记物与肿瘤类型存在一定的相关性。例如，甲胎蛋白（AFP）与肝癌相关、糖链抗原（CA）19-9 和癌胚抗原（CEA）与胰腺癌相关、前列腺特异抗原（PSA）与前列腺癌相关等。

（四）生存期

患者的生存期主要有以下评价方法：

（1）无进展生存期：也可称为肿瘤缓解持续时间，指肿瘤患者从接受治疗开始，到发现肿瘤进展、研究失访或患者死亡的这段时间。在此期间患者体内始终有影像学可见的肿瘤存在，故无进展生存期常用于评价进展期肿瘤的治疗效果。

（2）总体生存期：从确诊早期或晚期肿瘤开始，到任何原因导致死亡或研究中失访的这段时间。

（五）疼痛

晚期癌症患者最大的折磨常来自癌性疼痛（最常见于骨转移引起的疼痛），有时甚至是患者入院后最亟待解决的问题。评估癌性疼痛常用视觉模拟量表（Visual Analog Scale，缩写为 VAS）。该量表将疼痛分为 0 ～ 10 分，其中，0 分为无痛，1 ～ 3 分为能忍受的轻微性疼痛，4 ～ 6 分为影响睡眠的中度疼痛，7 ～ 10 分为影响食欲和睡眠的强烈疼痛（见图 1–1）。通常 VAS 量表 5 分以上就会严重影响患者的生活质量，需要使用镇痛药才能缓解疼痛。

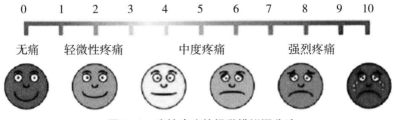

图 1–1　癌性疼痛的视觉模拟评分法

护士可将观察到患者的表情与一个标有 100 毫米刻度的标尺对照，从而"读"出疼痛程度。

（六）肝脏储备功能分级

Child-Pugh 量表是一种临床上用于评估肝硬化患者肝脏储备功能的分级标准。该量表根据患者的五个指标状态将其分为三个等级，分别记以 1 分、2 分和 3 分，并将这五个指标的得分相加，得到一个总分。总分的范围从最低的 5 分到最高的 15 分（见表 1–2）。根据总分的不同，可以将肝脏储备功能分为 A 级（5 ～ 6 分）、B 级（7 ～ 9 分）和 C 级（≥ 10 分），预示着不同严重程度的肝脏损害（分数越高，肝脏储备功能越差）。肝肿瘤的射波刀治疗可能会降低肝脏储备功能，有引起肝衰竭的风险。因而，通过评估患者的 Child-Pugh 分级，医生可以更准确地了解患者的肝脏储备功能情况，从而判断其是否具备耐受射波刀治疗的条件。

表 1-2 Child-Pugh 量表

临床与生化检测指标	异常程度计分		
	1 分	2 分	3 分
肝性脑病（级）	无	1～2	3～4
腹水	无	轻度	中度、重度
总胆红素（μmol/L）	< 34	34～51	> 51
白蛋白（g/L）	≥ 35	28～35	< 28
凝血酶原时间延长（PT）（S）	< 4	4～6	> 6

（七）中医症状评分

1. 主要症状积分

表 1-3 为中医主要症状积分评分表，注意根据患者的五个主要症状将其分为轻、中、重三个等级，分别计以 1 分、3 分、5 分，并将五个症状的得分相加，得到一个总分。

表 1-3 中医主要症状积分评分表

症状	轻（1 分）	中（3 分）	重（5 分）
胁痛	胁肋无不适，偶有疼痛，生活及睡眠不受干扰	疼痛明显，发作较频，不能忍受，要求服用止痛药	疼痛剧烈，难以忍受，生活及睡眠受到严重干扰，需服止痛药
肋下肿块	肋下未触及肿块，但特殊检查见占位性病变	肋下触及肿块，在 3 cm 以内，质较硬，表面可不平	肋下触及肿块，在 3 cm 以上，质坚硬，表面可触及结节
形体消瘦	轻度消瘦，体重较前下降 2kg	消瘦，体重较前下降 2～4 kg	明显消瘦，体重较前下降 4 kg 以上
黄疸	轻微目黄	眼睛、皮肤颜色发黄	眼睛、皮肤颜色深黄，疲乏、瘙痒
易怒	偶有怒气	易怒	常常发怒
口苦	晨起口微苦	口中发苦，食而无味	口中甚苦，食不知味

2.次要症状积分

表 1-4 为中医次要症状积分评分表,该表根据患者的四个次要症状将其分为轻、中、重三个等级,分别计以 1 分、2 分、3 分,并将四个次要症状的得分相加,得到一个总分。

表 1-4　中医次要症状积分评分表

症状	轻（1分）	中（2分）	重（3分）
腹胀	腹部轻度胀满,食后腹胀,半小时后缓解	腹部胀满,食后明显,半小时至 1 小时内缓解	腹部明显发胀,食后尤甚,2 小时内不能缓解
纳呆	饮食无味	食欲差	无食欲
烦渴	轻度口渴,日饮水量达 2000 mL	口渴明显,日饮水量达 2000～2500 mL	烦渴,频繁饮水,日饮水量大于 2500 mL
头晕	头晕眼花,时发时止	头晕,如坐车船,行走不稳	眩晕欲扑,视物旋转,站立不稳

症候积分:主要症状积分 + 次要症状积分

疗效指数 =（治疗后得分 – 治疗前得分）/ 治疗前得分 ×100%

治疗效果可根据以下标准进行评估:

痊愈:中医临床症状、体征消失或基本消失,证候积分减少 ≥90%。

显效:中医临床症状、体征明显改善,证候积分减少 ≥70%。

有效:中医临床症状、体征均有好转,证候积分减少 ≥30%。

无效:中医临床症状、体征均无明显改善,甚至加重,证候积分减少 < 30%。

（八）生活质量评分

表 1-5 为生活质量评分表,该表根据患者的生活状态分为 5 个大指标,12 个小指标,每个小指标分别用 1 ～ 5 分进行评分,将所有指标得分相加,得到患者生活质量评分。

表 1-5 生活质量评分表

评价指标		1分	2分	3分	4分	5分
身体状况	食欲	几乎不能进食	食量<正常1/2	食量为正常的1/2	食量略少	食量正常
	精神	很差	较差	有影响，但时好时坏	尚好	正常，与病前相同
	睡眠	难入睡	睡眠很差	睡眠差	睡眠略差	大致正常
	疲乏	经常疲乏	自觉无力	有时常疲乏	有时轻度疲乏	无疲乏感
	疼痛	剧烈疼痛伴被动体位或疼痛时间超过6个月	重度疼痛	中度疼痛	轻度疼痛	无痛
	面部表情	剧烈疼痛	强烈疼痛	中度疼痛	轻微性疼痛	无痛
社交家庭状况	家庭理解与配合	完全不理解	差	一般	家庭理解及照顾较好	好
	同事的理解与配合（包括领导）	全部理解，无人照顾	差	一般	少数人理解关照	多数人理解关照
情感状况	自身对癌症的认识	失望，完全不配合	不安，勉强配合	不安，配合一般	不安，但能较好的配合	乐观，有信心
	对治疗的态度	对治疗不抱希望	对治疗半信半疑	希望看到疗效，怕有副作用	希望看到疗效，尚能配合	有信心，积极配合
功能状况	日常生活	卧床	能活动，多半时间需卧床	能活动，有时卧床	正常生活，不能工作	正常生活工作
肝胆特异板块	治疗的副作用	严重影响日常生活	影响日常生活	经过对症治疗可以不影响日常生活	未对症治疗可以不影响日常生活	不影响日常生活

生活质量分级标准如下：生活质量满分为 60 分；生活质量极差的为小于 20 分，差的为 21～30 分；一般的为 31～40 分；较好的为 41～50 分；良好的为 51～60 分。

（九）排便情况改善评分

排便改善指数 =（痊愈 + 显效 + 有效）/ 总例数 ×100%

排便效果评估标准如下。

痊愈：排便恢复正常或达到病前水平，其他临床症状和体征恢复至正常或治疗前的水平，与治疗前相比大便性状分型积分减少 ≥ 90%，病原学检查结果转阴。

显效：与治疗前相比便秘明显改善，大部分其他症状消失，大便性状分型积分减少 70%～89%，病原学检查细菌数减少。

有效：排便间隔缩短至 1 天，或与治疗前相比便质干结症状改善，其他症状并未明显好转，大便性状分型积分减少 30%～69%。

无效：与治疗前相比大便、临床体征和其他检查指标无改善，大便性状分型积分减少 30% 以下，病原学检查存在多种菌混合感染。

（十）介入手术的栓塞综合征评分

介入手术的栓塞综合征评分标准如下。

发热：按照体温范围给予相应的分数。发热体温在 37.1～37.9℃得 1 分，在 38.1～38.9℃得 2 分，39℃以上得 3 分。

恶心呕吐：少许恶心和胸闷但无呕吐得 1 分，间断有呕吐但仍可进食得 2 分；食入即吐或不食也吐得 3 分。

腹胀：少许腹胀且改变体位能缓解得 1 分，间断腹胀且改变体位不能缓解得 2 分，持续腹胀且需进行灌肠等处理后缓解得 3 分。

黄疸：仅面部及巩膜黄染得 1 分，在上述基础上躯干部皮肤出现黄染得 2 分，在上述基础上四肢和手足心出现黄染得 3 分。

胁肋痛：参考 VAS 评分法。

对于症状积分疗效判断标准，显效是指治疗后症状总积分比治疗前下降 2/3 以上，有效是指治疗后症状总积分比治疗前下降 1/3～2/3，无效是指治疗后症状总积分比治疗前下降少于 1/3。

第二节 射波刀相关的常用概念

射波刀是一种商品名称，属于立体定向放射治疗（Stereotactic Body Radiation Therapy，SBRT）的设备，于 1987 年在美国研发成功，用于治疗全身各处的实体瘤，并于 1999 年被美国 FDA（注射剂协会）批准上市。2004 年，射波刀实现了新的肿瘤追踪方式，如颅骨追踪、脊柱追踪、肺追踪、金标追踪和呼吸追踪，可以在治疗过程中实时追踪肿瘤并进行六维修正，进而解决了肺呼吸、胃肠蠕动等带来的误差，大大提升了治疗的安全性。由于其治疗安全性的提升，为将高能 X 射线精准照射肿瘤提供了可能，即增加了治疗的有效性。

一、射波刀治疗方法

射波刀治疗主要包括金标植入、固定、CT/MRI 定位（CT 中文名称为计算机断层扫描，MRI 中文名称为磁共振成像）、靶区勾画、计划设计和治疗执行等环节。金标植入术是射波刀治疗过程中常用的肿瘤标记方法，用于精确定位和引导射波刀放射治疗。相较于常规加速器放疗，射波刀治疗的计划靶区（PTV）与临床靶区（CTV）是相等的，不需要额外扩大 CTV 范围以应对肺呼吸、胃肠蠕动等带来的误差。

在确认肿瘤后，影像科医生会在 CT/MRI 基准图像上勾画肿瘤靶区范围以及不希望被损伤的正常组织（如食管、胃肠道、正常肝脏、正常肾脏以及脊髓等）。根据肿瘤的大小、位置以及肝脏 / 肾脏功能，放疗科医生会设计治疗方案，包括处方剂量和治疗次数。处方剂量通常为 35 ～ 75Gy（戈瑞，吸收剂量单位），治疗次数通常为 3 ～ 5Fx（指次数）。治疗方案是射波刀治疗的核心部分，也是放疗科医生过去几十年以及未来几十年不断努力的方向，以确保每位患者在治疗中获得最大的受益，即在最大肿瘤控制和最小治疗并发症之间取得平衡。

目前，全球范围有多个放射肿瘤学会，如美国放射肿瘤学会（ASTRO）、国际辐射单位和测量委员会（ICRU）、欧洲放射治疗肿瘤学会（ESTRO）、欧洲癌症研究与治疗组织（EORTC）等。ASTRO 的治疗指南中的 SBRT 方案是国际公认的最权威的治疗方案，放疗科医生需要经常学习来自全球不同中心的最新的英文文献，对治疗指南进行校正和完善。随着全球临床试验的积累和全球共识的形成，ASTRO治疗指南越来越细致、全面和完善。标准化的指南可以最大限度地提高疗效，减轻治疗并发症，并减少不同国家间的疗效差异。

二、射波刀治疗肿瘤的目的

1. 根治性治疗

对于早期肿瘤，射波刀可以彻底消除原发性肿瘤、转移淋巴结以及受累浸润的组织，实现无残留肿瘤且从根本上治愈肿瘤，使其在接下来的 5 年或更长时间内不再复发。

2. 姑息性治疗

对于进展期肿瘤，射波刀虽然无法根治，但可以显著减少体内肿瘤负荷，降低肿瘤复发和转移的速度，延长患者的生存期。

3. 挽救性治疗

当原发性肿瘤初次治疗失败后，射波刀可以进行再次治疗，既可以是根治性治疗，也可以是姑息性治疗。

三、射波刀治疗肿瘤的特点

（1）SBRT 每次治疗的剂量是常规加速器放疗的 4 倍左右，能够克服肿瘤对常规加速器放疗的抵抗。

（2）除了直接损伤肿瘤 DNA 引起细胞死亡外，射波刀还能改变肿瘤微血管，从而破坏其微环境，增加免疫反应，产生比常规加速器放疗更好的治疗效果。

（3）单次最高治疗剂量可达到 32Gy，5 次最高治疗剂量可高达 60Gy，而这些高剂量治疗只有在使用射波刀时才能对周围健康组织（即有风险的器官）造成最小的损伤。

四、射波刀治疗的并发症

尽管射波刀在癌症治疗中有着广泛的应用，但使用射波刀治疗也可能会引发一些并发症，主要包括金标植入术并发症和放射并发症两类。

（一）金标植入术的常见并发症

（1）植入部位感染。

将金标注射剂植入肿瘤组织或周围组织中，如果在操作过程中无法保持良好的无菌状态，可能会引起感染。植入部位感染可表现为发红、肿胀、渗液、疼痛等症状。

（2）出血。

金标植入术时，创伤导致的出血是一种常见的并发症。较大的出血可能需要手术干预来控制出血并清理血液积聚。

（3）金标迁移。

金标植入术后，金标可能会在患者体内移动位置，导致治疗目标的转移。这可能会影响射波刀的精确定位，从而影响到治疗的效果。

（4）神经损伤。

在金标植入过程中，如果操作不慎可能会损伤周围的神经组织。这可能导致患者出现感觉异常、运动障碍或其他神经功能异常。

（5）过敏反应。

在某些情况下，患者可能对用于金标植入的材料产生过敏反应。这可能表现为皮肤疹子、瘙痒，甚至更严重的症状，如呼吸困难。

值得注意的是，并非所有患者都会发生这些并发症，而且发生并发症的风险也会受到多种因素的影响，如医护人员的经验水平、患者的个体差异等。在金标植入术前，医护人员应对患者进行全面评估，并详细解释可能出现的风险和并发症。在术后，患者需要密切关注自身身体状况的变化，并及时向医生报告任何不适情况。及时的沟通和处理可以帮助减少并发症的发生，并确保治疗的安全与有效。

（二）放射并发症

（1）辐射性皮肤损伤。

射波刀治疗时，高能量的辐射会对患者的皮肤造成损伤。这可能导致皮肤红肿、疼痛、脱屑以及瘢痕等问题的出现。

（2）疲劳和虚弱。

射波刀治疗通常需要多次进行，而每次治疗都会给患者的身体带来一定的负担。因此，患者在接受射波刀治疗期间可能会感到疲劳和虚弱。

（3）骨髓抑制。

射波刀治疗会影响患者的骨髓功能，从而减少血液中的白细胞、红细胞和血小板数量。这可能导致免疫力下降、易感染和出血等并发症。

（4）消化道反应。

部分患者在接受射波刀治疗后可能会出现恶心、呕吐、腹泻等消化道反应。这些不适感可能会导致营养吸收不良和体重下降。

（5）神经系统损伤。

射波刀治疗可能会对肿瘤周围神经组织产生影响，导致部分患者出现神经功能障碍，包括感觉异常、肌力减退和运动障碍等症状。

需要注意的是，并非所有患者都会发生以上并发症，并发症的发生也与患者个体差异、治疗方案和治疗剂量等因素有关。因此，在射波刀治疗前，医生应全面评估患者的病情和身体状况，并制定个性化的治疗方案，尽可能减少并发症的发生。此外，患者在接受射波刀治疗期间应密切关注自身身体变化，并及时与医生沟通，以便进行及时的干预和处理。

第二章 肺部恶性肿瘤

肺部恶性肿瘤可以分为原发性肺癌和肺转移性肿瘤两种类型。原发性肺癌简称肺癌，根据组织学分类可分为非小细胞肺癌（占 90%）和小细胞肺癌。另外，根据肿瘤的生长部位可将非小细胞肺癌分为中央型肺癌和周围型肺癌。大多数非小细胞肺癌患者在被诊断时已经进展到局部晚期（Ⅲ期）或晚期（Ⅳ期、转移期），而早期（Ⅰ期和Ⅱ期）发现的非小细胞肺癌患者比例较少。肺部肿瘤根据大小可分为T1 ～ T4 期：长径 1 ～ 3 cm 者称为 T1 期；长径 3 ～ 5 cm 者称为 T2；长径 5 ～ 7 cm 者称为 T3 期；长径 > 7 cm 者称为 T4 期。

目前，大多数临床治疗都使用了分段放疗方案和近距离放疗（如 Nd∶YAG 激光、氩氦刀和电烙术等）作为外照射治疗的方法，用于早期肺癌或挽救性姑息治疗肺转移性肿瘤。对于许多肺转移性肿瘤和局部晚期肺癌患者，一般会接受姑息性放射治疗，以缓解肿瘤相关症状（如咯血、支气管阻塞、咳嗽、气短和胸痛）并提高生活质量。外照射次数较少的方案（如 20Gy/5Fx、17Gy/2Fx 和 10Gy/1Fx）可以有效缓解肺部症状，适用于需要较短疗程的患者以及身体状况较差的患者。此外，在积极接受姑息性化疗的肺癌患者中，采用外照射次数较少的方案可能更容易在化疗周期进行，而不会影响化疗的疗程。2018 年美国放射肿瘤学会（ASTRO）更新的指南提出 [1]，对于Ⅲ期非小细胞肺癌患者，如果患者的 PS 评分为 0 ～ 2 分且预期寿命超过 3 个月，推荐同时使用含铂双药化疗和适度低分割的姑息性放疗。

第一节 射波刀治疗非小细胞肺癌

非小细胞肺癌是肺部最常见的恶性肿瘤，占新诊断肺癌比例的 80% 以上。根据病理学分类，非小细胞肺癌又可分为鳞癌、腺癌、大细胞癌、类癌等亚类。进展期非小细胞肺癌主要以化学药物治疗为主，一线治疗推荐使用以顺铂为基础的二联化疗方案，疗程通常为 4 ～ 6 个周期。然而，晚期非小细胞癌患者的总体生存期仅为8 ～ 11 个月。此外，晚期患者的年龄多为 70 岁左右，其中许多患者由于心血管系统、肺部或其他健康问题而不能接受手术治疗。对于身体虚弱且无法接受手术的患者，传统的分次放射治疗可作为一种选择。然而，由于无法提供足够有效的剂量，这种治疗方法的失败率一般较高，并且会导致较多与治疗相关的肺部并发症。目前，在该领域需要解决的问题是如何应用 SBRT 来治疗周围型肺癌、中央型肺癌、大肿瘤（长径＞5 cm）、未进行活检的肺结节、多灶性病变以及全肺切除术后对侧肺的复发性肿瘤。以下内容将结合 ASTRO 指南和最新文献探讨这些问题的解决方案。

一、早期肺癌

（一）周围型肺癌

2017 年发布的《ASTRO 早期非小细胞肺癌 SBRT 治疗指南》[2]，目前已成为不可切除、早期、周围型非小细胞肺癌的标准疗法之一，这得益于回顾性和前瞻性系列的累积证据支持。放疗科医生在制定治疗方案时，需要考虑以下两种情况：

一种是对于具有"标准手术风险"的患者（即预期手术死亡率＜1.5%），优先推荐肺叶切除术、肺叶下切除术和纵隔淋巴结全面评估。这些患者通常预期的寿命超过 10 年。这一做法的优势在于完全切除肿瘤，能进行更全面的病理评估，可改善肺门和纵隔淋巴结的分期，并为辅助治疗提供依据。在 I 期患者手术切除术中，发现 11%～18% 的患者有隐匿性肺门和纵隔淋巴结受累，其中许多患者需要接受辅助化疗和（或）放射治疗。

另一种是对于"高手术风险"的患者（不能耐受肺叶切除术但可以进行肺叶下切除术的患者），优先推荐使用 SBRT 作为治疗方案，治疗 3 年时的总体生存期优于手术[3]。ASTRO 建议对所有考虑 SBRT 治疗的患者进行 PET-CT 术前分期，以最大限度地降低治疗不足的风险，特别是对于存在隐匿性 II 或 III 期疾病的患者。对于存在隐匿性纵隔淋巴结受累的患者，如果肿瘤为中央型肺癌且长径＞2 cm，应考虑使用纵隔镜或支气管内超声进行术前侵袭性纵隔分期。在 SBRT 治疗后，建议每 3～6 个月进行 1 次 CT 监测，并在 2 年内进行定期随访。如果肺癌复发，应尽快考虑挽救性切除治疗。

早期肺部 SBRT 临床治疗的报告主要来自日本和欧洲，包括单一机构对少量患者的回顾性分析。这些治疗涉及的次数从单次到 10 次不等，存在一定的处方、计划和治疗剂量的差异。然而，这些早期肺部 SBRT 治疗的临床结果显示出非常高的局部控制率（3 年控制率＞85%）和最少的并发症（3 级或 3 级以上的并发症发生率低于 4%）。

2022 年，日本名古屋大学（Nagoya University）对通过手术或 SBRT 治疗的 116 名术前肺功能受损患者进行了 10 年的回顾性分析[4]。所有患者均为术前肺功能受损，手术组和 SBRT 组治疗前 FEV_1 分别为 58% 和 56%。经过 5 年随访，手术组和 SBRT 组的总体生存率分别为 60% 和 63%，无进展生存率分别为 52% 和 48%，两组之间没有统计学差异。手术死亡率为 4.0%，而 SBRT 组未观察到与治疗相关的死亡。术后 2 级或 2 级以上并发症的发生率是 SBRT 组的 2 倍（40% vs 20%）。这项研究表明，在早期非小细胞肺癌和肺功能受损患者中，SBRT 是一种合理的治疗选择。

2023 年，美国 Levine 肿瘤研究所报道了 60 名有纵隔淋巴结侵犯的患者的前瞻性研究结果[5]。这些患者接受了针对原发性肿瘤（50 ～ 54Gy/3 ～ 5Fx）和淋巴结转移（60Gy/2Fx）的不同剂量的 SBRT 治疗，并配合 12 个月的 Durvalumab 辅助免疫治疗。2 级或 2 级以上的肺炎与肺剂量 V5 Gy > 70% 相关，而 2 级或 2 级以下的肺并发症与肺剂量 V10 Gy 大于 50% 相关。只有 3 名患者出现 3 级或 3 级以上肺炎。此外，2 级或 2 级以上的食管炎与食管放射剂量相关，包括剂量 > 20Gy、V60Gy > 7% 和 D1cc > 55Gy，只有 1 名患者（占 1.7%）出现 3 级食管炎。研究者认为，对原发性肿瘤和相关淋巴结同时进行放疗是可行的，且治疗相关的并发症较少。

综上所述，早期肺部 SBRT 治疗在日本和欧洲的临床报告中展现出良好的局部控制率和较少的并发症。这些结果对于选择早期非小细胞肺癌和肺功能受损患者的治疗方式具有指导意义。此外，针对纵隔淋巴结侵犯的患者，同时进行原发性肿瘤和相关淋巴结的 SBRT 治疗也被证实是可行且具有较少的治疗并发症。然而，在进行 SBRT 治疗时，需要注意对肺和食管的剂量控制，以减少并发症的发生。

（二）中央型肺癌

SBRT 的主要原理是通过在肿瘤之外实现快速剂量下降，从而避免重要脏器受到高剂量辐射的暴露。与治疗周围型肺癌相比，针对中央型肺癌（即肿瘤距离重要脏器小于 2 cm 的肿瘤）进行 SBRT 治疗存在更大的风险，主要是可能造成心脏、食管、脊髓、主支气管 / 气管和大血管等重要结构的损伤。2017 年的《ASTRO 早期非小细胞肺癌 SBRT 治疗指南》提出了一些建议，其中包括避免使用 3Fx 方案，而是使用 4Fx 或 5Fx 方案。在特定情况下，可以考虑使用 6 ～ 15Fx 的少量多次治疗方案。治疗中央型肺癌时，应将治疗次数改为 4 次或 5 次，而不是 3 次，并考虑使用高度共形技术来避免对关键脏器造成严重损伤。为追求最佳的治疗效果，可以考虑采用爬坡剂量的方法，例如 RTOG 0813 中所使用的 50～60Gy/5Fx，并可以降低 3 级或 3 级以上并发症的风险。

2017 年，日本多家医疗机构合作进行了一项关于ⅠA 期型肺癌最佳治疗剂量的前瞻性多中心研究[6]。研究计划从 52Gy、56Gy、60Gy、64Gy 和 68Gy 这五个剂量水平中筛选出最佳剂量，并以 8 次分割给药的方式进行治疗。首先尝试了 60Gy 的剂量，入组 9 名患者，治疗 12 个月内均未出现 3 级或 3 级以上不良反应。随后将治疗剂量提高到 64Gy，在 10 名患者中有 4 名出现 3 级或 3 级以上不良反应，因而确定 60Gy 为最大耐受剂量。研究结果表明，对于ⅠA 期中央型肺癌的 SBRT 治疗，推荐的剂量为 60Gy/8Fx。

2019 年，美国多家医疗机构合作进行了一项关于ⅠA 期型肺癌的多中心研究[7]，采用了 55～60Gy/5Fx 作为治疗方案，并纳入了 120 名老年患者。在治疗后的 5 年内，共有 5 名患者出现了 9 次 3 级或 3 级以上不良反应。57.5Gy/5Fx 组和 60Gy/5Fx 组能够评估疗效的患者共计 71 名，局部控制率分别为 89.4% 和 87.9%，生存率分别为 67.9% 和 72.7%，无进展生存率分别为 52.2% 和 54.5%。该研究确定了 60Gy/5Fx 为最大耐受剂量，相应的不良反应发生率和肿瘤控制率都较为理想，其结果与早期周围型肺癌相当。

综上所述，针对ⅠA 期型肺癌的 SBRT 研究都显示出较好的局部控制率和生存率，并确定了相应的耐受剂量。因此，在制定治疗方案时，医生需要结合患者的具体情况，选择 60Gy 剂量和 5～8 次治疗。

（三）长径＞5 cm 的肿瘤

RTOG 的大型多机构研究仅允许对长径≤5 cm 的肿瘤使用 SBRT 治疗。由于较大的肿瘤更容易发生淋巴结转移，如果只针对原发性肿瘤进行治疗可能会增加局部复发的风险。然而，来自前瞻性注册研究的有限数据支持在这种情况下使用 SBRT 治疗是可接受的，并且能够提供足够的局部肿瘤控制。毫无疑问，相比肿瘤较小的患者，这些较大肿瘤的患者报告的生存率较低。根据 2017 年的《ASTRO 早期非小细胞肺癌 SBRT 治疗指南》，当使用 SBRT 治疗肿瘤长径≥5 cm 的患者时，放射治疗计划应遵守所选剂量的既定剂量限制，以及对风险器官进行分级和限制最大剂量的方案，以提高治疗的安全性。随着对新发表文献的研究，业内对不同剂量和分级方案中风险器官的最佳规划目标的理解不断提高。目前，还没有足够的数据来确定 SBRT 治疗肿瘤大小是否有上限，关于治疗长径＞7 cm 的肿瘤的结果信息也非常有限。因此，建议在考虑其他治疗方案（如化疗、免疫治疗和靶向药物）的同时，综合评估是否进行 SBRT 治疗。

2021 年，瑞典卡罗林斯卡学院（Karolinska Institute）发表了一项关于大肿瘤的专题研究[8]。该研究包括 86 名非小细胞肺癌患者（其中 7 名为中央型肺癌），所有患者的总肿瘤体积 ≥ 70 cm³，采用 SBRT 治疗方案为 40Gy/4 ～ 5Fx。治疗结果显示，1 年和 2 年的局部控制率分别为 82% 和 61%，治疗相关并发症的发生率为 21%（3 ～ 5 级并发症）和 5.7%（5 级并发症）。研究者认为，长径 > 5 cm 的肿瘤可以考虑采用 SBRT 治疗方法。

2023 年，美国西奈山伊坎医学院（Icahn School of Medicine at Mount Sinai）进行了一项回顾性研究，比较了 SBRT 与三维适形放疗（3DCRT）、调强放疗（IMRT）在淋巴结阴性、肿瘤长径 > 5 cm 的 Ⅱ A 期非小细胞肺癌患者中的疗效和并发症[9]。该项研究共纳入了 584 名患者，其中 88 名患者（占 15%）接受了 SBRT，140 名患者（占 24%）接受了 IMRT，356 名患者（占 61%）接受了 3DCRT。研究发现，接受 SBRT 治疗的患者年龄较大（p=0.004），并发症更多（p=0.02），肿瘤较小（p=0.03），腺癌发生率更高（$p < 0.0001$）。未经调整的总体生存期显示，SBRT 组略高于 IMRT 组和 3DCRT 组（分别为 19 个月、13 个月和 14 个月，p=0.37）。经倾向调整分析，与 IMRT 组和 3DCRT 组相比，SBRT 明显与更好的总体生存期和肺癌特异性生存相关联。接受 SBRT 治疗的患者也比接受 IMRT 和 3DCRT 的患者有较低的并发症发生率。对于肿瘤长径 > 5 cm 的非小细胞肺癌患者，与其他放疗形式相比，SBRT 趋向于减少并发症并改善生存。这一发现支持 SBRT 适用于年龄较大、不能手术切除的患者的适当治疗策略。

综上所述，研究结果表明对于长径 > 5 cm 的肺部肿瘤，SBRT 是一种有效和安全的治疗选择，特别适用于那些不能手术切除的患者。

（四）缺乏活检结果的肿瘤

2017 年发布的《ASTRO 早期非小细胞肺癌 SBRT 治疗指南》指出，SBRT 可适用于一些活检取样困难或取样风险较高的患者，比如患有孤立性肺结节、特发性肺纤维化、间质性肺炎和肺气肿等。在评估肺纤维化程度并选择治疗方法时，常使用用力肺活量（FVC）来反映肺功能。根据 FVC 反映的肺功能衰竭程度，可以将肺纤维化分为轻度（< 10%）、中度（10% ～ 25%）、高度（25% ～ 50%）、重度（50% ～ 75%）和极重度（> 75%）。因此，在对缺乏恶性肿瘤组织确认的患者进行 SBRT 治疗之前，建议以多学科的方式对患者进行讨论，综合考虑肿瘤影像学检查结果和患者肺纤维化的程度，选择最佳的治疗方式。据统计，在新诊断的肺癌患者中，约 5% 的患者同时伴发间质性肺炎。既往的资料显示，这些患者接受常规加速器放疗后，发生放射性肺炎的风险明显高于没有间质性肺炎的患者。

因此，在进行 SBRT 治疗之前应首先进行活检，以确认恶性肺结节的组织学诊断。任何没有经过组织诊断就考虑进行 SBRT 治疗的患者，都应该在肿瘤委员会上以多学科的方式进行讨论，并根据病变的大小、随时间的增长情况、是否具有毛刺或缺乏良性钙化、PET 扫描结果以及病变的位置等因素，一致认为病变在放射学上与恶性肺部病变一致。此外，还应考虑患者其他的特定因素，如吸烟史或既往肺癌史。最后，就是区域环境因素，比如组织胞浆菌病的发生率，也可能影响病变是恶性的概率，在进行组织学诊断时也应考虑到这些因素。

大量的临床研究证实，良性病变纳入 SBRT 治疗似乎不会人为提高肺癌发病率。这些研究的总体结果不太可能因纳入潜在的良性病变而产生偏差。综上所述，缺乏活检结果但经过影像学筛选的患者，患有良性肺结节的可能性很低，可以合理地考虑进行 SBRT 治疗。

2023 年，法国马赛的 Nord 医院报道了 9 名早期肺癌合并间质性肺炎患者的 SBRT 前瞻性研究结果[10]。这些患者的治疗方案为 50Gy/5Fx。治疗后，有 5 名患者出现 1 ~ 2 级呼吸系统并发症，但没有患者出现与治疗相关的 3 ~ 4 级呼吸系统并发症。2 名患者在 6 个月内因转移性复发而死亡，其余患者的局部控制率和 3 年生存率与无间质性肺炎患者的结果相似。这些结果表明，在 SBRT 治疗肺癌合并间质性肺炎患者时，并未显著增加放射性肺炎的风险。

2023 年，复旦大学报道了 119 名孤立性肺结节患者的前瞻性研究结果[11]。其中，55 名患者通过临床症状诊断，64 名患者通过病理诊断。SBRT 治疗后的 5 年内，临床组和病理诊断组之间并未观察到显著差异，局部控制率分别为 87% 和 83%（p=0.58），无进展生存率分别为 48% 和 45%（p=0.82），无肿瘤生存期分别为 87% 和 84%（p=0.65），总体生存率分别为 60% 和 63%（p=0.79）。两组间的肿瘤复发率和治疗引起的不良反应也相似。研究者认为，当高度提示恶性孤立性肺结节但无法获得明确的病理诊断时，经验性 SBRT 似乎是一种安全有效的治疗选择。

综上所述，研究结果表明在某些特定情况下，对于早期肺癌合并间质性肺炎患者和无法明确病理诊断的孤立性肺结节患者，选择 SBRT 治疗是具有一定可行性的。当然，具体治疗方案仍需根据个体情况进行精确评估和决策。

（五）靠近胸壁的肺肿瘤

SBRT 适用于邻接胸壁的 T1～T2 期肿瘤。使用 SBRT 治疗后，1～2 级胸壁损伤是常见的并发症，通常表现为疼痛或肋骨骨折，这种情况可以通过保守治疗来解决。对于邻接胸壁的周围型肺癌患者，应特别关注这种常见并发症。对于因肿瘤胸壁侵犯的 T3 期肿瘤患者，可以考虑使用 SBRT 进行治疗。目前，没有明确的证据表明与邻接胸壁的肿瘤相比，SBRT 会降低疗效或增加并发症。在比较不同剂量方案的研究中发现，当使用大于或等于 5Fx 的方案治疗时，胸壁损伤的发生率较低。此外，还可以采取其他策略来减少胸壁辐照体积。例如，使用高度保形技术来保护胸壁或肋骨。需要注意的是，由于高级别并发症的发生可能性很低，并且对于患者来说胸壁损伤通常是可以被控制的，不必过于担心胸壁损伤而影响肿瘤的治疗效果。

2016 年美国 Cleveland 诊所报道了一项针对 T3 期肿瘤的前瞻性研究结果[12]。该研究共纳入了 13 名患者，其中 10 名为原发性肺癌，3 名为复发性肺癌，肿瘤长径为 4 cm 左右。研究结果显示，在治疗后 1 年内，肿瘤的局部转移控制率为 89%，淋巴转移控制率为 62%，远处转移控制率为 80%。在治疗前，有 9 名患者胸壁肿瘤出现疼痛，7 名患者（占 78%）治疗后报告疼痛有所改善，2 名患者（占 15%）治疗后胸壁疼痛加重（均小于或等于 2 级），另有 3 名患者（占 23%）出现 1～2 级放射性肺炎。这一研究结果表明，SBRT 对涉及胸壁的肺肿瘤具有良好的早期肿瘤控制率，大多数患者的胸壁疼痛得到缓解，并且与治疗相关的并发症可以被接受。

另外，根据日本近畿大学（Kindai University）在 2023 年的研究，他们对于 SBRT 治疗后原位复发的原因进行了临床 T 分期的探讨[13]。该研究回顾性分析了 120 名 T1～T3 期肿瘤患者的随访资料，通过 CT 进行确认了靠近胸壁肿瘤的临床分期。在治疗后，有 37 个肿瘤复发，无进展生存期和总体生存期分别为 38.1 个月和 53.8 个月。经随访，治疗 3 年后的无进展生存率和总体生存率分别为 50.7% 和 60.3%。根据临床 T 分期的结果，T3 期肿瘤的胸膜播散率明显高于 T1 和 T2 期肿瘤，而 T3 期肿瘤患者的无进展生存率明显低于 T1 和 T2 期肿瘤患者。因此，研究者提出将 T2 和 T3 期肿瘤进行区分，对于提高局部控制和无进展生存率具有重要的价值。

综上所述，这两项研究结果都对了解 SBRT 治疗靠近胸壁肿瘤的效果与影响因素具有重要的意义。Cleveland 诊所的研究结果表明，SBRT 对于涉及胸壁的肺肿瘤具有良好的早期肿瘤控制率，并且可以缓解大多数患者的胸壁疼痛，而日本近畿大学的研究则强调了临床 T 分期对于判断治疗效果的重要性,特别是 T3 期肿瘤患者的无进展生存率较低,需要更加谨慎地进行治疗。这些研究为临床提供了有价值的参考,对于优化肺癌治疗策略具有指导意义。

(六)挽救性治疗

2017 年发布的《ASTRO 早期非小细胞肺癌 SBRT 治疗指南》指出,由于具有良好的局部控制率,在手术、常规放疗失败后进行挽救性 SBRT 适用于符合条件的选定患者。医生应在治疗开始前综合评估患者、肿瘤和治疗方案(合并放化疗、靶向、免疫治疗等)等因素,以避免多种疗法的并发症叠加而产生重大甚至致命的并发症。由于担心肺切除术后复发患者有单肺的肺气肿,组织活检经常被推迟,这种情况下,SBRT 可能是一种治疗选择。与复发的单一肿瘤相比,多发性肺肿瘤似乎具有同等的局部控制率和可接受的治疗并发症。挽救性 SBRT 治疗并发症的预测因素包括中央型肺肿瘤、原位复发、较大的治疗量、既往 PTV 横跨双侧纵隔、大于 70% 肺体积接受 20Gy 的剂量以及 FEV1 ≤ 65% 等。

2014 年意大利 Aviano 肿瘤中心发布了一份报告,对 17 名中央型肺癌局部复发患者进行了研究[14]。这些患者在初次放疗失败后,接受了 30Gy/5 ～ 6Fx 方案的挽救性 SBRT 治疗。结果显示,1 年后的局部控制率和患者生存率分别为 86% 和 59%。在这些高风险的中央型肺癌患者中,严重并发症比初次放疗时更常见,包括 3 级肺炎(占 23%)、5 级肺炎(占 6%)和 5 级咯血(占 6%)。因此,尽管挽救性放疗后局部控制是可以实现的,但需要谨慎考虑中央型肺癌治疗的高风险性。

2014 年,比利时鲁汶大学(University of Leuven)回顾性分析了 14 项前瞻性研究的成果[15],重点关注 408 名患者肺部复发肿瘤再次进行 SBRT 治疗的安全性和有效性。在初次放射治疗后 23 个月左右,患者接受再次放射治疗。再次治疗后患者的总体生存期为 17 个月,无进展生存期为 10 个月。研究者观察到 10% 的患者出现了 3 ～ 4 级肺并发症,3% 的患者出现了 5 级致命出血(特别是中央型肿瘤复发者),0.5% 的患者出现了 5 级肺并发症。研究者认为,高剂量再照射可能对选定的患者有益,但与此同时也会伴随严重的治疗并发症。

2015 年,意大利都灵大学(University of Turin)回顾性分析了 12 项研究的成果[16],评估了 SBRT 作为初次常规放射治疗后的挽救治疗效果。研究结果显示,在再次治疗后的 1 年和 2 年,肿瘤控制率分别为 59% ～ 95% 和 50% ～ 92%,患者生存率分别为 59% ～ 90% 和 29% ～ 74%。然而,在显著的治疗并发症方面,3% ～ 28%

的患者出现了 3 级或 3 级以上肺部并发症，其中 4 项研究报告了致命的放射并发症（发生率为 4%）。因此，研究者认为胸部再照射可以提供令人满意的疾病控制率，但由于 SBRT 可能与严重的并发症有关，需要注意患者的精准选择。

2015 年意大利维罗纳大学（Uniersity of Verona）对 12 名全肺切除术后复发患者进行了回顾性分析[17]。患者复发病灶的长径为 2.1 cm 左右，其中 5 名患者接受了 26Gy/1Fx 治疗，7 名患者接受了分次方案（30Gy/3Fx、40Gy/4Fx、48Gy/4Fx）治疗。SBRT 治疗 2 年后，肿瘤局部控制率为 64.5%，患者总体生存率为 80%。研究者认为 SBRT 是一种安全有效的治疗肺切除术后复发肺肿瘤的方法。

综上所述，挽救性 SBRT 治疗在一些特定情况下展现出良好的局部控制效果和患者生存效果。然而，这种治疗也伴随着严重的治疗并发症风险，因此需要慎重评估患者的情况并进行精确选择。未来的研究应该进一步明确适宜的患者群体，并探索减少治疗并发症的方法，以提高挽救性 SBRT 治疗的安全性和效果。

二、寡转移性肺癌

在过去的 30 年中，放射肿瘤学取得了令人振奋的成果之一，即在全身治疗的基础上增加局部治疗，用以治疗寡转移性疾病。这一发展得益于靶向药物和免疫治疗的出色效果、更精细和敏感的成像技术以及 SBRT 的发展。寡转移性非小细胞肺癌通常定义为有多达 5 个转移病灶，而在大多数随机对照试验中实际纳入的转移病灶数量限制在 1 ～ 2 个。2023 年发布的《ASTRO 寡转移非小细胞肺癌治疗指南》[18]指出，在初次诊断时或治疗后出现多发肺部病变的患者中，应尝试区分真正的寡转移性肺癌和多发性原发性肺癌。如果影像学和病理学检查无法区分两者，则可以将患者视为具有多个同步原发病灶，然后进行相应的治疗。此外，目前大部分研究数据都是从身体状况良好（PS 评分 0 ～ 1 分）的患者获得的，对于 PS 评分 2 分及 2 分以上的患者，在接受全身治疗后也可以考虑再进行局部治疗。

（一）治疗原则

2023 年发布的《ASTRO 寡转移非小细胞肺癌治疗指南》指出，寡转移性病变的治疗旨在对转移灶进行永久性局部控制。随着生物等效辐射剂量的增加，局部控制率更高。通常 50 ～ 75Gy 可以产生良好的局部控制，但当与全身治疗结合使用时，生物等效辐射剂量需要达到 75Gy 以上。位于不同解剖位置的多个转移灶可以考虑不同的局部治疗方法。复杂的多发性骨转移可能需要联合手术和 SBRT 治疗，例如，承重骨的病理性骨折或导致脊髓压迫的椎体压缩性骨折。当治疗的肺肿瘤类型为中央型、体积较大或与全身治疗结合时，应特别关注放疗总剂量和每次治疗的剂量。此外，在存在炎症和纤维化加重的临床情况下（如间质性肺病、既往肺炎史或结缔组织疾病），使用 SBRT 治疗应谨慎。对于全身治疗可能有效的患者，包括靶向药物、化疗和免疫治疗都可以选择。

SBRT 治疗的分割次数应控制在小于或等于 5 次，单次治疗剂量通常为 10 ～ 18Gy，最高可达 34Gy。如果关键器官距离肿瘤较近，每次治疗剂量不宜过高。目前，相关文献中针对周围型、长径 < 5 cm 的肺转移瘤，最常用的方案是 30 ～ 34Gy/1Fx（0 ～ 1 cm）、45 ～ 54Gy/3Fx（1.1 ～ 2 cm）、48 ～ 50Gy/4Fx（2.1 ～ 3 cm）和 50 ～ 60Gy/5Fx（3.1 ～ 4.9 cm）；对于中心型、长径 < 5 cm 的肺转移瘤，常用方案是 60Gy/5Fx；而对于靠近食管的纵隔肿瘤，常用方案是 56Gy/7Fx。研究发现，对于身体状况良好的患者（PS 评分 0 ～ 2 分、白细胞计数正常、C 反应蛋白 < 30 mg/L），总剂量和治疗次数越高，生存率越高。对于身体状况较差的患者，首选缩短治疗方案。

综上所述，SBRT 治疗寡转移性非小细胞肺癌应注意以下几点：①先进行全身治疗至少 3 个月以评估反应和治疗耐受性，然后再进行巩固性放疗，两种方法的临床益处可能会叠加。②注意脑转移可能危及生命，在给予全身治疗之前可能需要先进行局部治疗（手术或 SBRT）。③由于大多数免疫治疗药物的半衰期较长，在放疗期间停用这些药物可能没有必要。相比之下，化疗和许多靶向药物的半衰期较短，如果同时使用可能会增加并发症的风险，因而通常在放疗期间暂时停止使用这些药物。④姑息性放疗通常用于缓解疼痛明显的胸部转移，提高患者的生活质量。

（二）联合全身疗法

1. SBRT 联合化疗

2018 年，美国得克萨斯大学（University of Texas）报道了 29 名患者的前瞻性研究结果[19]。这些患者的肿瘤不具有 EGFR 靶向或 ALK 靶向突变，但经检测后发现，在诱导化疗后可达到部分萎缩或疾病稳定。其中，14 名患者接受了 SBRT 联合化疗，15 名患者接受了单独化疗。治疗结束后，联合组和化疗组的无进展生存期分别为 9.7 个月和 3.5 个月（p=0.01），两组的并发症相似。联合组的总体复发率较低，化疗组局部复发和远处转移率都较高。该研究结果表明，在化疗之前先进行 SBRT 治疗似乎是有益的，与单独化疗相比，联合化疗将患者的无进展生存期几乎增加了2倍，而且并发症没有明显差异。

2023年，中国海军军医大学报道了213名Ⅲ期患者的前瞻性研究结果[20]。治疗后，有28名患者（占13.1%）出现3级或3级以上并发症，包括放射性肺炎（20名，占9.4%）和支气管肺出血（8名，占3.8%）。患者的总体生存期为36.5个月，无进展生存期为16.1个月。1年、2年、3年患者的总体生存率分别为90.6%、73.7%、52.0%，无进展生存率分别为69.5%、25.4%、15.0%。与周围型肿瘤相比，中央型肿瘤患者的总体生存期较低。研究者认为SBRT联合化疗治疗Ⅲ期非小细胞肺癌的疗效良好，而且产生的毒副反应可接受。

综上所述，针对寡转移性非小细胞肺癌的治疗，SBRT联合化疗是一个值得考虑的治疗模式。美国得克萨斯大学的研究表明，与单独化疗相比，先进行SBRT治疗能够显著提高患者的无进展生存期，并且并发症风险相当。而中国海军军医大学的研究也证实了SBRT联合化疗在Ⅲ期非小细胞肺癌患者中的良好疗效和可接受的毒副反应。因此，SBRT联合化疗有望成为寡转移性非小细胞肺癌治疗的一种重要选择。当然，具体是否采用SBRT联合化疗还需根据患者的具体情况，并经过多学科团队的讨论和评估来决定。

2. SBRT 联合靶向治疗

2022年，我国四川大学报道了一项针对靶向治疗联合SBRT治疗的临床研究，该研究共有79名EGFR基因突变的患者参与[21]。其中，45名患者在药物治疗达到最佳反应时接受了原发性肿瘤的SBRT治疗（抢先组），而另外34名患者在肿瘤复发后接受了原发性肿瘤的SBRT治疗（延迟组）。研究结果显示，从EGFR-TKI治疗开始计算，抢先组的无进展生存期明显优于延迟组（22.3个月 vs 12.9个月，p=0.0031）。然而，从SBRT治疗开始计算，抢先组和延迟组的无进展生存期分别为22.3和28.9个月（p=0.17）。总体生存期方面，抢先组和延迟组之间没有显著差异（46.6个月 vs 51.3个月，p=0.54）。此外，研究中没有记录到3级或3级以上治疗并发症。因此，这项研究表明，在EGFR-TKI治疗期间病情稳定的进展期患者中，进行原发性肺肿瘤的抢先放疗可以显著延长无进展生存期。

2023年，我国华中科技大学报道了一项针对免疫治疗联合SBRT治疗的临床研究，共有62名经组织学确认患有EGFR突变并在接受EGFR-TKI治疗后肿瘤控制3个月以上的患者参与[22]。参与者被随机分为靶向组和联合组，靶向组继续接受 EGFR-TKI 治疗，而联合组在接受 EGFR-TKI 的同时接受肺部 30 ～ 50Gy/5Fx 的 SBRT 放疗。经随访，联合组的无进展生存期显著优于靶向组（17.6 个月 vs 9.0 个月），且总体生存期分别为 33.6 个月和 23.2 个月。两组均未观察到 3 级或 3 级以上的并发症，联合组的 2 级并发症发生率为 50%，而靶向组为 45.2%。因此，该研究结果显示，将 SBRT 放疗与 EGFR-TKI 联合治疗可以显著延缓 EGFR-TKI 耐药性的发生，并且显著改善患者的长期疗效。

综上所述，这两项研究都证实了在 EGFR 基因突变患者中，联合应用 SBRT 治疗和其他治疗方法可以显著延长无进展生存期，并且对患者的远期疗效有积极的影响。这些研究成果为肺癌的治疗提供了新的指导和思路。

3. SBRT 联合免疫治疗

2022 年，美国芝加哥大学报道了一项关于 37 名肺癌患者的研究结果[23]。其中，18 名患者同步接受 SBRT、免疫疗法（联用 PD-1 单抗 Nivolumab[①]）和 CTLA-4 单抗 Ipilimumab（伊匹单抗），直至临床进展出现 3 级或 3 级以上并发症。另外 19 名患者则是序贯接受 SBRT 和免疫疗法。在同步组中，治疗 3 个月内未出现剂量限制性并发症，但序贯组有 2 次 4 级肺炎。总体而言，治疗后的总体反应情况为完全萎缩率 5.4%，部分萎缩率 40.5%，病情稳定率 16.2%，病情进展率 37.8%。全部患者的无进展生存期为 5.8 个月。该研究结果表明，在广泛转移的患者中，多部位 SBRT 的耐受性良好，联合免疫治疗可实现持久的转移控制以及延长总体生存期。

2023 年，我国华中科技大学报道了 124 名接受 SBRT 联合免疫治疗患者的临床结果[24]。这些患者的放射治疗部位分别为肺部病变（肺组，43 人）、骨转移（骨组，24 人）和脑转移（脑组，57 人）。对于单纯接受 SBRT 治疗的患者，无进展生存期分别为 8.5 个月、18 个月和 21.8 个月，并且组间差异显著。而在同时接受 SBRT 与免疫治疗的患者中，脑组、骨组和肺组的无进展生存期分别延长至 16.5 个月、12.1 个月和 29.6 个月。特别是在肺组患者中，同时接受联合疗法的无进展生存期比放疗后再免疫治疗的患者更长（29.6 个月 vs 11.4 个月，p=0.0003），而在骨组和脑组中则未观察到明显差异。这些研究结果表明，在肺组患者中，联合应用 SBRT 和免疫治疗可以显著改善患者的预后，而同时进行 SBRT 和免疫治疗似乎具有更佳的长期疗效。

---

① 中文名称为纳武利尤单抗，一种治疗癌症的药物。

2023 年，荷兰格罗宁根大学（University of Groningen）报道了 15 名接受 SBRT 联合免疫治疗患者的临床研究[25]。患者的原发性肿瘤体积大多为 79 cm³，其中 9 cm³ 的肿瘤区域接受了 20Gy/Fx 的 SBRT 照射，肿瘤抗原释放之后进行免疫治疗。研究分为三组，第一组 3 名患者持续接受 PD-L1 单抗 Durvalumab（度伐利尤单抗）治疗；第二组 6 名患者在接受 CTLA-4 单抗 Tremelimumab（替西木单抗）和 Durvalumab 的联合治疗后，维持 Durvalumab 治疗；第三组 6 名患者在接受联合治疗后，维持 Tremelimumab 治疗。治疗后，有 7 名患者出现了 1 ~ 2 级并发症，2 名患者出现了 3 级并发症，而双重免疫治疗中有 1 名患者出现了剂量限制性结肠炎。这些结果显示，结合 SBRT 照射原发性肿瘤和双重免疫治疗对晚期肺癌是安全可行的。

综上所述，这些研究结果显示在广泛转移的晚期肺癌患者中，联合应用 SBRT 和免疫治疗可以达到持久的转移控制，延长无进展生存期，并且对患者的预后产生显著改善。然而，需要注意的是，治疗过程中可能会出现一定的并发症，因此在实施治疗时需谨慎评估患者的适应证和风险。

第二节　射波刀治疗小细胞肺癌

小细胞肺癌是常见的肺部恶性肿瘤，约占新诊断肺癌的 13%。与非小细胞肺癌相比，小细胞肺癌的侵袭性较强，只有约三分之一的患者被诊断为局部疾病（局限期），可以采用局部治疗方法进行治疗；其余三分之二的患者在诊断时已经存在远处转移（广泛期）。局限期小细胞肺癌的标准治疗方法是化疗，并同时进行每天 2 次的放射治疗和预防性全脑放疗。广泛期小细胞肺癌的标准治疗方法是化疗联合预防性全脑放疗。这些治疗方法是在过去 30 年中建立起来的，近年来在 SBRT 治疗方面取得了越来越多的进展。

根据 2020 年发布的《ASTRO 小细胞肺癌治疗指南》[26]，局限期小细胞肺癌的最佳放疗剂量为 135Gy/30Fx，每天 2Fx；对于不愿意或无法接受每天 2 次治疗的患者，可以考虑使用 90 ~ 105Gy/15Fx 作为替代方案。SBRT 对那些由于医学并发症、身体功能状态、基线肺功能差或不愿意接受手术的患者特别有用，最适合老年患者或具有病理学证实的局限期、淋巴结阴性、周围型小细胞肺癌患者。如果条件许可，治疗前进行侵袭性纵隔活检分期来确认纵隔淋巴结的状态。SBRT 不太适用于超中央型肺癌患者，即肿瘤直接接触或重叠近端支气管树、气管、主干支气管、食管、肺静脉或肺动脉的患者。与周围型肺癌相比，中央型肺癌更容易发生淋巴结转移，超中央型肿瘤也经常侵犯纵隔，这增加了 SBRT 的并发症风险。因此，常规加速器放疗更适合这些患者。在接受 SBRT 的局限期、淋巴结阴性患者中，考虑到已知的复发模式和远处转移的倾向，可以将化疗和 SBRT 结合起来提高总体生存率。由于 SBRT 的疗程通常为 1～5 次，对全身治疗不会造成明显的拖延。SBRT 可以在首次化疗之前完成，或在化疗的间隙进行。即使放疗和化疗在同一天开始，仍然具有良好的安全性和有效性。由于小细胞肺癌对化疗高度敏感，建议尽早在化疗开始时进行 SBRT，否则在脑部 MRI 成像上可能更难观察到 SBRT 的治疗效果。

2017 年美国得克萨斯大学回顾了 24 个不同机构的局限期患者的研究结果[27]，评估了 74 名患者的 76 个肺部病变。该项研究中，56% 的患者接受了化疗，23% 的患者接受了全脑放疗。研究发现，接受化疗的患者与未接受化疗的患者相比，无进展生存期（61.3 个月 vs 9.0 个月，p=0.02）和总体生存期（31.4 个月 vs 14.3 个月，p=0.02）都有显著增加，并且治疗相关并发症较少见，只有 5.2% 的患者出现 2 级或 2 级以上肺炎。治疗后最常见的失败情况是远处转移（占 45.8%），其次是淋巴结转移（占 25.0%）和肺部其他部位复发（占 20.8%）。复发或转移出现的时间为 5～7 个月。然而，在该研究中并未发现全脑放疗对生存期有显著的促进作用。因此，该研究结果提示，局限期小细胞肺癌患者在接受 SBRT 治疗时应考虑额外的化疗。

同年，该机构发布了另一批入组患者的数据[28]。这些患者的年龄为 72 岁左右，肿瘤大小为 2.5 cm，接受的 SBRT 治疗方案为 50Gy/5Fx。研究发现，1 年和 3 年的局部控制率分别为 97.4% 和 96.1%，无进展生存期为 49.7 个月。1 年和 3 年的无进展生存率分别为 58.3% 和 53.2%，总体生存率分别为 69.9% 和 34.0%。与前述研究结果一致，接受化疗的患者在无进展生存期（61.3 个月 vs 9.0 个月，p=0.02）和总体生存期（31.4 个月 vs 14.3 个月，p=0.02）方面表现出较好的情况。因此，研究者认为 SBRT（≥ 50Gy）联合化疗应被视为标准选择。

综上所述，美国得克萨斯大学的研究结果显示，对于局限期小细胞肺癌患者，接受化疗可以显著提高无进展生存期和总体生存期，并且治疗相关并发症较少。因此，在进行 SBRT 治疗时，应考虑联合化疗作为标准的治疗方案。

第三节　射波刀治疗非肺原发性肿瘤

一、结直肠癌肺转移

非肺原发性寡转移瘤中，结直肠癌是最常见的肿瘤类型。与其他肿瘤相比，结直肠癌肺转移的治疗结果存在较大差异，多年来曾有以下具体报道：

2016 年，日本 Ofuna Chuo 医院对 21 名结直肠癌肺转移患者进行了回顾性分析[29]，其中，12 名患者发生肝转移，9 名患者发生肺转移。研究结果显示，在使用更高剂量方案（83～100Gy/5Fx）治疗后的 2 年内，这些患者的局部控制率达到了 100%。2017 年，加拿大多伦多大学（University of Toronto）报道了一项前瞻性研究[30]，使用 SBRT 治疗结直肠癌寡转移患者，剂量为 48～52Gy/4～5Fx，结果显示 2 年的局部控制率在结直肠癌和非结直肠癌之间存在显著差异（结直肠癌为 76.4%，非结直肠癌为 91.7%，$p < 0.001$）。2020 年，日本东北大学（Tohoku University）报告了一项针对 1378 名患者的大型回顾性研究[31]，结果显示结直肠癌和非结直肠癌的 3 年局部控制率也存在显著差异（结直肠癌为 65.6%，非结直肠癌为 86.8%，$p < 0.001$）。上述结果可能意味着，结直肠癌肺转移的局部控制效果比非结直肠癌更差。因此，为确定结直肠癌患者肺部寡转移的最佳剂量分配方案，需要与其他癌种进行比较研究。

另外，2022 年，意大利布雷西亚大学（Brescia University）报道了 71 名患者（98 个肺部病灶）接受 SBRT 治疗的结果[32]。其中，最常见的组织学类型是结直肠癌占 37.7%，肺癌占 44.8%，其他癌种占 17.5%。32.3% 的患者同时接受了全身治疗。SBRT 的治疗剂量为 55～70Gy/3～10Fx，未出现急性或晚期 2 级以上并发症。经随访，肿瘤的 2 年和 4 年的局部控制率分别为 92.4% 和 89.8%，患者的 2 年和 4 年的无进展生存率分别为 45.3% 和 27.2%。其中，21 名患者（占 29.5%）在治疗后出现新转移并接受了第二次 SBRT 治疗，该疗程的无进展生存期为 9 个月，2 年无进展生存率为 42.4%。总体来看，这些患者的 2 年和 4 年生存率分别为 61% 和 39.7%。这些数据表明，对于肺部寡转移的结直肠癌患者，SBRT 治疗在局部控制和无进展生存方面取得了一定的效果。当然，对于不同的患者，需要进一步研究以确定最佳的剂量分配方案。

二、中央型肺转移

与中央型肺癌类似，中央型肺转移是指肺转移灶临近心脏、食管、脊髓、主支气管 / 气管和大血管等人体关键结构。其中，肿瘤贴近（≤ 1 cm）或侵犯主支气管 / 气管又称为超中央型肺转移。下面是一些对于中央型和超中央型肺转移 SBRT 治疗的具体报道：

2016 年，美国乔治敦大学（Georgetown University）报道了一项针对 20 名超中央型肿瘤患者的前瞻性研究结果[33]。入组患者的原发病多为肺癌，其次为肾癌和肉瘤，治疗方案为 35Gy/5Fx 或 40Gy/5Fx。经过 19 个月的随访，最常见的治疗相关并发症是 2 级或 2 级以上的肺不张。局部控制率和总体生存率分别为 70% 和 75%。研究发现，治疗并发症与主支气管的放射剂量显著相关，支气管内膜增厚与总体生存率降低显著相关。研究者认为 35Gy/5Fx 或 40Gy/5Fx 是超中央型肺转移的一种安全、有效的治疗策略，在治疗过程中需要限制主支气管 / 气管的最大点剂量。

2018 年，加拿大 Sunnybrook Odette 肿瘤中心报道了一项针对 107 名患者的前瞻性研究结果[34]。入组患者的原发病多为肺癌，其次为肾癌、结直肠癌和乳腺癌，治疗方案为大于或等于 50Gy/5Fx。其中，46 人患有超中央型肿瘤，61 人患有中央型肿瘤。治疗后 2 年随访，两组在总体生存期（中央型 vs 超中央型为 57.7% vs 50.4%）、局部复发率（中央型 vs 超中央型为 3.4% vs 4.3%）、3 级以上并发症（中央型 vs 超中央型 3.5% vs 8.7%）方面没有明显差异。研究者认为，50Gy/5Fx 治疗超中央型肿瘤是安全的。

2021 年，瑞典卡罗林斯卡医学院报道了 65 名患者的前瞻性研究结果[35]。入组患者原发病多为肺癌，其次为肾癌和结直肠癌，治疗方案为 56Gy/8Fx。其中，39 人患有超中央型肿瘤，26 人患有中央型肿瘤。治疗后 2 年随访，超中央型肿瘤组中有 22 名患者出现了 3 ～ 5 级并发症，其中 10 名患者为治疗相关死亡（包括支气管肺出血 8 例，肺炎和瘘管各 1 例），而中央型肿瘤组未出现 3 级或 3 级以上的并发症。治疗 2 年的局部控制率为 83%。研究者认为 56Gy/8Fx 方案只适用于非超中央型肿瘤。

综上所述，对于超中央型肺转移的治疗，35 ～ 40Gy/5Fx 和 50Gy/5Fx 都被认为是安全有效的治疗方案。当然，56Gy/8Fx 方案仅适用于非超远邻型肿瘤。

三、肉瘤肺转移

2022 年，意大利胡安妮塔斯医科大学（Humanitas University）报道了一项针对肺转移瘤的前瞻性研究[36]，共有 44 名患者入组，其中包括 71 个肺转移灶。所有患者均存在 4 个以上长径 ≤ 5 cm 的肺转移瘤。治疗方案是根据病灶位置和大小来确定 SBRT 的处方剂量：周围型肿瘤长径 ≤ 10 mm 的剂量为 30Gy/1Fx，长径 11 ~ 20 mm 的剂量为 60Gy/3Fx，长径 > 20 mm 的剂量为 48Gy/4Fx，而中央型肿瘤的剂量为 60Gy/8Fx。治疗 12 个月后，患者肿瘤的局部控制率为 98.5%，无进展生存期为 12 个月。治疗后 1 年、2 年、3 年、4 年和 5 年的无进展生存率分别为 50%、19.5%、11.7%、11.7% 和 11.7%。所有患者的总体生存期为 49 个月，1 年、2 年、3 年、4 年和 5 年的总体生存率分别为 88.6%、66.7%、56.8%、53.0% 和 48.2%。此外，没有发生 3 ~ 4 级肺部并发症。这项研究表明，几乎所有的肺转移瘤都得到很好的控制，而并发症的发生可以忽略不计，生存率也非常令人满意。

2023 年，美国 Cleveland 诊所回顾了 50 名肉瘤肺转移患者的治疗结果[37]，这些患者一共有 109 个肺转移瘤。治疗将 SBRT 方案分为低、中和高 3 个剂量组，治疗方案分别为 30 ~ 34Gy/1Fx（10 人）、48 ~ 50Gy/4 ~ 5Fx（24 人）和 60Gy/5Fx（16 人），治疗后没有追加辅助化疗。结果显示，有 16% 的患者出现了放疗相关的并发症，其中低、中和高剂量组分别为 25%、20% 和 14%。治疗后 1 年和 3 年的肺部肿瘤控制率分别为 96% 和 88%，1 年和 3 年的患者生存率分别为 77% 和 50%，三种方案之间没有明显差异。研究者认为，使用 SBRT 治疗肉瘤肺转移可以实现高局部控制率，而不同剂量 / 分级方案的疗效相似，追加辅助化疗的意义不大。

同样在 2023 年，美国威斯康星医学院报道了 18 名肉瘤肺转移患者的前瞻性研究结果[38]，这些患者一共有 26 个肺转移瘤。研究使用的 SBRT 方案为 34 ~ 54Gy/1 ~ 10Fx。结果显示，有 3 名患者（占 16.7%）出现了 1 级并发症，没有出现 2 级或 2 级以上的并发症。治疗 2 年后，肿瘤的局部控制率为 96%，总体生存率为 74%。该研究结果表明，SBRT 治疗肉瘤肺转移瘤具有较高的局部控制率，并且并发症发生率较低。

另外在 2023 年，韩国首尔国立大学回顾了 39 名肉瘤肺转移患者的治疗结果[39]，这些患者一共有 71 个肺转移瘤。SBRT 治疗方案采用 20 ~ 60Gy/1 ~ 5Fx。经随访，患者的 1 年、2 年和 3 年的肺肿瘤控制率分别为 100.0%、88.3% 和 73.6%。在 3 年内，患者的无进展生存率为 22.7%，总体生存率为 83.7%。其中有 5 名患者（占 12.8%）治疗后肿瘤长期得到良好控制，总体生存期达到 40.7 个月。研究者认为，SBRT 治疗肉瘤肺转移是有效的，一些患者可能会有持久的治疗反应。

综上所述，多项研究表明，使用 SBRT 治疗肉瘤肺转移可以实现较高的局部控制率，并且并发症发生率较低。不同的剂量/分级方案在疗效上相似，而追加辅助化疗的效果并不显著。一些患者可能会有持久的治疗反应，能提高总体生存率。在这些研究中，SBRT 被证明是一种有效的治疗方法，可望为肉瘤肺转移患者提供希望。

第四节　中医辨证施治及施护

中医认为，肺癌的病因在于正气亏虚，邪毒内侵，造成脾肺损害，肺失宣降，脾失健运，故水湿淫浸，痰饮内生，气滞痰阻，引起各种虚实夹杂证，损伤机体脏腑，生成气、血、痰、湿之物，久病蓄积，形成癌毒。肺癌症状以咳嗽、胸痛、痰血等为主。现代医学治疗肺癌通常采取手术、放疗、化疗、靶向药物治疗等手段来消除癌细胞，但是化学药物易伤及脾土，使肾精紊乱，从而引起恶心、脱发、纳差、乏力等不适症状，临床以肺脾气虚证型较为常见，故建议联合健脾补肺、化瘀散结的中药治疗，与西医形成互补优势。

一、中医辨证施治

（一）肺脾气虚证

证候：久嗽痰稀，胸闷气短，神疲乏力，腹胀纳呆，浮肿便溏，舌质淡、苔薄，边有齿痕，脉沉细。

治法：健脾益气，清肺化痰。

方药：陈夏六君子汤加减，包括白术 20 g，党参、茯苓、法半夏、黄芪和焦三仙各 15 g，炙甘草和木香各 10 g，陈皮 6 g。

用法：水煎服，每次 200 mL，每天 2 次，早晚饭后温服。

（二）气滞血瘀证

证候：咳嗽气短而不爽，气促胸闷，心胸刺痛或胀痛，痞块疼痛拒按，唇暗，舌紫暗或有瘀血斑、苔薄，脉弦或涩。

治法：行气活血，化瘀解毒。

方药 1：补肺化瘀汤，包括党参和白花蛇舌草各 20 g，黄芪、生地黄、赤芍、紫菀、鳖甲（先煎）和半枝莲各 15 g，川芎、丹参、前胡、杏仁、莪术和三棱各

10 g，甘草 6 g。

方药 2：血府逐瘀汤加减，包括桃仁和延胡索各 15 g，赤芍 12 g，柴胡、香附、枳壳、红花、当归、川芎和桔梗各 10 g，甘草 6 g。

用法：水煎服，每次 200 mL，每天 2 次，早晚饭后温服。

（三）痰湿蕴肺证

证候：咳嗽咳痰，痰色白或黄白相兼，质地稠黏，胸闷气憋，或见憋闷而痛，纳呆便溏，神疲乏力，面色少华，舌质暗淡、苔白腻或黄，脉弦滑。

治法：理气化痰，祛湿散结。

方药：二陈汤和三子养亲汤加减，包括茯苓 20 g，白芥子、紫苏子、莱菔子、法半夏、生姜和大枣各 15 g，甘草和乌梅各 10 g，陈皮 6 g。

用法：水煎服，每次 200 mL，每天 2 次，早晚饭后温服。

（四）痰热壅肺证

证候：咳嗽咳痰，痰色黄或黄白相兼，质地黏稠，或痰中带血，胸闷胸痛，发热，口干口苦，面红目赤，便秘尿黄，舌质红、苔黄腻，脉弦滑数。

治法：清热化痰，宣肺止咳。

方药 1：清肺化痰通腑汤，包括虎杖、全瓜蒌和浙贝各 15 g，厚朴和炒枳实各 10 g，生大黄 6 g（后下）。

方药 2：清金化痰汤加减，包括鱼腥草 20 g，黄芩、浙贝、瓜蒌仁和茯苓各 15 g，栀子、竹茹、桑白皮和麦冬各 12 g，金银花、橘皮、桔梗和甘草各 10 g。

用法：水煎服，每次 200 mL，每天 2 次，早晚饭后温服。

（五）气阴两虚证

证候：干咳痰少，或痰中带血，乏力气短，口干，午后发热，小便黄、大便干结，舌质红、苔少，脉细弱。

治法：益气养阴。

方药 1：生脉散合六味地黄汤加减，包括黄芪、党参和麦冬各 20 g，菟丝子、沙参、茯苓、山萸肉、枇杷叶和熟地黄各 15 g，五味子、甘草和泽泻各 10 g。

方药 2：沙参麦冬汤加减，包括沙参、麦冬、玉竹、白扁豆和天花粉各 15 g，桑叶 10 g。

（六）脾肾阳虚证

证候：畏寒肢冷，咳嗽痰稀，乏力气短，纳差，嗜睡，自汗，腰膝酸软，小便清长，大便溏烂，舌质暗淡、苔白，脉沉细。

治法：温肾健脾，温肺化饮。

方药：附子理中汤加减，包括制黄芪、茯苓和党参各15克，附子（先煎）、桂枝、干姜和白术各10克，炙甘草6克。

（七）方药临床应用

1. 补肺化瘀汤

在2016年7月至2018年7月期间，广西中医药大学附属瑞康医院（以下简称"广西瑞康医院"）进行了一项前瞻性研究，共入组了124名Ⅲb～Ⅳ期的气血瘀滞型非小细胞肺癌患者，观察其接受补肺化瘀汤治疗后的临床疗效和免疫功能状态[40]。入组患者的主要症状包括气憋胸闷、咳嗽不畅、胸痛、大便干结等，次要症状包括舌质黯红、舌苔薄白、脉象弦细等。患者的KPS评分需大于40分，并且预估生存期需超过3个月。患者被随机分为两组，每组62人，对照组只接受Gefitinib治疗，治疗组在Gefitinib治疗的基础上服用补肺化瘀汤。结果显示，治疗组的肿瘤控制率为82.26%，明显高于对照组的56.45%（$p < 0.01$）。此外，治疗组的不良反应发生率（4.84%）低于对照组（19.35%），并且随访1年后的总体生存率（77.42%）高于对照组（48.39%）。研究结果显示，补肺化瘀汤是一种有效的治疗气血瘀滞型非小细胞肺癌的中药方剂，通过补气、化瘀的作用，促进病灶消散，降低不良反应，提高患者的生存率。

补肺化瘀汤的主要功效是通过补气和化瘀的作用来促进病灶消散，减少不良反应，提高患者的生存率。方剂中的各味中药具有不同的药理作用。例如，党参是补气良药，主要功效包括补中益气、生津和胃、祛痰止咳，适用于脾肺气虚证；黄芪以补虚为主，温肺定喘、健肺气、健太阴以祛痰，善治气虚；生地黄具有养阴、清热、凉血、生津的功效，可以抗肿瘤，促进机体转化淋巴母细胞，产生大量T淋巴细胞，并提高网状内皮系统的吞噬作用，特别适用于改善免疫功能低下的患者；白花蛇舌草具有利尿除湿、解毒清热、散结消痛的功效，对网状内皮系统具有增强作用，能增强白细胞吞噬功能，促进血清杀菌，提高体液免疫力，同时还可以抑制肿瘤细胞的生长；赤芍的功效在于清热凉血、止痛散瘀；丹参则能发挥祛瘀活血、通经止痛、凉血消痈的作用；川芎具有活血祛瘀功效，适用于各种瘀血阻滞病症；紫菀可以温肺、下气、止咳、化痰，还具有抗肿瘤作用；前胡具有清热、祛痰的功效，适用于治疗咳嗽、支气管炎和肺肿瘤等疾病。这些中药的组合可以有效地发挥补气和化瘀的作用，促进病灶消散。

2. 清肺化痰通腑汤

2014 年 6 月至 2015 年 12 月期间，广西瑞康医院共入组了 99 名痰热壅盛型肺癌患者进行观察性研究，旨在评估清肺化痰通腑汤作为辅助治疗措施对患者的疗效和生活质量的影响[41]。将患者随机分为治疗组（49 名患者）和对照组（50 名患者），两组都接受常规放化疗，对照组在此基础上额外使用清金化痰汤进行治疗，而治疗组在此基础上给予清肺化痰通腑汤进行治疗。治疗前，两组患者的血清 C- 反应蛋白含量均为 70 mg/L 左右。治疗后，治疗组和对照组的排便情况改善率分别为 96% 和 78%。同时，治疗组的血清 C- 反应蛋白水平（8.29 mg/L）明显低于对照组（16.63 mg/L，$p < 0.05$）。这表明，在痰热壅盛型肺癌患者中，给予清肺化痰通腑汤作为辅助治疗，可以有效降低患者放化疗的不良反应，改善患者肺部感染症状，进一步提高总有效率和生活质量。

痰热壅肺型肺癌患者常表现为气阴两虚，并伴有咳嗽、痰少、口咽干燥等症状。该型肺癌的发展可以概括为"痰、瘀、虚"，而清肺、化痰、祛瘀是治疗该型肺癌的主要方法。腑气通畅可以有效改善患者的临床症状，因而清肺化痰通腑汤能够提高患者的临床治疗效果，减轻肺癌患者痰浊火热的症状。其中，大黄具有上开肺气、下通腑气的功效，可以促使腑气通畅，热邪消散，肺气肃降；杏仁具有平喘的功效；全瓜蒌则主要用于清热化痰，去除中焦的浊邪；芒硝能促进胃肠蠕动，加快胃肠的新陈代谢。多味中药合用，可以达到攻下实热、通腑气、减轻燥结症状的效果。患者的大便通畅后，病情改善的进程可以明显缩短。

二、中医辨证施护

（一）肺脾气虚证

（1）保持室内空气新鲜，温湿度适宜；注意保暖，防止腹部受凉。

（2）保持呼吸道通畅，对痰多而无力咳出者，定期指导其进行深呼吸，并协助翻身拍背。

（3）胸闷气促者应卧床休息，遵医嘱予氧气吸入；喘咳不已者协助半卧位，给予适量的定喘药物，鼓励患者将痰排出。

（4）观察痰液色、质、量和特殊的腥臭味及呼吸变化。

（5）做好心理疏导，使患者保持心情平和，以免情志内伤而影响脾胃功能和气血运行。

（二）气滞血瘀证

（1）保持室内空气新鲜，温湿度适宜。

（2）保持大便通畅。做好情志护理，使患者心情平和。

（3）对于固定部位的剧烈疼痛，应遵医嘱使用止痛剂，也可局部外敷止痛膏。

（三）痰湿蕴肺证

（1）保持室内空气新鲜，注意调理生活起居，改善生活环境。

（2）痰多者，要鼓励其咯出，可变换体位，促进痰液排出。

（3）密切观察生命体征、咳嗽情况，发热咳嗽频剧者，应卧床休息。

（四）痰热壅肺证

（1）保持室内空气新鲜，注意调理生活起居，改善生活环境。

（2）观察痰液颜色、形状，有无痰中带血；痰多者，要鼓励咯出，可变换体位，促进痰液排出。

（3）发热者，注意卧床休息，遵医嘱给予物理或药物降温，指导患者或家属温水擦浴。

（五）气阴两虚证

（1）病室温度偏暖，宜朝阳，避免阴暗潮湿及寒冷刺激。

（2）注意卧床休息，避免过度劳累耗伤正气。

（3）盗汗量多者，及时更换衣物。

（4）声音嘶哑者应少说话，可用蒸汽吸入润湿喉咙，以减轻不适。

（六）脾肾阳虚证

（1）病室温度偏暖，宜朝阳，避免阴暗潮湿及寒冷刺激。

（2）注意卧床休息，避免过度劳累耗伤正气。

（3）做好情志护理，使患者心情平和。

（4）对于久泄久痢，下利清谷者要观察大便次数、量、形状。

三、膳食调护

（一）肺脾气虚证

宜食：补养肺气之品，如牛奶、禽蛋、瘦肉、猪肺等，亦可常食大枣、花生、山药、扁豆等健脾益胃的食物。

食疗方：杏仁川贝老鸭汤、雪梨鱼腥草饮。

（二）气滞血瘀证

宜食：益气健脾、行气活血化瘀之品，如山楂、芹菜、蘑菇、西红柿、金橘、桃、山药、萝卜、黑豆等。

忌食：生冷、油腻、辛辣刺激性的食物。

食疗方：红枣桂圆汤。

（三）痰湿蕴肺证

宜食：燥湿化痰之品，如橘红、薏苡仁、山药、陈皮等。

忌食：辛辣、烟酒、油腻、糯甜等助湿生痰之物。

食疗方：雪梨猪肺汤。

（四）痰热壅肺证

宜食：水果蔬菜，多喝水，清淡饮食为主。

忌食：辛辣、刺激性的食物。

食疗方：冰糖雪梨熬水。

（五）气阴两虚证

宜食：益气养阴、清热解毒之品，如黄芪、太子参、生地黄、山药等。

忌食：生冷、辛辣、刺激性的食物

食疗方：枸杞猪肉甲鱼汤。

（六）脾肾阳虚证

宜食：补益肾阳、温暖脾阳之品，如羊肉、狗肉、鸡肉、猪肚、胡椒、糯米、芡实、干姜等。

忌食：寒凉的食物。

食疗方：红枣糯米粥、山药排骨汤。

四、放疗并发症辨证论治

（一）放射性肺炎

射波刀利用大剂量 X 射线对肿瘤进行高精度照射，最常见的并发症为放射性肺炎。放射性肺炎是正常肺组织在放射照射过程中受到损伤而引起的炎症反应，主要表现为干咳、进行性气促、限制性通气障碍等症状。中医学认为，放射线属"热毒"范畴，会灼伤肺阴，导致肺脏的宣发和肃降功能失调。根据放射线的"火热毒邪，灼津耗气"的特性，中医辨证放射性肺炎患者主要表现为以下三种证候，常采用补气养阴和清热解毒的中药治疗，具有确切的疗效。

1. 气阴两虚证

证候：干咳痰少，气短乏力，咽干口燥，午后潮热或五心烦热，自汗、盗汗，纳差，舌红、苔少，脉细弱。

治法：益气养阴，润肺止咳。

方药：生脉散合六味地黄汤加减，包括黄芪、党参和麦冬各 20 g，菟丝子、沙参、茯苓、山萸肉、枇杷叶和熟地黄各 15 g，泽泻、五味子和甘草各 10 g。

2. 痰热壅肺证

证候：发热，口干，咳嗽，脓痰，胸痛，呼吸困难，舌红、苔黄或黄腻，脉滑数。

治法：清热化痰，泻肺降火。

方药：清金化痰汤加减，包括鱼腥草 20 g，黄芩、浙贝、瓜蒌仁和茯苓各 15 g，栀子、竹茹、桑白皮和麦冬各 12 g，金银花、橘皮、桔梗和甘草各 10 g。

3. 气虚血瘀证

证候：面色晦暗或口唇发绀，干咳少痰，胸闷、胸痛，偶有咯血丝痰，呼吸困难，倦怠无力，舌暗有瘀点或瘀斑、苔薄，脉细或涩。

方药：补阳还五汤加减，包括黄芪30 g，菟丝子20 g，川芎、茯苓和香附各15 g，当归、赤芍和山萸肉各12 g，桃仁、桔梗和炙甘草各10 g。

（二）放射性食管炎

放射性食管炎也是肺癌放疗常见的并发症之一。根据中医学理论，放射性食道损伤属"噎嗝""反胃"和"胃脘痛"等范畴。放疗过程中，放射线热毒侵袭了脏腑，长期耗气伤阴，导致食管干涩不适，气机升降异常，久而成为瘀血，引发食管溃疡或梗阻。

1. 热毒炽盛证

证候：口咽干燥，喉咽部及胸骨后灼热疼痛，食之难下，大便秘结，舌红、苔黄或腻，脉滑。

治法：清热解毒，消肿利咽。

方药：白虎汤加减，包括生石膏30 g，知母、麦冬、山豆根、连翘、玄参和赤芍各12 g，金银花10 g。

2. 痰气交阻证

证候：胸部阻塞，胸痹痛，恶心，呕吐，痰涎，舌苔白厚腻，脉弦。

治法：理气化痰。

方药：旋覆代赭汤合半夏厚朴汤加减，包括代赭石30克，刀豆子和旋覆花各15 g，姜半夏和紫苏梗各12 g，厚朴10 g，陈皮6 g，沉香3 g。

3. 胃阴不足证

证候：口咽干燥，饥不欲食，喉咽部及胸骨后隐隐作痛，大便干结，舌红而裂、少苔或无苔，脉细。

治法：养阴益胃，解毒利咽。

方药：六味地黄丸合益胃汤加减，包括麦冬和山药各20 g，石斛、玄参、茯苓、生地黄、山萸肉和天花粉各15 g，山银花和牡丹皮各12 g。

第三章　肝部恶性肿瘤

肝部恶性肿瘤包括原发性肝癌和转移性肝肿瘤。原发性肝癌简称肝癌，根据肿瘤来源的不同，在病理上主要分为肝细胞型（约占90%）和胆管细胞型（约占10%）两种。这两型肝癌都具有较高的恶性程度，但胆管细胞型的侵袭和转移速度更快，预后更差。肝癌的发病危险因素包括乙型和丙型肝炎病毒感染、非酒精性脂肪肝以及肝硬化等。手术是治疗早期肝癌的最有效方法，可以实现根治。然而，75%左右的肝癌患者在手术治疗后的5年内会面临复发或转移的风险。对于复发性、进展期或转移期的肝癌，可以采用多种局部疗法进行姑息性和挽救性治疗，以减少肿瘤负荷和缓解肿瘤引起的症状。局部疗法包括经血管介入治疗（如经动脉栓塞、化疗栓塞、放射栓塞）和经皮消融治疗（如射频、微波、冷冻、不可逆性电穿孔）等。肝移植手术是治疗肝癌的一种根治性治疗手段，特别适用于在失代偿性肝硬化背景下，无大血管侵犯、淋巴结转移或肝外转移的情况。对于小肝癌，如果不适合手术切除，肝移植手术也是一个合适的选择。

第一节　射波刀治疗原发性肝癌

按照疾病的严重程度，原发性肝癌通常分为早期肝癌、局部进展期肝癌和转移期肝癌。早期肝癌是指肝脏内孤立性病灶，肿瘤长径 < 3 cm，肿瘤病灶未侵及肝脏内血管、脉管和神经系统。局部进展期肝癌可分为3种情况：①肿瘤长径 ≤ 5 cm，有3个或3个以上的肿瘤，同时伴有肝内静脉侵犯；②肿瘤长径 > 5 cm，有3个或3个以上的肿瘤，同时有肝内静脉侵犯；③肝内肿瘤播散。转移期肝癌也被称为晚期肝癌，肿瘤通过门静脉、肝动脉、淋巴管和直接浸润等途径转移到其他器官。

手术、原位肝移植和多种消融方法是治疗无大血管（如门静脉、下腔静脉等）侵犯肿瘤的常用手段，SBRT 治疗也具有类似的疗效。对于侵犯大血管的肿瘤，SBRT 治疗具有独特的优势。大多数接受 SBRT 治疗的患者，肿瘤相对较小（长径 1 ～ 6 cm）、病灶数量有限（1 ～ 5 个），同时患者肝功能代偿良好（肝硬化轻度，包括 Child–Pugh A 级 5 分和 6 分、B 级 7 分）。详细的 Child–Pugh 分级方法参考总论中的表 1–2。

一、早期不可切除性肿瘤

手术切除是早期可切除性肝肿瘤的根本方法，而对于早期不可切除的肿瘤，肝移植也可以实现根治。对于有条件和意向接受肝移植治疗的患者，在等待合适供肝基因型期间，常常需要接受桥接治疗以控制肿瘤的进展情况。常见的桥接治疗方法包括经血管介入治疗、经皮消融治疗和 SBRT 等。对于无条件和意向接受肝移植治疗的患者来说，这些桥接治疗也能有效地控制肿瘤的进展。

（一）肝细胞癌

1. 肝移植（肝硬化轻度或中度）

2017 年，加拿大多伦多大学对不同桥接治疗方法的安全性和有效性进行了比较研究[42]。该项研究入组了 312 名患者，其中，30 名接受了 SBRT 治疗，79 名接受了经动脉化疗栓塞治疗，203 名接受了射频消融治疗。研究结果显示，各组间的术后并发症相似，但消融组的肿瘤坏死程度最为彻底。从桥接治疗开始计算，SBRT 组的 1 年、3 年和 5 年患者生存率分别为 83%、61% 和 61%，介入组的为 86%、61% 和 56%，消融组的为 86%、72% 和 61%，组间无统计学差异（p=0.4）。从肝移植开始计算，SBRT 组的 1 年、3 年和 5 年生存率分别为 83%、75% 和 75%，介入组的为 96%、75% 和 69%，消融组的为 95%、81% 和 73%，组间也无统计学差异（p=0.07）。研究者认为，多种疗法均可以安全地用作肝移植的桥接治疗。

2017 年，美国 Allegheny 总医院对 40 名早期肝细胞癌患者进行了回顾性分析[43]。这些患者共有 49 个肿瘤，肿瘤的长径为 3.5 cm 左右。全部患者的 SBRT 治疗方案均为 40～50Gy/4～5Fx，其中 6 名肿瘤长径 ≥ 5 cm 的患者还接受了经动脉化疗栓塞，另外 8 名患者在治疗后接受了肝移植手术。结果显示，肿瘤的客观完全反应率为 62.5%，2 年局部控制率为 98%；未接受肝移植的患者在 1 年和 2 年的肿瘤控制率分别为 82% 和 62%，1 年和 2 年的总体生存率分别为 92% 和 60%，总体生存期为 41 个月；在 1 年和 2 年内，71% 和 61% 的患者保持 Child–Pugh A 级状态。研究者认为，SBRT 治疗早期肝癌是安全有效的，并且可能延长患者的移植等待时间。

2017 年，以色列特拉维夫大学（Tel Aviv University）对 23 名患者的治疗结果进行了回顾性分析[44]。其中 70% 的患者为肝炎携带者，Child-Pugh A 级和 B 级分别为 13 和 10 名患者，肿瘤体积为 12.7 cm³ 左右。SBRT 治疗方案为 30 ～ 54Gy/5Fx。在 3 个月的随访期间，没有患者的肝功能出现明显变化。该项研究中，11 名患者成功接受了肝移植，并且生存期均超过 5 年；12 名未接受移植的患者的总体生存期为 23 个月，没有发生与 SBRT 相关的死亡。对于那些接受肝脏切除的移植患者的病理学检查显示，3 例肿瘤完全萎缩，6 例肿瘤部分萎缩，2 例没有明显变化。研究者认为，SBRT 作为移植的桥接疗法是安全有效的。

2021 年，美国马萨诸塞大学（University of Massachusetts）对 20 名接受肝移植患者（26 个肿瘤）的远期疗效进行了回顾性分析[45]。入组患者中，肝硬化早、中和晚期的患者数分别为 13 人、5 人和 2 人。SBRT 治疗方案为 50Gy/5Fx，肝肿瘤的长径为 3.05 cm 左右。治疗后，所有患者均没有发生与治疗相关的严重并发症。患者切除肝脏的病理学检查显示，16 个肿瘤完全萎缩。研究者认为，SBRT 作为肝移植的桥接疗法能够诱导肿瘤的完全反应率，与其他桥接方式相当，而且没有额外的放射相关并发症。

2023 年，澳大利亚 Alexandra 公主医院回顾性分析了 9 名患者接受肝移植患者的远期疗效[46]。该项研究中，6 名患者为 Child-Pugh A 级，3 名患者为 Child-Pugh B 级（7 分或 8 分），8 名患者存在门静脉高压。肝肿瘤的位置从外周到中心 / 肝门区域各不相同，肿瘤长径为 13 ～ 54 mm。其中，6 名患者（占 67%）在此之前接受过局部治疗。SBRT 治疗方案为 40.7 ～ 57Gy/5Fx，只有 1 名患者出现轻度并发症（下腔静脉出血）。SBRT 治疗距离肝移植的时间为 141 天左右。对于 4 名接受肝脏切除的患者的病理学检查显示，肿瘤完全萎缩或纤维化。研究者认为，SBRT 是一种安全、有效的治疗肝细胞癌的方法，适用于控制各种情况下的肝肿瘤，为原位肝移植创造了良好的机会。

综上所述，SBRT 治疗肝癌合并轻中度肝硬化后肝移植的桥接治疗是安全有效的。50Gy/5Fx 治疗方案能够有效控制肿瘤、延长患者的生存期，并为肝移植手术创造了良好的条件。需要注意的是，具体治疗方案还需根据患者的具体情况进行个体化制定。

2. 非肝移植

（1）肝硬化轻度和中度。

2016 年，广西瑞康医院回顾性分析了该院 127 名肿瘤长径 > 5 cm 患者的治疗结果[47]。其中，77 名患者先接受 SBRT 治疗，然后接受经动脉栓塞 / 化疗栓塞治疗（联合组），另外 50 名患者只接受 SBRT 治疗（SBRT 组）。患者肿瘤长径为 8.5 cm 左右，SBRT 的方案为 30～50Gy/3～5Fx。经随访，联合组的总体生存期为 42.0 个月，而 SBRT 组为 21.0 个月。联合组的 1 年、3 年和 5 年生存率分别为 75.5%、50.8% 和 46.9%，SBRT 组的分别为 62.4%、32.9% 和 32.9%（p=0.047）。两组在无进展生存期方面没有统计学差异。研究者认为，SBRT 联合经动脉栓塞 / 化疗栓塞治疗长径＞5 cm 的局限性肿瘤可能是一种有效的方法。

2019 年，美国 Allegheny 医院回顾性分析了 91 名肝细胞癌患者（110 个肿瘤）的临床疗效[48]，比较了每天 SBRT 和隔天 SBRT 治疗患者的疲劳发生情况。入组患者中，Child-Pugh A 级为 57 人，Child-Pugh B 级为 34 人，肿瘤的长径为 3 cm 左右。SBRT 的治疗方案为 45Gy/5Fx，65 个肿瘤接受每天治疗，45 个肿瘤接受隔天治疗。63% 的患者在治疗后出现疲劳，其中 1 级和 2 级疲劳的发生率分别为 49% 和 14%。连续治疗组的疲劳出现率为 78%（其中 22% 为 2 级疲劳），而隔天治疗组的疲劳出现率为 44%（其中 7.3% 为 2 级疲劳），p=0.001。两种治疗方式在局部控制方面未见差异。研究者认为，相比于传统的每日治疗，对肝细胞癌合并肝硬化患者，隔天 SBRT 治疗可以降低疲劳的发生率。

2022 年，韩国顺天乡大学（Soonchunhyang University）回顾性分析了来自 4 家机构的 206 名小肿瘤患者的临床疗效[49]。这些患者均被诊断为孤立性肝肿瘤，其长径均≤ 3 cm，Child-Pugh 为 5.7 分左右，不适合进行切除或局部消融治疗。其中，72 名患者接受了 SBRT 治疗，134 名患者接受了射频消融治疗。研究结果显示，SBRT 组和射频消融组的 5 年局部控制率分别为 68.1% 和 73.1%（p=0.081）。SBRT 组的 1 年、3 年和 5 年总体生存率分别为 97.0%、80.3% 和 80.3%，射频消融组的分别为 98.5%、83.9% 和 80.8%，两组之间没有显著差异。研究者认为，SBRT 是一种安全有效的治疗早期小肝癌的方法，其生存率和肿瘤复发率与射频消融相似。

2023 年，欧洲 5 家医疗中心联合报道了一项针对 28 名肝癌患者的前瞻性研究结果[50]，旨在比较使用载药微球进行经动脉化疗栓塞与 SBRT 的效果。其中，16 名患者接受了化疗栓塞，12 名患者接受了 SBRT 治疗。经随访，化疗栓塞组的无进展生存期为 12 个月，SBRT 组的超过 40 个月（p=0.075）。化疗栓塞组的总体生存期为 36.8 个月，SBRT 组的为 44.1 个月（p=0.36）。经分析发现，SBRT 组在 1 年和 2 年的局部控制率均达到 100%，而化疗栓塞组的分别为 54.4% 和 43.6%（p=0.019）。化疗栓塞组观察到 3 名患者出现治疗相关的 3 级或 3 级以上的并发症，而 SBRT 组未观察到 3 级或 3 级以上的并发症。两种治疗方法对生活质量评分均无不良影响。研究者认为，虽然 SBRT 并未显著改善化疗栓塞后的疾病进展时间，但 SBRT 显示出比化疗栓塞更高的局部控制率，而且对生存期、并发症和生活质量没有不良影响。

综上所述，对于肝癌患者合并轻中度肝硬化，SBRT 联合经动脉栓塞 / 化疗栓塞可能是一种有效的补充治疗方法。而在早期小肝癌患者中，SBRT 和射频消融在局部控制率、生存率和肿瘤复发率方面相似。此外，对于无法进行切除或局部消融治疗的孤立性小肿瘤患者，SBRT 是一种安全有效的治疗方法，其局部控制率和生存率优于化疗栓塞。

（2）肝硬化重度。

2018 年，美国罗切斯特大学（university of Rochester）回顾性分析了 93 名肝细胞癌患者（110 个肿瘤）的临床疗效[51]。入组患者中 Child-Pugh A 级、B 级和 C 级的患者比例分别为 53.8%、33.3% 和 12.9%。经 SBRT 治疗后，3 级或 3 级以上的并发症的发生率为 10%。肿瘤反应方面，完全萎缩和部分萎缩的发生率分别为 1.2% 和 35.4%，肿瘤稳定和肿瘤进展的发生率分别为 43.9% 和 19.5%。患者的总体生存期为 8.8 个月，1 年、2 年和 3 年的生存率分别为 38.0%、29.8% 和 21.2%。其中，Child-Pugh A 级、B 级和 C 级患者的总体生存期分别为 21.1 个月、8.5 个月和 5.1 个月（p=0.003）。尽管大多数患者的生存期较短，但研究者发现，在肝功能良好的患者中，通过 SBRT 治疗可以实现接近 2 年的生存期。

2020 年，美国马萨诸塞大学报道了 23 名 Child-Pugh B 级或 C 级患者（29 个肿瘤）的前瞻性研究结果[52]。其中，18 名患者（占 78.3%）曾接受过经动脉化疗栓塞治疗，20 名患者（占 87%）为 Child-Pugh B 级 8 分至 C 级 10 分，肿瘤长径为 3.1 cm 左右。SBRT 治疗方案为 40Gy/5Fx，在治疗过程中没有患者表现出典型的放射性肝病症状。经随访，治疗后 6 个月和 12 个月的肿瘤局部控制率分别为 100% 和 92.3%，患者 6 个月和 12 个月的总体生存率分别为 73.9% 和 56.5%。Child-Pugh B 级 7 分、B 级 8 分、B 级 9 分和 C 级 10 分患者的总体生存期分别为 9.2 个月、22.5 个月、14.5 个月和 14.4 个月。治疗对 10 名患者的 Child-Pugh 评分有进展，其中 4 名患者在 6 个月时进展大于或等于 2 分。治疗后，15 名患者满足了肝移植的条件，其中 9 名患者接受了肝移植。研究者认为，在条件允许的情况下，Child-Pugh B 级 7 分至 C 级 10 分的患者适合接受 SBRT 治疗，治疗后不会明显加重肝硬化的情况。

2021 年，美国密歇根大学（university of Michigan）报道了 80 名肝癌患者的前瞻性研究结果[53]。入组患者肿瘤的大小为 2.5 cm 左右，Child-Pugh B 级 7 分、B 级

8 分、B 级 9 分分别为 37 人、28 人和 15 人。SBRT 治疗方案为 36Gy/3Fx。18 名患者（占 24%）在 SBRT 治疗后 6 个月内 Child-Pugh 评分进展大于或等于 2 分，治疗 1 年的局部控制率为 92%。研究者认为，在肝硬化程度适中的肝癌患者中，SBRT 治疗的不良反应是可以接受的，可以形成有效的局部控制，并且增加放射剂量可能会增加局部控制率和治疗相关并发症。

综上所述，SBRT 治疗对于合并重度肝硬化的肝癌患者具有一定的疗效，SBRT 治疗后的生存期较长，肝功能良好的患者甚至可以达到接近 2 年的生存期。对于 Child-Pugh B 级 7 分至 C 级 10 分的患者，SBRT 治疗后不会明显加重肝硬化情况，并且可以形成有效的局部控制。在合并重度肝硬化的肝癌患者中，SBRT 治疗的并发症是可以接受的，同时增加放射剂量可能会增加局部控制率和治疗相关并发症。

（二）胆管细胞癌

2023 年，我国海军军医大学报道了一项关于 43 名不可切除性肿瘤患者的前瞻性研究结果[54]。入组大多数患者乙肝病毒感染阴性，轻度和中度肝硬化患者分别占 93% 和 7%，同时 37.2% 的患者伴有肝胆结石。所有患者均患有孤立性肝肿瘤，其中，60.5% 的肿瘤长径 > 5 cm，67.4% 的肿瘤位于肝周边，Ⅰ 期、Ⅱ 期、Ⅲ 期和 Ⅳ 期患者分别为 10 人、4 人、12 人和 17 人。SBRT 治疗方案为 24 ～ 50Gy/3 ～ 6Fx。治疗后 3 个月，肿瘤的客观反应率和疾病控制率分别为 55.2% 和 86%。经随访，患者的无进展生存期为 6 个月，总体生存期为 12 个月。治疗后 1 年、2 年和 3 年患者的总体生存率分别为 51.2%、32.6% 和 23.3%。研究者认为，SBRT 治疗是一种适用于不可切除性肿瘤的候选方案，其 3 年生存率达到了令人满意的 23.3%。

二、局部复发性肝细胞癌

2016 年，广西瑞康医院回顾性分析了该院 132 名肿瘤长径 ≤ 5 cm 患者的治疗结果[55]。入组患者均为局部治疗后肿瘤复发，不再适合接受手术或经皮消融治疗。SBRT 方案为 42 ～ 46Gy/3 ～ 5Fx 或 28 ～ 30Gy/1Fx。治疗后 11 名患者出现 3 级或 3 级以上的放射性肝炎。治疗 1 年的局部控制率为 90.9%，治疗 1 年、3 年和 5 年后的生存率分别为 94.1%、73.5% 和 64.3%，治疗 1 年、3 年和 5 年后的无进展生存率分别为 82.7%、58.3% 和 36.4%。研究者认为，对于不适合手术切除或局部消融治疗的复发性小肝癌患者，SBRT 是一种可供选择的替代治疗方法。

2018 年，美国宾夕法尼亚大学（University of Pennsylvania）回顾性分析了 37 名患者（43 个肿瘤）的治疗结果[56]。入组患者均为局部治疗后肿瘤复发，复发肿瘤的长径为 2.7 cm 左右，SBRT 治疗方案为 50Gy/5Fx。治疗后 4 名患者出现 3 级并发症（2 名腹水，1 名胃肠道出血，1 名肝包膜疼痛）。随访时间为 14 个月，肿瘤的局部控制率、无进展生存率和总体生存率分别为 95%、66% 和 87%。研究者认为，SBRT 治疗复发性肝细胞癌患者具有良好的耐受性，能长期控制肿瘤进展。

2018 年，美国西奈山伊坎医学院报道了一项针对 103 名肝癌患者的前瞻性研究结果[57]。所有患者都先接受了 2 次经动脉化疗栓塞，52 名患者序贯接受 SBRT 治疗（序贯组），其余患者待确认肿瘤不完全萎缩后再接受 SBRT 治疗（挽救组）。95 名患者接受了随访，59 个肿瘤（占 62.1%）完全萎缩，25 个肿瘤（占 26.3%）部分萎缩。序贯组的完全萎缩率（占 79.6%）高于挽救组（占 43.5%，p=0.006）。全部肿瘤在 1 年和 2 年的局部控制率分别为 91% 和 89%，序贯组的 1 年生存率为 70.8%，而挽救组的为 61.5%（p=0.052）。该研究结果说明经动脉化疗栓塞联合 SBRT 可以实现高水平的完全反应率和局部控制率，序贯接受 SBRT 治疗可能比挽救性 SBRT 治疗的效果更好。

2019 年，我国台湾阳明大学回顾性分析了 188 名肝癌患者的治疗结果[58]。患者复发性肿瘤长径 3～8 cm，不适合接受手术或经皮消融治疗。其中，142 名患者接受了经动脉化疗栓塞治疗（介入组），46 名患者接受了 SBRT 治疗（SBRT 组）。经过 3 年的随访，介入组和 SBRT 组的局部控制率分别为 57.5% 和 75.0%（p=0.022），总体生存率分别为 5.9% 和 58.3%，2 项指标 SBRT 组均优于介入组（$p < 0.001$）。研究者认为，对于中等尺寸的复发性肝癌，SBRT 治疗比经动脉化疗栓塞治疗具有更好的局部控制率和总体生存率。

2019 年，我国中山大学报道了一项针对 72 名复发性肝癌患者的前瞻性研究结果[59]。这些患者由于肿瘤较大或肿瘤毗邻大血管，不适合手术治疗。作为挽救性治疗，射频消融或 SBRT 分别用于治疗 39 名和 33 名患者。两组均未观察到急性 3 级以上并发症。SBRT 组的局部控制率显著高于射频消融组（27/33 vs 16/39；p=0.002）。SBRT 组的 1 年和 3 年无进展生存率分别为 63.3% 和 49.3%，均优于射频消融组的 41.5% 和 22.3%（p=0.036）。SBRT 组的 1 年和 3 年总体生存率分别为 85.4% 和 71.1%，射频消融组分别为 97.3% 和 57.6%（p=0.080）。研究者认为，SBRT 治疗复发性肝癌的效果明显优于射频消融，尤其对于肿瘤较大或肿瘤毗邻大血管的患者。

2020 年，韩国放射医学研究所报道了一项多中心 2 期试验[60]。该试验共纳入了 65 名复发性肝癌患者，SBRT 方案为 45 ～ 60Gy/3Fx。其中，1 名患者在治疗后 1 个月出现 3 级或 3 级以上放射性肝病，1 名患者在治疗后 5 个月出现 3 级食管溃疡伴狭窄，即严重并发症的发生率为 3%。57 名患者在治疗前后均接受了食管 - 胃 - 十二指肠镜检查，未见到胃十二指肠 3 级或 3 级以上并发症。经随访，治疗 2 年和 3 年后的肿瘤局部控制率分别为 97% 和 95%。治疗 2 年后，患者的无进展生存率和总体生存率分别为 48% 和 84%，治疗 3 年后，分别为 36% 和 76%。研究者认为，SBRT 对复发性肝癌患者具有良好的耐受性，是一种有效的治疗方式。

综上所述，SBRT 治疗局部复发性肝细胞癌是一种可以考虑的替代治疗方法。它能够达到良好的局部控制率、无进展生存率和总体生存率，尤其适用于那些不适合手术切除或局部消融治疗的患者，以及肿瘤较大或肿瘤毗邻大血管的患者。同时，SBRT 治疗的耐受性也相对较好，严重并发症的发生率较低，使其成为一种有效的治疗方式。

三、局部进展期肝癌

研究发现，少数肝癌患者随着疾病的进展，可能会形成门静脉或下腔静脉癌栓，这些癌栓有可能脱落并随着血液回流到右心房，引发右心房癌栓或肺栓塞，从而缩短患者的生存期。对于局部进展期肝癌，可以采用多种局部治疗方法，如经动脉栓塞、化疗栓塞、放射栓塞，以及经皮射频、微波、冷冻、不可逆性电穿孔消融等，旨在减少肿瘤负荷，缓解肿瘤引起的症状。除局部治疗外，进展期肿瘤通常需要结合全身治疗，包括化疗、靶向治疗和免疫疗法等。治疗目的是通过不同的机制抑制肿瘤的生长，提高患者的生存率和生活质量。

（一）肝细胞癌

1. 单一 SBRT 治疗

2016 年，广西瑞康医院回顾性分析了该院 104 名肝癌患者接受 SBRT 治疗后肝功能的变化情况[61]。治疗前，80% 的患者处于进展期，16.3% 的患者存在门静脉癌栓，96.2% 的患者为乙肝病毒阳性，Child-Pugh A 级和 B 级的患者分别占 90.4% 和 9.6%。SBRT 治疗方案为 28 ～ 55Gy/2 ～ 6Fx。在 5 个月的随访期内，17 名患者 Child-Pugh 分级出现进展，24 名患者出现 2 ～ 3 级放射性肝炎。研究者认为，

28 ～ 55Gy/2 ～ 6Fx 方案治疗进展期肝细胞癌，引起放射性肝病的比例较低，但需要注意的是，少数患者的肝硬化病情可能会加重。

2022 年，中国人民解放军总医院对 15 名合并下腔静脉和右心房联合癌栓患者的治疗结果进行了回顾性分析[62]。入组患者均患有肝炎，其中 10 名患者为 Child-Pugh A 级，5 名患者为 Child-Pugh B 级，均存在不同程度的门静脉高压。SBRT 的治疗靶区同时包括下腔静脉和右心房癌栓，PTV（计划靶区）比 CTV（临床靶区）外扩了 3 ～ 5 mm，治疗方案为 45 ～ 50Gy/7 ～ 10Fx。治疗后，11 名患者的癌栓缩小，3 名患者的癌栓扩大，1 名患者的癌栓无变化。随访期 15 个月，在最后一次随访或患者死亡时，局部肿瘤控制率为 80%。治疗 6 个月、12 个月、18 个月和 24 个月的患者生存率分别为 80.0%、60.0%、33.3% 和 26.7%。这些患者均未因 SBRT 的并发症而死亡。研究者认为，SBRT 治疗是合并下腔静脉和右心房联合癌栓患者的有效选择之一。

2023 年，印度肝胆科学研究所对 17 名下腔静脉和右心房联合癌栓患者的治疗结果进行了回顾性分析[63]。入组患者中，11 人患有肝炎，其中，Child-Pugh A 级 5 分、A 级 6 分、B 级 7 分和 B 级 8 分的患者分别有 5 人、6 人、4 人和 2 人，门静脉癌栓 vP1 型、vP2 型、vP3 型和 vP4 型的患者分别为 3 人、3 人、4 人和 7 人，下腔静脉癌栓 Ⅰ 型、Ⅱ 型和 Ⅲ 型的患者分别为 4 人、5 人和 8 人，其中 9 名患者的癌栓延伸至右心房内。患者的肿瘤体积为 745 cm³ 左右，SBRT 方案为 25 ～ 45Gy/5 ～ 10Fx。治疗后，仅 1 名患者 Child-Pugh 分级升高 2 分，92.3% 和 87% 的患者的疼痛和不适症状得到了改善。治疗 6 个月后，癌栓的局部控制率为 80%，患者的总体生存率为 75%。研究者认为，SBRT 治疗下腔静脉和右心房联合癌栓是安全可行的选择，既提高了患者的生活质量，又实现了良好的局部控制和远期生存，且并发症可接受。

综上所述，SBRT 治疗局部进展期肝细胞癌在不同研究中都展现了一定的疗效，尤其对于合并下腔静脉和右心房联合癌栓的患者，SBRT 显示出了良好的局部控制率和远期生存率，并且可以改善疼痛和不适症状。当然，治疗过程中也存在一定的风险，如可能会出现肝功能变化、肝硬化病情加重等。因此，在实施 SBRT 治疗时，需要严密监测患者的肝功能及病情变化，以提供个体化的治疗方案，并评估治疗的风险和益处。

2. 联合靶向治疗

2023 年，中国人民解放军总医院报道了一项针对 70 名患者的前瞻性研究结果[64]。其中，35 名患者接受了单一 SBRT 治疗，另外 35 名患者接受了 SBRT 联合 Lenvatinib 的治疗。SBRT 治疗方案为 45 ～ 55Gy/5 ～ 10Fx。Lenvatinib 的给药时间为 9.8 个月左右。两组患者的大部分并发症都是轻度至中度，且能够被控制。与单一 SBRT 组相比，联合组的客观缓解率较高（分别为 54.3% 和 22.9%，p=0.007），这一结果在对肉眼可见血管侵犯患者进行亚组分析时也得到了验证。总体生存期方面，SBRT 组为 16.8 个月，联合组为 11.0 个月（p=0.043）；而无进展生存期方面，SBRT 组为 9.1 个月，联合组为 3.7 个月（$p < 0.001$）。联合组的 6 个月和 12 个月的无进展生存率分别为 68.6% 和 34.3%，而 SBRT 组的分别为 31.4% 和 8.6%。研究者认为，与单一 SBRT 治疗相比，SBRT 联合 Lenvatinib 有望显著改善进展期患者的短期和长期疗效，且不良反应可控。

2023 年，中国人民解放军总医院回顾性分析了 114 名伴有门静脉癌栓患者的治疗结果[65]。其中，77 名患者接受了 Lenvatinib 单药治疗，另外 37 名患者接受了 SBRT 联合 Lenvatinib 的治疗。SBRT 治疗方案为 45 ～ 55Gy/5 ～ 10Fx，所有患者均在 SBRT 完成后 7 天内开始口服 Lenvatinib 治疗。对于 Child–Pugh A 级的 96 名患者，体重 > 60 kg 者 Lenvatinib 的起始剂量为 12 mg/d，体重 ≤ 60 kg 者的起始剂量为 8 mg/d。而对于 Child–Pugh B 级的 18 名患者，Lenvatinib 起始剂量均为 8 mg/d。两组患者的大部分并发症为轻度至中度，且能够被控制。与 Lenvatinib 单药组相比，联合组的客观缓解率较高（分别为 56.8% 和 20.8%，$p < 0.001$），在对肉眼可见血管侵犯患者进行亚组分析时也得到了验证。总体生存期方面，Lenvatinib 组为 11.2 个月，联合组为 19.3 个月（$p < 0.001$）；而无进展生存期方面，Lenvatinib 组为 5.3 个月，联合组为 10.3 个月（$p < 0.001$）。研究者认为，在伴有门静脉癌栓的患者中，Lenvatinib 联合 SBRT 的治疗策略相较于单纯的 Lenvatinib 给药具有明显更好的生存效果，且耐受性良好。

综上所述，SBRT 联合靶向药物治疗进展期肝细胞癌显示出了较好的疗效。研究发现，与单纯的 SBRT 或靶向药物 Lenvatinib 相比，SBRT 联合 Lenvatinib 的治疗策略在改善进展期患者的短期和远期疗效方面具有较大潜力，且并发症风险是可以被控制的。因此，在治疗进展期肝细胞癌时，SBRT 联合靶向药物是一种值得考虑的选择。

3. 联合免疫治疗

2022 年，广西医科大学报道了一项针对 21 名肝癌患者的前瞻性研究结果[66]。

治疗前患者均为 Child-Pugh A 级和 B 级。SBRT 治疗方案为 30 ～ 50Gy/5Fx。在 SBRT 的第 1 天起，患者每 3 周静脉注射 200 mg 的抗 PD-1 单抗药物 Camrelizumab。研究发现，5 名患者出现了 3 级的治疗相关并发症。经随访，肿瘤的客观反应率为 52.4%，患者的无进展生存期和总体生存期分别为 5.8 个月和 14.2 个月。总体生存率方面，6 个月、9 个月和 12 个月的分别为 85.7%、76.2% 和 59.9%。研究者认为，SBRT 联合 Camrelizumab 具有良好的抗肿瘤活性，且并发症可控。

同样在 2022 年，美国 3 个医疗中心联合报道了一项针对 13 名肝癌患者的前瞻性研究结果[67]。入组患者均为 Child-Pugh A 级，SBRT 治疗方案为 40Gy/5Fx，其中 6 名患者单用 PD-1 单抗药物 Nivolumab 治疗，7 名患者接受 Nivolumab 和 CTLA-4 单抗药物 Ipilimumab 的联合免疫治疗。治疗 6 个月内，两组各有 1 名患者出现免疫治疗药物的剂量限制性并发症，联用组和单用组分别有 5 名和 3 名患者出现 3 级并发症。与单药组相比，双药组的临床结果更好，包括局部控制率（57% vs 0%）、无进展生存期（11.6 个月 vs 2.7 个月）和总体生存期（41.6 个月 vs 4.7 个月），差异具有统计学意义。研究者认为，SBRT 联合免疫治疗显示出可接受的安全性，并且联合免疫治疗的效果明显优于单独免疫治疗。

根据这两项研究的结果可以看出，SBRT 联合免疫药物治疗对于进展期肝细胞癌具有一定的疗效。在第一项研究中，SBRT 联合 Camrelizumab 应用可有效抑制肿瘤的生长，且并发症可控。而在第二项研究中，双药免疫治疗相比单药免疫治疗，显示出更好的临床效果，包括更高的局部控制率和较长的无进展生存期和总体生存期。因此，SBRT 联合免疫治疗是进展期肝细胞癌的一种有效治疗方案。

4. 联合经动脉化疗栓塞

2018 年，浙江大学回顾性分析了 70 名有门静脉癌栓患者的治疗结果[68]。其中，Child-Pugh A 级、B 级和 C 级的患者数分别为 45 人、24 人和 1 人，门静脉癌栓 Ⅱ、Ⅲ 和 Ⅳ 型的患者数分别为 42 人、27 人和 1 人，没有患者符合经动脉化疗栓塞和手术切除癌栓的指征。所有患者接受 SBRT 治疗（29 人小于或等于 35Gy，41 人大于或等于 40Gy）后，20 名患者仍然没有经动脉化疗栓塞和手术切除的指征（对照组），而 46 名患者随后接受了经动脉化疗栓塞，4 名患者随后接受了手术切除癌栓。所有患者的总体生存期为 10 个月，治疗后 6 个月和 12 个月的生存率分别为 67.3% 和 40.0%。化疗栓塞组的总体生存期（12 个月）明显长于对照组的（3 个月）。研究者认为，SBRT 作为广泛门静脉癌栓患者的初始治疗方法，在大多数情况下可以实现足够的癌栓收缩和门静脉血流恢复，从而为患者提供接受进一步治疗的机会，如经动脉化疗栓塞和手术切除。

同样在 2022 年，美国 Icahn 医学院报道了一项针对 30 名孤立性肝细胞癌患者（肿瘤长径＞ 4 cm）的前瞻性研究结果。这些患者的 Child-Pugh 评分 ≤ 7 分，肿瘤长径 4 ～ 7 cm，均不适合进行手术切除或肝移植治疗。所有患者在 1 个月内接受了 2 次经动脉化疗栓塞治疗，然后立即进行 SBRT 治疗（方案为 35 ～ 50Gy/5Fx）。随访时间为 37 个月，63% 的肿瘤完全萎缩、28% 的肿瘤部分萎缩，而只有 3% 的患者出现疾病进展。研究者认为，经动脉化疗栓塞联合 SBRT 治疗可以显著提高不可切除性大肝癌的客观缓解率，并且具有较好的远期疗效。

综上所述，针对进展期肝细胞癌的治疗，SBRT 联合经动脉化疗栓塞显示出显著的疗效。第一项研究结果表明，SBRT 作为初始治疗可以实现足够的癌栓收缩和门静脉血流恢复，为患者提供进一步治疗机会。而第二项研究则显示，经动脉化疗栓塞联合 SBRT 治疗可以显著提高不可切除大肝癌患者的客观缓解率，并且具有良好的远期疗效。由此可见，SBRT 联合经动脉化疗栓塞是一种有效的治疗策略，特别适用于无法进行手术切除或移植的进展期肝细胞癌患者。

（二）胆管细胞癌

2019 年，德国弗赖堡大学（University of Freiburg）大学进行了一项回顾性研究，分析了来自多个中心的 40 名癌症患者（共有 49 个肿瘤）的治疗结果[69]。SBRT 治疗方案为 36 ～ 115Gy/3 ～ 17Fx。研究发现，患者对这种治疗方案的耐受性良好，17% 的患者发生了 1 级胃十二指肠炎，11% 的患者发生了 2 ～ 3 级胆管炎，4.7% 的患者发生了 3 级胃肠道出血。经随访，患者的总体生存期为 15 个月，在治疗后的 2 年和 3 年患者的总体生存率分别为 32% 和 21%。研究还将患者分为高剂量组（接受大于 91Gy）和低剂量组（接受小于或等于 91Gy）进行分析。研究结果显示，高剂量组的患者总体生存期为 24 个月，而低剂量组的患者总体生存期为 13 个月（$p=0.008$）。在治疗后的 12 个月和 24 个月，高剂量组的肿瘤控制率分别为 91% 和 80%，而低剂量组的分别为 66% 和 39%（$p=0.009$）。研究者认为，较高剂量的治疗可以显著提高总体生存率和局部控制率，并且患者对这种治疗方案的耐受性良好。

四、转移期肝癌

目前，涉及大血管的肝细胞癌治疗尚未形成行业共识。不同医院和机构采用的治疗方案存在差异，包括局部治疗、经动脉介入治疗、SBRT以及全身治疗（如靶向药物 Sorafenib 和免疫药物）。转移期肝癌的生存期相对较短，仅使用 Sorafenib 治疗的总体生存期为 4～6 个月，而对于有广泛门静脉癌栓的大肝癌患者，总体生存期约为 10 个月。

2023 年，印度肝胆科学研究所进行了一项回顾性分析，研究了 35 名接受 SBRT 单一疗法治疗的癌症患者的治疗结果[70]。治疗前，这些患者中 Child-Pugh A 级 5 分、A 级 6 分、B 级 7 分和 B 级 8 分的人数分别为 13 人、14 人、7 人和 1 人。其中，ⅢB 期患者有 11 人，ⅣA 期患者有 8 人，ⅣB 期患者有 16 人。21 名患者存在淋巴结转移，其中，11 人有肺转移，2 人有骨转移，4 人有腹腔转移。33 名患者有门静脉癌栓，8 名患者有下腔静脉癌栓。此外，3 名患者有骨转移引起的疼痛，29 人有肝区疼痛，23 人有不适。SBRT 治疗方案为 25～40Gy/5～10Fx。治疗后，肝区疼痛和不适的改善率分别为 83% 和 78%，骨转移疼痛的改善率为 100%。治疗 1 年后，局肿瘤局部控制率为 80%，患者生存率为 30%。其中，7 名患者的 Child-Pugh 评分升高了 1 分。研究者认为，SBRT 单一疗法治疗转移期肝癌不仅可以通过症状控制提高患者的生活质量，而且可以实现良好的局部控制和延长患者的生存期。此外，该治疗方案的并发症可被患者接受。

2020 年，我国台湾地区的嘉南药理大学进行了一项回顾性分析研究，评估了 54 名合并门静脉癌栓患者接受治疗的疗效[71]。其中，18 名患者接受了 SBRT 联合 Sorafenib 治疗，另外 36 名患者接受了 SBRT 单一治疗。SBRT 主要用于治疗肝肿瘤和癌栓，治疗方案为 36～45Gy/3～5Fx。在随访时间达到 1 年以上的患者中，两组的客观反应率相当（75%～78%），联合组和 SBRT 组的无进展生存期分别为 6 个月和 3 个月。联合组的 1 年和 2 年无进展生存率分别为 25.7% 和 15.2%，而 SBRT 组的分别为 11.1% 和 8.3%。联合组和 SBRT 组的总体生存期分别为 12.5 个月和 7 个月（p=0.28）。研究者认为，在 SBRT 治疗的基础上联合 Sorafenib 可改善合并门静脉癌栓患者的远期疗效。

2023 年，复旦大学报道了一项针对 25 名癌症患者（共 32 个转移灶）进行的前瞻性研究结果[72]。入组患者均为乙肝感染者，并且属于 Child-pugh A 级。SBRT 治疗方案为 48～60Gy/6～10Fx，随后每 3 周静脉注射 1 次 PD-1 单抗药物 Sintilimab，持续 12 个月。治疗相关的并发症多数为 1 级或 2 级，只有 3 名患者出现了 3 级的并发症。经随访，患者的无进展生存期为 19.7 个月，治疗后 12 个月和 24 个月的局部控制率分别为 100% 和 90.9%，无进展生存率分别为 68% 和 45.3%，总体生存率分别为 91.5% 和 83.2%。研究者认为，SBRT 联合 Sintilimab 治疗寡转移性肝细胞癌是一种有效且耐受性良好的治疗方案。

综上所述，SBRT 治疗转移期肝癌的不同方案包括单一治疗、联合靶向治疗和联合免疫治疗，这些治疗方案都显示出一定的疗效和应用潜力。当然，这些研究结果均来自小样本的研究，目前仍需进一步的大规模临床试验来验证其疗效和安全性。在选择治疗方案时，应综合考虑患者的具体情况，并在专业医生的指导下进行决策。随着科技的进步和更多研究的开展，SBRT 治疗转移期肝癌的方案将不断完善。

第二节　射波刀治疗结直肠癌肝转移

由于肠系膜静脉会引流到门静脉，肝脏是结直肠癌最常见的转移部位。对于孤立性肝转移的患者，肝切除术是唯一可能治愈的选择，然而，只有约 20% 的患者可以进行肝切除手术。对于剩余的高风险可切除肝转移患者或不适合手术的患者，微创、局部治疗包括 SBRT 等可能在治疗中发挥潜在的作用。近年来，化疗和靶向药物的应用在治疗结直肠癌方面取得了显著进展，极大地延长了具有远处转移的结直肠癌患者的生存期。

一、射波刀单一治疗

2015 年，意大利胡安妮塔斯临床与研究中心报道了一项针对 42 名结直肠癌患者的前瞻性研究结果[73]。该项研究中，共有 52 个肝转移病灶，长径为 3.5 cm 左右，这些病灶都被认为不适合手术或射频消融，因此采用了 SBRT 治疗，方案均为 75Gy/3Fx。在治疗过程中未出现放射性肝炎或 3 级以上的并发症。经随访，肝转移瘤的局部控制率为 91%，总体生存期为 29.2 个月（生存率为 65%），无进展生存期为 12.0 个月（无进展生存率为 35%）。研究者认为，在不适合接受手术或消融治疗的情况下，SBRT 是一种可行的治疗方法，能够实现良好的局部控制和远期疗效。

2017 年，加拿大多伦多大学报道了一项针对 60 名结直肠癌患者的前瞻性研究结果[74]。该项研究中，肝转移病灶的体积为 117.7 cm^3 左右，这些病灶都不适合手术或射频消融，因此采用了 SBRT 治疗，方案为 22.7 ～ 62.1Gy/6Fx。治疗过程中只有 1 名患者出现了 3 级恶心，未见其他 2 级以上的急性并发症。在治疗后的 1 年和 4 年，肝转移瘤的局部控制率分别为 49.8% 和 26.2%，总体生存期为 16.0 个月。值得一提的是，2 名患者的存活时间超过 49 个月和 125 个月而无肿瘤复发。研究者认为，22.7 ~ 62.1Gy/6Fx 方案治疗结直肠癌肝转移瘤是安全和有效的，并且具有良好的远期疗效。

2018 年，美国密歇根大学回顾性分析了 161 名患者（共 282 个不可切除性肝肿瘤）的治疗结果[75]。入组患者主要患有结直肠癌，合计 79 个肝肿瘤。使用射频消融治疗的有 112 个肿瘤（结直肠癌占 41.0%），使用 SBRT 治疗的为剩余的 170 个肿瘤（结直肠癌占 19.4%）。治疗前，SBRT 组的肿瘤较射频消融组更大（长径分别为 2.7 cm 和 1.8 cm 左右，$p < 0.01$）。在两组患者中，3 级或 3 级以上治疗相关并发症很少见，SBRT 组（4 例）和射频消融组（3 例）之间无差异。从治疗后 2 年的无进展生存率来看，SBRT 组（占 88.2%）优于射频消融组（占 73.9%），尤其在肿瘤长径 ≥ 2 cm 的情况下差异更明显。所有患者的 2 年生存率为 51.1%，两组之间无差异。研究者认为，无论是 SBRT 还是射频消融治疗肝转移瘤，都具有良好的耐受性，并且对于长径 < 2 cm 的转移瘤具有良好且相似的局部控制效果，而对于直径 ≥ 2 cm 的肿瘤，SBRT 的远期疗效更佳。

综上所述，SBRT 治疗结直肠癌肝转移在不适合手术或消融治疗的患者中显示出良好的局部控制和远期疗效，对于长径 ≥ 2 cm 的肿瘤尤为有效。然而，仍需要进一步的研究来验证其有效性和安全性，并确定其在不同患者群体中的应用范围。

二、联合全身治疗

2023 年，中国香港的屯门医院报道了一项针对 31 名不可切除肝转移患者的前瞻性研究结果[76]。其中，22 名患者的原发癌为结直肠癌。SBRT 治疗方案为 24 ~ 48Gy/3 ~ 6Fx。治疗相关的 1 级并发症主要包括疲劳（占 19%）和恶心（占 10%）。65% 的患者在 SBRT 治疗之前已接受过至少一种全身治疗，而 29% 的患者在 SBRT 后继续接受全身治疗。经随访，患者的 1 年、2 年和 3 年的肝肿瘤局部控制率分别为 94%、55% 和 42%，患者的无进展生存期和总体生存期分别为 10.9 个月和 32.9 个月，1 年、2 年和 3 年的总体生存率分别为 89.6%、57.1% 和 46.2%。值得注意的是，在接受 SBRT 治疗后接受化疗的患者的总体生存期显著延长（所有患者 $p=0.039$，结直肠癌患者 $p=0.001$）。研究者认为，SBRT 对于不可切除的肝转移瘤患者是安全的，并且可以推迟化疗的使用时间。

同样在 2023 年，加拿大不列颠哥伦比亚省肿瘤医院进行了一项回顾性分析，研究了 48 名结直肠癌患者（共有 58 个肝转移瘤）的治疗结果[77]。SBRT 的治疗方案包括 35 ～ 54Gy/5Fx 和 45 ～ 54Gy/3Fx，全身治疗包括 FOLFIRI 方案化疗及 Bevacizumab 靶向治疗等。经随访，治疗后 1 年、2 年和 3 年的肝肿瘤控制率分别为 92.7%、80.0% 和 61.2%，患者的无进展生存期为 40.0 个月，总体生存期为 31.9 个月。治疗后 1 年、2 年和 3 年的生存率分别为 79.2%、61.7% 和 44.9%。其中，33 名患者（占 69%）在 SBRT 治疗后重新开始全身治疗，其 1 年、2 年和 3 年的生存率分别为 45.7%、29.6% 和 22.6%。研究者认为，SBRT 是结直肠癌肝转移患者有效的治疗选择，能够在最初的 2 年内提供良好的肿瘤控制，并有效延长无需化疗的间隔时间。

综上所述，这两项研究结果表明，SBRT 联合全身治疗是一种安全有效的治疗选择，能够提供良好的局部控制率，并能延长无需化疗的间隔时间。这些研究为结直肠癌肝转移患者的治疗提供了重要的临床依据。

第三节　中医辨证施治和施护

中医认为，肝癌是以脏腑气血亏虚为本，气滞、血瘀、湿热、痰毒互结为标，蕴结于肝，逐渐成积，以肝失疏泄为基本病机，并以胁肋部肿硬疼痛，消瘦，食欲不振，乏力，或黄疸，或昏迷等为主要表现的一种恶性疾病。现代医学治疗肝癌通常采取手术、化疗、靶向治疗、免疫治疗等手段。由于多数肝癌患者确诊时已是晚期，已无手术机会，其他放疗、化疗、靶向、免疫等抗肿瘤治疗方法效果也欠佳，且会影响肝主疏泄的功能，进一步使患者情志久郁，疏泄不及，气机不利。因此，肝癌临床以肝气郁结为主要证型，中药治疗应联合疏肝健脾、活血化瘀类中药。

一、中医辨证施治

（一）肝郁脾虚证

证候：胸胁胀闷不适，乏力，腹胀纳少，便溏，口干口苦，痰少而粘，失眠多梦，舌体暗，舌边有齿痕，舌苔白，脉弦细。

治法：健脾益气，疏肝软坚。

方药：逍遥散合四君子汤加减，包括党参和白芍各 20 g，白术、茯苓、柴胡和当归各 15 g，炙甘草 10 g。

用法：水煎服，每次 200 mL，每天 2 次，早晚饭后温服。

（二）肝胆湿热证

证候：身目黄染，口干口苦，胸闷胁胀，纳呆呕恶，小便黄，大便硬，舌质红、苔黄腻，脉滑数。

治法：清热利湿，解毒退黄。

方药 1：茵陈蒿汤加减，包括茵陈和车前草各 20 g，栀子 12 g，龙胆 10 g，大黄（后下）6 g。

用法：水煎服，每次 200 mL，每天 2 次，早晚饭后温服。

方药 2：蒿栀清肝丸，包括鲜青蒿 100 g，党参 20 g，栀子、薏苡仁、延胡索和半枝莲各 15 g，厚朴、柴胡和甘草各 10 g。

用法：上述药物除鲜青蒿外打成细粉，将鲜青蒿捣碎，和入药粉中，加入少量淀粉和清水，制成丸剂，每丸重 5 g，早上、中午各服 1 丸，温水送服，连服 6 个月。

（三）气滞血瘀证

证候：右胁疼痛较剧，疼痛如锥如刺，入夜尤甚，甚则痛引肩背，胁下结块，质硬拒按，面色黧黑，肌肤甲错，脘腹胀满，皮色苍黄，青筋暴露，口干，但欲漱口不欲咽，大便溏结，舌质紫暗，有瘀点或瘀斑，脉弦涩。

治法：行气活血，化瘀消积。

方药：膈下逐瘀汤加减，包括当归、川芎、桃仁、牡丹皮、赤芍、延胡索和枳壳各 12 g，乌药、香附、红花和甘草各 10 g，炒灵脂 6 g。

用法：水煎服，每次 200 mL，每天 2 次，早晚饭后温服。

（四）脾肾阳虚证

证候：腹大胀满，神疲乏力，身重纳差，下肢水肿，尿少，大便溏烂，舌淡，舌边有齿痕，苔厚腻，脉沉细。

治法：温阳健脾，利水消肿。

方药：附子理中丸合五苓散加减，包括党参、黄芪和白术各 20 g，猪苓和茯苓各 15 g，桂枝 12 g，干姜和泽泻各 10 g，制附子 6 g。

用法：水煎服，每次 200 mL，每天 2 次，早晚饭后温服。

（五）肝肾阴虚证

证候：腹胀肢肿，蛙腹青筋，四肢柴瘦，口干纳呆，烦躁不眠，吐血，便血，舌质红、少苔，脉细数。

治法：滋养肝肾，软坚散结。

方药：一贯煎加减，包括生地黄 20 g，沙参、麦冬和枸杞子各 15 g，当归 10 g，川楝子 6 g。

用法：水煎服，每次 200 mL，每天 2 次，早晚饭后温服。

（六）方药临床应用

1. 蒿栀清肝丸

2013 年 2 月至 2014 年 8 月期间，广西瑞康医院进行了一项前瞻性研究，旨在观察蒿栀清肝丸联合 SBRT 治疗肝胆湿热型肝癌的临床疗效[78]。该研究共入组 60 名患者，在接受 SBRT 治疗后随机分为 2 组。对照组给予对症治疗，治疗组在对照组的基础上加以蒿栀清肝丸治疗。入组时，对照组的平均参数包括年龄 55 岁、中医症状评分 28 分、肿瘤长径 3.4 cm、生活质量评分 35 分，相应的治疗组的平均参数为年龄 57 岁、中医症状评分 26 分、肿瘤长径 4.1 cm、生活质量评分 34 分，组间具有可比性。治疗 6 个月后，对比两组患者的中医症状评分、肿瘤控制率和生活质量。在中医症状评分方面，治疗组的有效率（87%）高于对照组（70%，$p < 0.05$），说明蒿栀清肝丸在改善中医证候方面具有一定优势。在肿瘤控制方面，对照组中肿瘤完全萎缩、部分萎缩、稳定疾病和疾病进展的患者分别有 3 人、6 人、8 人和 13 人（肿瘤控制率为 57%）；而在治疗组中，相应的患者数分别为 5 人、10 人、11 人和 4 人（肿瘤控制率为 87%，与对照组相比 $p=0.025$），这表明蒿栀清肝丸联合射波刀可以有效抑制肿瘤生长。在生活质量方面，对照组和治疗组的平均生活质量评分分别为 21 分和 32 分（组间比较 $p=0.012$），说明蒿栀清肝丸在改善患者生活质量上具有一定的疗效。随访 1 年后比较两组患者的总体生存率，治疗组的生存率（77%）高于对照组（50%），$p=0.032$。综合来看，在中医症状评分、肿瘤控制率、生活质量评分和总体生存率上，蒿栀清肝丸联合 SBRT 治疗均优于单纯 SBRT 治疗。

蒿栀清肝丸具有清热利湿、扶正化瘀的功效。其中，青蒿苦寒，具有清热利湿和退黄的功效，并归属于肝胆经，为君药。延胡索能够活血散瘀和理气止痛，薏苡仁能够清热利湿和健脾，柴胡能够疏肝解郁和升举阳气，厚朴能够行气消积和燥湿健脾，党参能够益气健脾。这五味药材合用能够清热利湿和扶正化瘀，起到止痛的功效，为臣药。此外，栀子具有清热利湿和凉血解毒的功效，半枝莲具有清热解毒、散瘀止血和消肿的功效，为佐药。甘草调和诸药，为使药。综合来看，蒿栀清肝丸的药物组合能够共同发挥清热利湿、扶正化瘀的功效。

2. 祛毒化瘀消积方

方药：生牡蛎 40 g（先煎），炙黄芪 35 g，鳖甲（先煎）和蛇六谷各 20 g，党参、菟丝子、莪术和重楼各 15 g，柴胡和山慈菇各 12 g，鹿角胶（烊化）和天龙各 10 g，三七、穿山甲和全蝎各 6 g。穿山甲、全蝎、蜈蚣、天龙、蛇六谷、三七经加工碾成细末后温水冲服，每日 2 次。其余药物加水浓煎至 400 mL，分早中晚 3 次温服，服用时间为 1 年。

辨证加减：气虚者加人参 10 g，黄疸者加绵茵陈 35 g，呕逆者加姜半夏和姜竹茹各 10 g，腹胀者加槟榔 12 g 和木香 10 g，腹水者加车前子 15 g 和泽泻 10 g，局部疼痛剧烈者加延胡索 25 g 和姜黄 15 g，便秘者加枳实和郁李仁各 15 g，肝功能不佳者加叶下珠 15 g，食少者加鸡内金 12 g 和砂仁 8 g。

2020 年 7 月至 2022 年 4 月期间，广西瑞康医院对 60 名原发性肝癌患者进行了研究，并评估了祛毒化瘀消积方对介入术后肝癌患者早期复发转移及免疫功能的影响[79]。患者被随机分为两组，每组 30 人。对照组仅接受经动脉化疗栓塞，治疗组在对照组基础上服用祛毒化瘀消积方治疗。治疗前，两组的平均参数均为 41 岁、肿瘤长径 7.8 cm 和肿瘤个数 2.6 个，两组外周血 T 淋巴细胞亚群和血清 AFP 水平等指标具有可比性。两组患者在半年复发和转移率方面没有统计学差异。然而，在治疗后 1 年的观察中，治疗组的复发率和转移率均为 17%，而对照组的复发率和转移率分别为 30% 和 27%，有统计学差异（$p < 0.05$）。此外，治疗组的外周血 T 淋巴细胞亚群比例均高于对照组（均为 $p < 0.05$），包括 CD3+ 亚群、CD4+ 亚群、CD8+ 亚群和 CD4+/CD8+ 比值。治疗组的血清 AFP 水平（102 μg/L）明显低于对照组（215 μg/L，$p < 0.05$）。综合而言，经动脉化疗栓塞联合祛毒化瘀消积方治疗肝癌可有效提高免疫功能，并降低复发率与转移率，提升了治疗效果。

在癌毒内积的情况下，毒素和瘀血相互结合并贯穿于原发性肝癌的形成和发展过程中，同时也是疾病进展恶化的主要原因。祛毒化瘀消积方的作用原理是通过组方中的山慈菇来散寒清热，发挥解毒散结和消肿的功效。在治疗中，正气亏虚是疾病发生的基础，如果不恢复正气，就无法有效祛除病邪之气。需要注意的是，在服用祛毒化瘀消积方治疗的同时，应注重扶正，即通过调养身体的正气来促使疾病康复，扶正的观念应始终贯穿治疗过程，不可忽视。

二、中医辨证施护

（一）肝郁脾虚证

（1）如果患者出现胸胁胀痛、情绪抑郁、腹胀、便溏，以及舌苔白、脉搏弦或缓的症状，可以按照医生的建议进行中药外敷治疗（除胀止痛膏），并结合红外线照射，这样能够取得更好的治疗效果。

（2）让患者处于患侧卧位，以使其感到舒适。

（3）推荐患者练习八段锦、太极拳等，以达到静心怡神的效果。

（4）遵循医生的建议，口服疏肝软坚丸。

（5）畅通情志，保持良好的身心状态。

（6）这种类型的患者容易出现心烦情绪，因此应定期与患者交谈，了解他们的心理状态，并及时做好思想工作。

（二）肝胆湿热证

（1）清热解毒、利湿退黄是该证护理的重要原则，通过中药的应用来达到治疗目的。清热解毒可以帮助降低体内的炎症反应，减轻发热等症状；利湿退黄则有助于排除体内的湿气和黄疸物质，改善黄疸和皮肤黏膜瘙痒等问题。

（2）在护理过程中，需要密切观察患者的体温、血压、舌苔、脉象、神志、肤色等变化。这些观察指标可以反映病情的变化以及治疗效果的评估，以便于进行及时的调整和干预。

（3）中药汤剂一般宜温服，这样可以保持药效的稳定性，同时减少对胃肠的刺激，提高患者的服药依从性。

（4）对于肝胆湿热的患者，需要遵循医生的嘱咐，经常使用中药泡水，这样可以加快湿热的排出，改善症状。

（5）对于湿困脾胃、腹胀严重的患者，可以遵循医生的嘱咐采用中药外敷法，通过局部渗透作用减轻腹胀症状。对于伴有恶心、呕吐的情况，还可以结合穴位贴敷和红外线照射治疗，以提高疗效。同时，可根据医嘱进行揿针治疗，选取适当的穴位，如中脘穴、足三里穴、内关穴、太冲穴等。

（1）嘱咐患者卧床休息，并保持病房的清爽、干燥、通风，及时更换患者的衣服，这样可以提供舒适的环境，促进患者的康复。

（2）患者常常对于疼痛、黄疸、厌油等症状缺乏心理准备，容易产生焦虑情绪。因此，护士在护理过程中应耐心解释相关症状的原因和处理方法，帮助患者正确认识疾病并积极配合治疗。通过与患者的沟通和心理支持，可以减轻患者的焦虑情绪，提高治疗效果。

（三）肝热血瘀证

（1）以疏肝理气、活血消积为护理原则。可以采用一些中药或针灸来调理患者的肝气，促进血液循环，消除体内积聚的废物和浊气。

（2）病室夏季宜凉爽清净，冬季宜保暖，空气新鲜，环境安静。为提供一个良好的治疗环境，病室应保持适宜的温度和湿度，同时保持通风良好，避免噪声和其他干扰。

（3）可用淡盐水或地骨皮、金银花、甘草煎水含漱，保持口腔清洁，预防口腔感染。

（4）加强皮肤护理，保持床单干燥、平整，出汗多时应勤擦洗、勤更衣。患者的皮肤护理非常重要，需要保持皮肤干燥和整洁，如果出汗较多应及时清洗换衣。

（5）大便燥结时，可选用润肠通便药物，如麻仁丸，蜂蜜冲服，外用开塞露等。每日清晨空腹饮淡盐水1杯，或蜂蜜水1匙冲水喝，以促进肠道蠕动。

（6）腹胀者，可艾灸神阙、中脘等穴，也可遵医嘱予中药外敷法（除胀膏）。对于腹胀的患者，可以通过艾灸穴位，如神阙、中脘等，也可以根据医嘱使用中药外敷法来缓解症状。

（7）对于疼痛的护理，需要仔细观察疼痛的性质、部位和持续时间，根据情况适当使用止痛剂，观察药效和可能的副作用，并指导患者进行针对癌性疼痛的物理疗法。

（8）对于由于长期病情和重度疼痛而感到悲观失望的患者，我们应鼓励他们树立战胜疾病的信心，并坚持治疗。

（四）脾肾阳虚证

（1）以温暖身体、促进脾胃健康、排除水肿为护理原则。

（2）在病房内保持安静和舒适的环境，患者可以适当参加散步或打太极拳等活动。

（3）观察患者是否有呕吐、腹泻或水肿等症状，根据医生的建议给予相应的治疗。

（4）中药汤剂需要温热服用，在服药后观察效果和患者的反应。

（5）对于脾肾阳虚的患者，平时要避免食用生冷、油腻的食物，注意腹部保暖，适度运动，并减少容易增加脾虚的食物摄入。

（6）根据中医理论中的肝喜条达和恶抑郁的观点，劝导患者避免过度忧虑和愤怒，从各个方面关心和安慰患者，让肝气顺畅。

（五）肝肾阴虚证

（1）可以使用金银花甘草水或淡盐水漱口，以预防口臭和口腔感染。

（2）在腹胀严重的情况下，可以使用除胀膏温敷腹部或通过肛管排气，以减轻不适感。

（3）加强身体锻炼，如进行八段锦、太极拳等运动，以增强身体的抗病能力。

（4）对于此类患者，常常会感到精神疲乏，因此需要调动患者的积极性，使其配合治疗。

三、膳食调护

（一）肝郁脾虚证

宜食：健脾疏肝之品，如山药、薏苡仁、玫瑰花、木耳、萝卜等。

忌食：肥甘厚味、辛辣刺激、凉性果蔬的食物，如羊肉、狗肉、肥肉、葱、蒜、辣椒、生黄瓜、生萝卜、生西红柿等。

食疗方：山药扁豆粥。材料为山药30 g，白扁豆、粳米各15 g，白糖适量。

其他食疗方：莲子百合汤、山药薏米粥、佛手柑炖瘦肉、山楂麦芽茶。

（二）肝胆湿热证

宜食：清热除湿之品，如芹菜、豆芽、甜瓜、香蕉等。

忌食：辛辣、油腻的食物，如火锅、炸串、炸鸡、蛋糕等。

食疗方：玉米须茶（或茵陈茶）。玉米须具有利水渗湿、利胆退黄的功效。茵陈也有一定清利湿热、利胆退黄的功效，对于肝胆湿热引起的黄疸、头疼、头晕、小便减少等有缓解作用。

其他食疗方：赤小豆鲤鱼汤、绿豆汤、冬瓜薏苡仁汤。

（三）气滞血瘀证

宜食：活血化瘀、行气止痛之品，如金针菜、油菜、丝瓜、白萝卜、柑橘、山楂、生姜等。

忌食：油腻、辛辣、刺激性的食物。

食疗方：佛手猪肝汤。材料为鲜猪肝 150 g，佛手片和生姜各 10 g，葱姜和盐适量。

其他食疗方：桃仁粥、桃仁炖肉、莲藕排骨汤。

（四）肝肾阴虚证

宜食：凉润生津、易消化之品，如番茄、梨、藕、百合、银耳、花生等。

忌食：温热、油腻、辛辣、刺激的食物。

食疗方：燕窝银耳瘦肉汤。材料为瘦肉 50 g，燕窝和银耳各 20 g。将瘦肉洗净切块，与燕窝、银耳一同放入锅中，加清水 1 升，煮开后去除浮沫，加黄酒和食盐，文火煮 20 分钟，调味即可食用。

其他食疗方：生地汁粳米粥、枸杞百合粥。

（五）脾肾阳虚证

宜食：益气健脾、养血解毒之品，如籼米、羊肉、鸡肉、生薏米、山药粉、动物肝脏、鸡蛋、萝卜、莲藕、冬瓜、红枣等。

忌食：黏、冷、滑、腻的食物，如银耳、葵花子、年糕等。

食疗方：丁香鸭。材料为丁香、肉桂、草豆蔻、鸭子，以及姜、葱、盐等调料。

其他食疗方：附子羊肉汤、肉桂粥、杜仲猪腰汤、黄芪炖鸡、党参炖牛肉、核桃仁炒韭菜。

四、并发症辨证论治

（一）经动脉化疗栓塞

经动脉化疗栓塞是一种针对肝癌 90% ～ 95% 的供血来自肝动脉及其血管丰富的特点，采用化疗药物及栓塞制剂阻塞肿瘤供血，从而诱导肿瘤死亡的微创技术，近年来已成为治疗中晚期肝癌的主要手段之一。术后大部分患者出现"栓塞综合征"，表现为不同程度的发热、疼痛、食欲减退、恶心呕吐，以及肝功能损害等，严重影响了患者的生活质量。

1. 方药临床应用

（1）敷和备化方。

方药：茵陈蒿、牛膝、白花蛇舌草各 30 g，鳖甲 24 g，白术、茯苓各 15 g，柴胡、制香附、法半夏、白芍、莪术、当归各 12 g，西洋参、生姜、枳实、三七各 10 g、甘草 6 g。

随症加减：发热者加石膏 15 g；恶心呕吐者加代赭石、柿蒂各 10 g，吴茱萸 8 g；腹胀者加大腹皮、青皮各 10 g；黄疸者加郁金 10 g；疼痛者加姜黄、夏天无、川楝子、延胡索各 10 g。

用法：每天 1 剂，分早、中、晚 3 次冲服，2 周为 1 个疗程。

2011 年 6 月至 2012 年 6 月期间，广西瑞康医院联合广西中医药大学第一附属医院进行了一项前瞻性研究，旨在观察敷和备化方对肝癌介入术后"栓塞综合征"的临床疗效[80]。该研究共有 80 名患者入组，这些患者均满足 8 周内未用免疫制剂、KPS 评分 60 分以上、预估生存期 3 个月以上等条件，经动脉化疗栓塞后随机分为两组。对照组接受常规进行补液和对症治疗，而治疗组在对照组治疗的基础上口服敷和备化方 1 疗程。

在患者入组时和治疗后 2 周评估"栓塞综合征"并进行对比。对照组中治疗显效、有效和无效的人数分别为 11 人、19 人和 10 人，总有效率为 75%；治疗组中治疗显效、有效和无效的人数分别为 7 人、14 人和 19 人，总有效率为 57.5%（组间对比 $p < 0.05$）。在治疗前，对照组的血清甲胎蛋白（AFP）、丙氨酸氨基转移酶（ALT）、天门冬氨酸转氨酶（AST）和碱性磷酸酶（ALP）水平分别为 266 ng/mL、803 U/L、733 U/L 和 261 U/L，而治疗组的相应检查结果分别为 251 ng/mL、794 U/L、719 U/L 和 279 U/L。治疗 2 周后，对照组的血清 AFP、ALT、AST 和 ALP 水平

分别为 74 ng/mL、243 U/L、236 U/L 和 55 U/L，治疗组的相应检查结果分别为 70 ng/mL、54 U/L、73 U/L 和 24 U/L。治疗后的数值与治疗前相比均为 $p < 0.05$，治疗后组间比较也均为 $p < 0.05$。研究结果表明，治疗后两组的 AFP 和肝功能指标都有所改善，其中治疗组的改善更加显著。治疗前，对照组和治疗组的 KPS 评分分别为 47 分和 45 分；治疗 2 周后，对照组和治疗组的 KPS 评分分别为 74 分和 58 分。治疗后数值与治疗前相比，对照组为 $p < 0.05$，治疗组为 $p < 0.01$；治疗后组间相比较的结果为 $p < 0.01$。这说明治疗后两组的 KPS 评分均有所提高，但治疗组的改善程度更为显著。

敷和备化方是广西瑞康医院的全国名老中医荣远明教授所创立的经验方。他认为，在进行经动脉化疗栓塞治疗时，除了以毒攻毒来治疗癌肿之外，化疗的毒性和手术的创伤也可以看作是一种邪气，会损伤正气，主要表现为对肝胆、脾胃功能的损害，导致肝胆失于条达，气机郁滞。所谓"气为血之帅"，气滞则血瘀，"气有余便是火"。气滞还会使津液输布失常，聚而成湿，与肝胆的郁热互结，阻塞中焦。脾胃受损，脾失升清，胃失和降，使清浊相混，从而出现发热、腹胀、腹痛、恶心呕吐、黄疸等"栓塞综合征"。治疗时，应以疏肝健脾、和胃消痞、化瘀散结、清热利湿为治法。方剂中柴胡和西洋参的组合，起到疏肝健脾、解热生津的作用，为君药。香附、当归和白芍则起到疏肝理气、养血活血、柔肝止痛的作用，助柴胡而为臣药。白术、茯苓和枳实则益气健脾、祛湿消痞，辅助西洋参而为臣药。生姜、法半夏、三七、茵陈蒿、白花蛇舌草、莪术和鳖甲起到和胃消痞、化瘀散结、清热利湿的功效，为佐药。牛膝引药下行，甘草调和诸药，共为使药。

（2）祛毒化瘀消积方。

2008 年 9 月至 2014 年 8 月期间，广西瑞康医院对 153 名中晚期原发性肝癌患者进行了研究，评估了祛毒化瘀消积方对经动脉化疗栓塞相关并发症的控制作用[81]。经动脉化疗栓塞治疗后，将患者随机分为两组，治疗组 77 人，对照组 76 人，两组的平均参数均为 41 岁和 KPS 评分 66 分。治疗组中接受 1 次、2 次、3 次和 3 次以上介入治疗的患者分别为 15 人、18 人、37 人和 7 人，介入治疗的毒副反应包括腹胀（17 人）、右上腹疼痛（8 人）、肢体疲乏（26 人）、厌食（24 人）、黄疸（29 人）。对照组中接受 1 次、2 次、3 次和 3 次以上介入治疗的患者数分别为 19 人、18 人、34 人和 5 人，介入治疗的毒副反应包括腹胀（15 人）、右上腹疼痛（6 人）、肢体疲乏（24 人）、厌食（22 人）、黄疸（27 人）。治疗前，组间的介入治疗并发症具有可比性。治疗 3 个月后，两组的中医症状评分均较治疗前有所降低，且治疗组的改善更加显著（$p < 0.05$）。在生活质量方面，使用了基于生活质量评分的总有效率来评估结果，发现对照组的总有效率为55.3%，而治疗组的总有效率为85.7%，组间比较 $p < 0.05$。此外，治疗组的半年、1年和2年的总体生存率分别为95%、84%和51%，而对照组相应的总体生存率分别为90%、62%和37%，组间对比 $p < 0.05$。综合来看，祛毒化瘀消积方能够改善经动脉化疗栓塞术后患者的生活质量，减轻临床症状，并延长患者的生存期。这项研究结果表明，该方剂在治疗中晚期原发性肝癌方面具有一定的临床应用价值。

该项研究结果还显示在消化道反应、肝功能损害以及骨髓抑制等毒副反应方面，治疗组的情况均较对照组为低。这可能是祛毒化瘀消积方具有扶正清毒的作用，从而减轻了经动脉化疗栓塞术的毒副反应。同时，该结果表明祛毒化瘀消积方能够发挥修复病变脏腑、恢复其生理功能、清除体内致癌物质、调整机体内环境的作用，从而达到抑制甚至杀灭肿瘤细胞、改善患者生活质量和延长存活时间的目的。

（3）复方斑蝥胶囊。

方药：由斑蝥、黄芪、人参、三棱、刺五加、莪术、熊胆粉、半枝莲、山茱萸、女贞子以及甘草组成。该药物具有扶正、攻毒、破血、消症的功效，主要用于治疗消化系统肿瘤，如胃癌、直肠癌、宫颈癌和乳腺癌等。该药为每粒 0.25 g，推荐剂量为每次服用3粒，每日2次。连续服用4周为1个疗程，连续服用3个疗程。每年至少需要进行6个疗程的治疗。

2010年1月至2014年6月期间，广西瑞康医院进行了一项前瞻性研究，针对117名首次诊断为原发性肝癌的患者[82]。研究旨在探讨复方斑蝥胶囊对经动脉化疗栓塞后患者的近期疗效和5年生存率的影响。研究分为对照组和治疗组，对照组包含51名患者接受经动脉化疗栓塞治疗，治疗组包含66名患者在对照组基础上加用复方斑蝥胶囊治疗。在服用复方斑蝥胶囊治疗3个疗程后，评估了近期疗效。从治疗反应来看，对照组中肿瘤完全萎缩、部分萎缩、疾病稳定和疾病进展的患者分别有2人、20人、15人和14人（肿瘤控制率为73%）；而在治疗组中，相应的患者数分别为3人、31人、19人和13人（肿瘤控制率为80%）。这表明治疗组的有效率高于对照组，但组间比较无统计学差异。研究还比较了治疗前两组患者的肝功能、凝血功能、血液流变学、细胞免疫功能、AFP等指标，结果显示两组间无统计学差异。

研究结果显示，在肝功能方面，与治疗前比较，治疗后两组患者的血浆总胆红素（TBIL）、AST、ALT水平显著降低，白蛋白（ALB）水平显著升高（$p < 0.01$）。

同时，治疗组的 TBIL、AST、ALT 水平显著低于对照组，ALB 水平显著高于对照组（均为 $p < 0.05$）。在凝血功能方面，与治疗前比较，治疗后两组的凝血酶原时间（PT）、活化部分凝血活酶时间（APTT）、凝血时间（TT）水平显著降低，纤维蛋白原（FIB）水平显著升高（$p < 0.05$）。治疗组的 PT、APTT、TT 水平显著低于对照组，FIB 水平显著高于对照组（$p < 0.05$）。在血液流变学方面，与治疗前比较，治疗后两组患者全血低切黏度、高切黏度、血浆黏度以及血小板黏附率均显著降低（$p < 0.05$）。治疗组的全血低切黏度、高切黏度、血浆黏度以及血小板黏附率显著低于对照组（$p < 0.05$）。在细胞免疫功能方面，与治疗前比较，治疗后两组的 $CD4^+$ T 细胞数量、$CD4^+/CD8^+$ 比值显著升高，$CD8^+$ T 细胞数量显著降低（$p < 0.05$）。治疗组的 $CD4^+$ T 细胞数量、$CD4^+/CD8^+$ 比值显著高于对照组，$CD8^+$ T 细胞数量显著低于对照组（$p < 0.05$）。在血清 AFP 水平方面，与治疗前比较，治疗后两组的血清 AFP 水平显著降低（$p < 0.01$）。治疗组的血清 AFP 水平显著低于对照组（$p < 0.01$）。在总体生存率方面，对照组在第 1 年、3 年和 5 年的生存率分别为 76%、43%、24%，治疗组的分别为 82%、58%、35%，组间有统计学差异（$p < 0.05$）。综合来看，经动脉化疗栓塞后服用复方斑蝥胶囊能够显著改善原发性肝癌患者的肝功能、凝血功能、血液流变学、细胞免疫功能以及 AFP 指标，并延长患者的生存时间。这可能与该药物具有抑制肿瘤细胞的增殖、促进肿瘤细胞凋亡、改善肝组织微循环和提高患者的免疫等功能相关。

（二）放疗

近年来，越来越多的研究结果显示，SBRT 治疗肝癌的疗效已经得到证实。然而，在我国大部分肝癌患者中，往往伴有慢性肝病或肝硬化的背景。因此，接受放疗后往往会出现不同程度的放射性肝损伤，其中包括血液学毒性（骨髓抑制）、肝毒性和症状学毒性等一系列并发症。这些并发症会导致患者生活质量下降，依从性变差，甚至可能中断治疗。中医药在肝癌治疗方面具有独特的优势，与 SBRT 联合使用可以发挥增效减毒的作用。具体而言，中医药可以通过调节免疫功能、抗氧化作用、减轻炎症反应等多种途径，改善患者的肝功能，促进肝细胞修复和再生，减少肝损伤并提高患者的耐受性。此外，中医药还可以缓解放疗后的不良反应，如恶心、乏力、腹痛等，提高患者的生活质量。

1. 放射性肝炎

放射性肝炎是一种放射线损伤肝脏引起的疾病，其主要发生在接受肝癌放疗的患者身上。这种疾病的病因主要是放射线的火热邪毒对肝络造成损伤，导致气血瘀滞、湿热蕴结和肝肾阴虚等病理变化。临床上，患者的主要症状包括胁痛、黄疸、腹胀、乏力、纳差、恶心和呕吐等。治疗放射性肝炎的目标是通过疏肝健脾、清热利湿、滋补肝肾和养血柔肝等措施来恢复肝脏的正常功能，缓解临床症状，提高患者的生活质量。

（1）肝郁脾虚证。

证候：胁肋胀痛，胸闷不舒，食少纳呆，腹胀便溏，神疲乏力，舌淡、苔薄白，脉弦细。

治法：疏肝健脾，养血柔肝。

方药：逍遥散加减，包括当归、茯苓、白术和柴胡各 15 g，白芍和薄荷（后下）各 10 g，甘草 6 g。

用法：水煎服，每次 200 mL，每天 2 次，早晚饭后温服。

（2）肝胆湿热证。

证候：胁肋胀痛、灼热疼痛，口苦口黏，纳呆恶心，小便短赤，大便不爽，舌红、苔黄腻，脉弦滑数。

治法：清热利湿，疏肝利胆。

方药：茵陈蒿汤加减，包括茵陈和车前草各 20 g，栀子 12 g，龙胆 10 g，大黄（后下）6 g。

用法：水煎服，每次 200 mL，每天 2 次，早晚饭后温服。

（3）肝肾阴虚证。

证候：胁肋隐痛，腰膝酸软，头晕目眩，耳鸣耳聋，口燥咽干，失眠多梦，手足心热，舌红少苔，脉细数。

治法：滋补肝肾、养血柔肝。

方药：一贯煎加减，包括生地黄 20 g，沙参、麦冬和当归各 15 g，枸杞子 10 g，川楝子 6 g。

用法：水煎服，每次 200 mL，每天 2 次，早晚饭后温服。

（4）方药临床应用。

①养阴解毒化瘀方。

方药：酸枣仁、太子参、枳壳、白芍各 30 g，沙参、生地黄、王不留行各 20 g，麦冬、桑叶、玉竹、天花粉、石斛、玄参、牡丹皮、瓜蒌仁各 15 g，郁金、知母、当归、桔梗各 12 g，木香、黄芩、柴胡各 10 g。上述诸药加入 1500 ～ 2000 mL 水中浸泡 10 ～ 14 小时，然后煎煮 2 小时，再置于清洁、阴凉处过夜，次日取上清液过滤，随后弃去沉淀后取煎液在电锅内加热浓缩，最后收膏、分装。制成的膏方每次口服 20 mL，每天 2 次，用开水冲调后服用。SBRT 治疗开始后即可服用，每 2 周为 1 个疗程，共治疗 4 个疗程。

2017 年 10 月至 2019 年 10 月期间，广西瑞康医院对 90 名不适宜或拒绝接受外科手术切除的肝癌患者进行了研究，旨在评估 SBRT 联合养阴解毒化瘀方的临床疗效和安全性[83]。该研究中，患者被随机分配到接受射波刀联合养阴解毒化瘀方治疗的联合组和接受单纯 SBRT 治疗的射波刀组，每组 45 人。其中，联合组的平均年龄为 55 岁，Child-Pugh 分级 A 级和 B 级分别有 22 人和 23 人，肿瘤分期为Ⅰa 期、Ⅰb 期、Ⅱa 期、Ⅱb 期和Ⅲa 期分别有 4 人、10 人、5 人、7 人和 19 人；射波刀组的平均年龄为 56 岁，Child-Pugh 分级 A 级和 B 级分别有 20 人和 25 人，肿瘤分期为Ⅰa 期、Ⅰb 期、Ⅱa 期、Ⅱb 期和Ⅲa 期分别有 5 人、10 人、9 人、10 人和 11 人。两组患者的一般资料比较结果显示无统计学差异。治疗 3 个月后，联合组的肿瘤客观缓解率为 62.2%，SBRT 组的为 48.9%，组间比较无统计学差异，表明两组患者的短期疗效相当。然而，从肝功能的角度来看，联合组中有 9 名患者（占 20%）在治疗后 Child-Pugh 分级恶化，射波刀组中有 19 名患者（占 42.2%），组间比较 $p < 0.05$。此外，从 KPS 评分上看，联合组中有 13 名患者（占 28.9%）在治疗后 KPS 评分下降，射波刀组中有 24 名患者（占 53.3%），组间比较 $p < 0.05$。随后比较了治疗 3 个月后两组的放疗相关并发症情况。在血液学毒性方面，联合组中白细胞、红细胞和血小板减少率分别为 75.6%、44.4% 和 64.4%；射波刀组的相应发生率分别为 91.1%、71.1% 和 91.1%，三项血细胞指标均高于联合组（$p < 0.05$），且有 3 人（占 6.7%）出现了 3 级的白细胞减少，2 人（占 4.4%）出现了 3 级血小板减少。在肝毒性方面，联合组和 SBRT 组的血浆 AST 升高率分别为 82.2% 和 84.4%，ALT 的升高率分别为 71.1 和 86.7%，TBIL 的升高率分别为 77.8% 和 75.6%。尽管两组比较结果无统计学差异，但射波刀组有 5 人、3 人和 5 人分别出现了 3 级或 3 级以上的 AST、ALT 和 TBIL 升高。另外，联合组的血浆 ALP 升高率（57.8%）明显低于 SBRT 组（84.4%，$p < 0.05$）。在症状学毒性方面，两组患者的上腹痛发生率相似；然而，联合组中乏力和恶心的发生率分别为 55.6% 和 51.1%，而 SBRT 组中相应的发生率分别为 80.0%

和 75.6%，组间比较 $p < 0.05$。综上所述，养阴解毒化瘀方联合 SBRT 治疗肝癌能够有效减轻射波刀所致的多种并发症，包括血液学毒性、肝毒性和症状学毒性等多个方面。

养阴解毒化瘀方中，沙参和麦冬具有养阴润燥的功效，玉竹和天花粉能生津止渴，生地黄和石斛能清热凉血和养阴生津，枳壳和木香有疏肝健脾和理气止痛的功效，桑叶具有疏散风热和清肝明目的功效（可以配合枳壳和木香一起调理气机）。太子参能益气健脾生津，当归补血活血，酸枣仁补心养肝，这三味药结合起来可以增加体内的气血，同时也有滋养脾胃和肝脏的作用。柴胡能疏肝泄热和透邪解表，黄芩能清热燥湿和泻火解毒，这两味药一起使用可以调和表里，解除肝胆的郁热。玄参具有滋阴降火和解毒散结的功效，桔梗通过利咽排脓有助于药物上行。牡丹皮和王不留行能活血化瘀，瓜蒌仁具有清热涤痰和宽胸散结的功效。白芍柔肝止痛、平抑肝阳，郁金活血止痛、行气解郁、利胆退黄，这两味药都属于入肝经的药物，合用可以加强行气活血的效果，缓解疼痛和调节肝脏功能。养阴解毒化瘀方能够达到滋阴疏肝、清热解毒、化瘀散结的功效，能有效改善肝脏功能，并减轻相关症状。

②四逆散。

四逆散方药：柴胡 12 g，枳实 12 g，白芍 9 g，甘草 6 g。

胃纳欠佳、少食腹胀者加神曲 10 g、麦芽 10 g、鸡内金 6 g，健脾助运；胁痛明显者加郁金 8 g、川楝子 10 g、延胡索 6 g，活血理气止痛；大便溏泄者加乌梅炭 10 g、白术 12 g，健脾止泻；心肝火旺上扰清窍而夜寐不和者，加夜交藤 10 g、合欢皮 10 g，安神助眠。中药每日 1 剂，水煎取 200 mL，分 2 次服用。放疗期间和放疗后每日服用，连续治疗 4～8 周。

2017 年 1 月至 2019 年 3 月期间，广西瑞康医院对 128 名肝郁脾虚型肝癌患者进行研究，旨在观察四逆散对射波刀治疗并发症和患者生存质量的改善作用[84]。患者在射波刀治疗后入组，被随机分为对照组和治疗组，每组 64 人。对照组接受对症治疗，治疗组在对照组基础上加用 4～8 周的四逆散进行治疗。两组患者的平均年龄均为 57 岁，平均病程均为 17 个月，一般资料比较无统计学差异。在放疗 8 周后比较两组的骨髓抑制情况时，治疗组中无骨髓抑制者 42 人，Ⅰ度和Ⅱ度骨髓抑制者分别为 20 人和 2 人；对照组中无骨髓抑制者 32 人，Ⅰ度、Ⅱ度和Ⅲ度骨髓抑制者分别为 16 人、10 人和 6 人。组间比较，治疗组的骨髓抑制程度轻于对照组（$p < 0.05$）。在肝功能方面，与治疗前相比，治疗组在放疗后 1 周血浆 AST 和 IBIL 水

平上升（均为 $p < 0.05$）。而放疗后 8 周与放疗前相比较，各指标之间无明显差异。与本组放疗前相比，对照组放疗后 1 周和 8 周 ALT、AST、DBIL、IBIL、TBIL 水平均增高，ALB、CHE 水平均降低，差异具有统计学意义（均为 $p < 0.05$）。而治疗组在放疗后 1 周和 8 周，血清 ALT、AST、DBIL、IBIL、TBIL 水平均低于对照组，ALB、CHE 水平均高于对照组，差异具有统计学意义（均为 $p < 0.05$）。在体力状况评分方面，放疗后 8 周时治疗组中 KPS 评分下降、稳定和提高的人数分别为 4 人、34 人和 26 人（提高率为 94%），对照组中 KPS 评分下降、稳定和提高的人数分别为 13 人、29 人和 22 人（提高率为 80%）。组间比较，治疗组的提高率高于对照组，$p < 0.05$。此外，在生活质量方面，治疗组在放疗后 1 周和 8 周的所有 5 个维度中得分均优于放疗前（$p < 0.05$）。而对照组在放疗后 1 周各维度得分与放疗前无明显差异，只有在放疗后 8 周的身体状况、情感状况、功能状况和肝胆特异板块的得分有所改善（$p < 0.05$）。组间比较显示，放疗后 1 周和放疗后 8 周，治疗组在所有 5 个维度中的得分均优于对照组。其中，情感状况、功能状况和肝胆特异板块 3 个维度的优势更为明显。综上所述，四逆散可缓解肝郁脾虚型肝癌患者射波刀治疗后出现的并发症，保护患者的肝功能，提高患者的生活质量。

四逆散是出自汉代张仲景《伤寒论》少阴篇的名方，为调和肝脾的代表方剂。方中柴胡疏肝解郁，透达郁阳，为君药。白芍养血敛阴，柔肝平肝，为臣药。枳实理气消积，以利脾胃，为佐药。炙甘草补益脾胃，调和诸药，为使药。柴胡、枳实相配，一升一降，能增强疏肝理气的功效。柴胡和芍药搭配，一散一敛，疏肝而不伤阴，且有相互促进的效果。白芍和甘草组合，可以酸甘化阴，柔肝缓急。四味药的联合使用，既具有调理肝脾的作用，又能调和气血。四逆散在《伤寒论》中用来治疗肝胃气滞、气机不畅、阳气郁结于内，导致四逆症状无法透达四肢的情况。后来的医家扩展了它的使用范围，凡肝郁气滞引起的四肢厥逆，或肝脾功能不协调引起的胸胁苦满、腹中胀痛或腹泻等症状都可以使用四逆散治疗。

2. 放射性肠炎

放射性肠炎通常被认为是放射线损伤导致的肠道疾病，属中医学中"泄泻""痢疾""肠风""脏毒""腹痛"等范畴。中医认为，放射线属于火热邪毒，侵袭肠道后会导致津液耗伤，肠道蕴热，热毒下注，从而损伤血络，引发腹痛、腹胀、腹泻等一系列肠道症状。治疗方面，中医通常采用扶正祛邪的方法，旨在健脾益气、涩肠止泻。

（1）湿热下注证。

证候：腹痛，泄下赤白相杂，肛门灼热，小便短赤，苔黄腻，脉滑数。

治法：清热利湿，缓中止痛。

方药：白头翁汤加减，包括白头翁 15 g，黄柏和秦皮各 12 g，黄连 6 g。

用法：水煎服，每次 200 mL，每天 2 次，早晚饭后温服。

（2）脾肾阳虚证。

证候：久泻不止，大便带黏冻样物和少量血液，或虚坐努责，里急后重，饮食乏味，头重身困，腰膝酸软，舌淡、苔白，脉濡缓。

治法：温肾补脾，固肠止泻。

方药：四神丸合参苓白术散加减，包括白扁豆、茯苓和薏苡仁各 20 g，补骨脂、莲子、山药和大枣各 15 g，肉豆蔻、五味子、吴茱萸、白术、甘草、桔梗、人参和砂仁各 10 g。

用法：水煎服，每次 200 mL，每天 2 次，早晚饭后温服。

（3）脾胃虚弱证。

证候：大便时溏时泻，食少，脘腹胀闷，肢体倦怠，神疲懒言，舌淡胖或有齿痕、苔薄白，脉细弱。

治法：补益脾胃，渗湿止泻。

方药：参苓白术散加减，包括白扁豆、茯苓、山药和薏苡仁各 20 g，白术和莲子各 15 g，炙甘草、桔梗、人参和砂仁各 10 g。

用法：水煎服，每次 200 mL，每天 2 次，早晚饭后温服。

（4）肝脾不和证。

证候：腹痛肠鸣，大便泄泻，泻必腹痛，泻后痛减，舌苔薄白，脉弦。

治法：补脾柔肝，祛湿止泻。

方药：痛泻要方加减，包括白扁豆和山药各 20 g，白术和白芍各 15 g，防风 10 g，陈皮 6 g。

用法：水煎服，每次 200 mL，每天 2 次，早晚饭后温服。

（三）化疗

肝癌化疗常见的副作用包括消化系统副作用、骨髓抑制、免疫系统副作用、毛发脱落、皮肤反应、疲劳、神经系统副作用以及肝功能损害等，具体表现因个体差异而有所不同。消化系统副作用包括恶心、呕吐、食欲不振、口腔溃疡、腹泻或便秘等，主要是化疗药物对胃肠道黏膜细胞的损伤引起的。化疗药物会抑制骨髓造血功能，导致白细胞、红细胞和血小板减少，患者感到乏力、容易出血或感染。化疗药物会普遍杀伤多种免疫细胞，使患者更容易发生严重的感染。部分化疗药物会导致毛发脱落，包括头发、眉毛、睫毛等。化疗药物可能引起皮肤干燥、发红、瘙痒等不适，甚至出现水泡和脱皮。化疗过程中，许多患者会感到疲劳、无力或精神不振。一些化疗药物可能对神经系统产生不良影响，导致头痛、失眠、注意力不集中等症状。由于肝癌常常发生在肝脏，化疗药物还可能会对肝功能产生一定的负面影响。下面以扶肝消积汤为例，介绍方药在临床中的应用。

方剂：扶肝消积汤。

方药：白花蛇舌草和薏苡仁各 20 g，黄芪、沙参、麦冬、白芍、茯苓、鳖甲、麦芽和山楂各 15 g，白条参、枳壳、郁金、莪术、丹参和甘草各 10 g，陈皮和乳香各 6 g，斑蝥 3 g。

随症加减：黄疸者加茵陈、虎杖、田基黄；腹水者加威灵仙、泽泻、车前子；尿短赤者加白茅根；胁痛者加五灵脂、延胡索；口干者加白芍、阿胶；便秘者加大黄；便溏者加苍术、土茯苓。

2012 年 8 月至 2013 年 8 月期间，广西瑞康医院在 32 名肝癌患者中应用了扶肝消积汤结合含铂类两药化疗方案（治疗组），并与使用单纯含铂类两药化疗方案的 30 名患者进行对照（对照组）研究[85]。所有患者的血清 AFP 水平均超过 400 μg/L，并且都是乙肝病毒携带或感染患者。治疗组的平均病程为 40 天，其中 Ⅱ 期和 Ⅲ 期患者分别为 14 人和 18 人，患巨块型、结节型和弥漫型肿瘤的分别为 18 人、8 人和 6 人，肝功能 Child-Pugh 评分为 A 级和 B 级的分别为 20 人和 12 人，平均外周血白细胞计数为 5.75×10^9/L。对照组的平均病程为 38 天，其中 Ⅱ 期和 Ⅲ 期患者分别为 14 人和 16 人，患巨块型、结节型和弥漫型肿瘤的分别为 16 人、9 人和 5 人，肝功能 Child-Pugh 评分为 A 级和 B 级的分别为 16 人和 14 人，平均外周血白细胞计数为 5.68×10^9/L。以上两组的资料比较无统计学差异。所有患者均接受了常规护肝、护胃、止吐等方法以缓解化疗副作用，并在化疗进行 2 个周期后评价治疗效果。从肿瘤的变化反应来看，在对照组中，肿瘤完全萎缩、部分萎缩、稳定疾病和疾病进展的患者分别有 0 人、5 人、9 人和 16 人（肿瘤控制率为 47%）；而在治疗组中，相应的患者数分别为 1 人、10 人、11 人和 10 人（肿瘤控制率为 69%）。该结果说明治疗组的有效率明显优于对照组（$p < 0.05$）。从外周血白细胞上看，治疗组的平均计数（5.71×10^9/L）高于对照组的（3.55×10^9/L），$p < 0.05$。治疗组的化疗副

作用发生率（恶心呕吐 38%、轻度腹泻 31%）明显低于对照组（恶心呕吐 67%、轻度腹泻 43%，组间对比均为 $p < 0.05$）。两组在肝、肾功能异常率比较上无统计学差异。

　　总的来说，扶肝消积汤结合化疗治疗中晚期肝癌在控制肿瘤体积、减轻临床症状、提高患者免疫功能、减轻化疗副作用等方面都要比单纯化疗组更为优越，起到了较好的减毒增效作用，充分展现了中医药治疗肿瘤的优势。广西瑞康医院使用的扶肝消积汤配方中，黄芪、白条参、沙参、麦冬、白芍、茯苓、薏苡仁和甘草具有健脾益气、养阴柔肝的功效，枳壳、陈皮、郁金能疏肝解郁、理气行滞，鳖甲、斑蝥能软坚散结和止痛，乳香、莪术、丹参具有活血化瘀的功效，山楂、麦芽能增强食欲，白花蛇舌草具有解毒抗癌的作用。整个方剂主要以益气养阴、扶正培本为主，并辅以行气活血、解毒散结的药物，以达到标本兼治的效果。

第四章　脑部恶性肿瘤

脑部恶性肿瘤可分为两种主要类型，即脑胶质瘤和转移性脑肿瘤。脑胶质瘤是一种源于神经外胚叶的胶质细胞的肿瘤。胶质细胞是脑组织中起支持和保护神经细胞功能的重要细胞类型。脑胶质瘤是颅内最常见的原发恶性肿瘤。根据肿瘤的组织学类型和分级，脑胶质瘤可以进一步分为多个亚型，包括星形细胞瘤、少突胶质细胞瘤、髓母细胞瘤等，这些亚型在病理特征、生长方式和预后方面存在差异。转移性脑肿瘤是来自其他部位的癌细胞在脑内形成的继发肿瘤。这些癌细胞可以通过血液循环或淋巴系统进入脑部，大部分转移性脑肿瘤发生在大脑半球的顶枕叶区域。转移性脑肿瘤的病理类型与原发性肿瘤一致，治疗方法通常也与原发性肿瘤相似。

对于脑部恶性肿瘤，常见的治疗方法包括手术、放疗和化疗等。手术可以尽可能去除脑肿瘤的可见部分，以减轻症状和控制肿瘤生长。放疗使用高能射线来杀灭癌细胞或阻止其生长。化疗则是使用药物来杀灭癌细胞或阻断其生长过程。尽管目前针对脑部恶性肿瘤的治疗取得了一些进展，但脑部是一个非常复杂和敏感的器官，治疗脑部恶性肿瘤仍然具有挑战性。因此，早期诊断和定期随访对于提高患者的存活率和生存质量非常重要。

第一节　射波刀治疗脑胶质瘤

脑胶质瘤根据恶性程度和预后的差异，分为四个级别，即 1 级、2 级、3 级、4 级。1 级和 2 级被称为低级别胶质瘤，包括弥漫性星形细胞瘤和少突胶质细胞瘤。3 级和 4 级被称为高级别胶质瘤，其中 4 级胶质瘤又被称为胶质母细胞瘤，这是最恶性的类型，其发病率占胶质瘤的 50%。高级别脑胶质瘤呈浸润性或弥漫性生长，未经治疗的患者总体生存期仅为 45 周。对于 2 级和 3 级胶质瘤的患者，手术结合其他治疗方法可以延长其总体生存期，一般为 6 ～ 8 年。当然，个体之间的生存期差异仍然很大，并且几乎所有患者都会在手术切除范围的 2 cm 内出现复发。根据 2022 年发布的《ASTRO 2 级和 3 级弥漫性脑胶质瘤放疗指南》[86]，精准放疗技术如 SBRT 在局部控制、远期生存和治疗并发症方面相比常规加速器放疗具有明显优势。因此，这些精准放疗技术被认为是治疗 2 级和 3 级弥漫性脑胶质瘤的有效选择。

一、复发性、高级别脑胶质瘤

2019 年，美国托马斯杰斐逊大学（Thomas Jefferson University）报道了一项针对 17 名脑胶质瘤患者的前瞻性研究结果[87]。入组患者包括 6 名 3 级胶质瘤患者和 11 名 4 级胶质瘤患者。SBRT 治疗方案为 30 ～ 35Gy/10Fx，并随后接受了靶向药 Alisertib 的维持治疗，20 mg、30 mg、40 mg 和 50 mg 组分别包括 6 人、6 人、3 人和 2 人。短期内只观察到 1 个剂量限制性并发症，即 20 mg 组出现了 3 级头痛。经随访，50 mg 组出现了 4 级晚期并发症，分别是中性粒细胞减少症和肺栓塞。患者的 6 个月生存率为 88.2%，总体生存期为 11.1 个月。6 个月的无进展生存率为 35.3%，无进展生存期为 4.9 个月。研究者认为，SBRT 联合 40 mg 的 Alisertib 治疗高级别脑胶质瘤是安全且耐受性良好的。

2021 年，复旦大学进行了一项回顾性分析，研究了 70 名脑胶质瘤患者的治疗结果[88]。其中，包括 21 名 3 级胶质瘤的患者和 49 名患有 4 级胶质瘤的患者。患者的 KPS 评分为 70 分左右，肿瘤体积为 16.7 cm³ 左右，SBRT 治疗方案为 12 ～ 30Gy/2 ～ 6Fx。治疗后没有记录到 3 级或 3 级以上的并发症。经随访，挽救性 SBRT 治疗后患者的总体生存期为 17.6 个月（3 级和 4 级胶质瘤患者分别为 19.5 个月和 14.6 个月，p=0.039）。研究者认为，挽救 SBRT 显示出良好的结果和可接受的并发症。

2022 年，意大利胡安妮塔斯医科大学报道了一项包括 90 名接受挽救性 SBRT 患者的前瞻性研究[89]。其中，11 例为 3 级少突胶质细胞瘤，18 例为 3 级和 4 级星形胶质细胞瘤，61 例为 4 级胶质母细胞瘤。大多数患者的 KPS 评分为 90 ～ 100 分。56.6% 的患者在 SBRT 治疗前接受了手术，53.3% 的患者在手术后进行了化疗。9 名患者（占 10%）出现了 2 ～ 3 级的放射性脑病，并且神经认知功能在疾病进展之前一直保持稳定。经随访，患者的总体生存期为 17 个月，1 年、2 年和 3 年生存率分别为 66.7%、32.6% 和 22.2%。研究者认为，挽救性 SBRT 是一种安全、低毒的治疗方案，而年轻患者和首次治疗后复发时间较长的患者显示出更好的治疗效果。

综上所述，复发性高级别脑胶质瘤的 SBRT 治疗在多个研究中展示了良好的结果和可接受的并发症。它可以提供较长的生存期和无进展生存期，并且具有相对较少的副作用。因此，SBRT 被认为是目前一种有效而安全的治疗选择，特别适用于年轻且首次治疗后复发时间较长的患者。

二、胶质母细胞瘤

目前，胶质母细胞瘤的治疗主要依靠手术，但手术后复发的概率相对较高。放化疗对于控制手术后残留的微小病灶虽然有一定的效果，但是即使采用了这些标准治疗的联合应用，患者的总体生存期通常仅为 60 周左右。对于标准治疗无效的患者，抢救性治疗的选择包括再次手术、化学治疗或再次放射治疗。然而，二线化疗方案（如 Temozolomide）、靶向药物（如 VEGF 抗体 Bevacizumab）和免疫药物的使用在控制胶质母细胞瘤方面效果有限。

（一）新诊断肿瘤

2019 年，意大利胡安妮塔斯医科大学进行了一项关于新诊断胶质母细胞瘤的前瞻性研究，涉及 30 名老年和体弱患者[90]。入组患者的年龄为 75 岁左右，KPS 评分为 60 分左右。这些患者接受的 SBRT 方案为 52.5Gy/15Fx，其中 7 名患者同时接受 Temozolomide 同步化疗，11 名患者接受辅助化疗。患者的无进展生存期为 5 个月，总体生存期为 8 个月，6 个月和 12 个月的无进展生存率分别为 43.3% 和 20%，6 个月和 12 个月的总体生存率分别为 90% 和 30%。研究者认为，52.5Gy/15Fx 的 SBRT 方案对选定的老年和体弱患者是可行和有效的。

2020 年，美国斯坦福大学（Stanford University）进行了一项关于新诊断胶质母细胞瘤的前瞻性研究，纳入了 30 名患者[91]。研究的目的是确定 5 次 SBRT 治疗的最大耐受剂量。患者的 CTV 为 60 cm³ 左右，PTV 外扩 5 mm。患者在 5 天内接受了 4 个不同剂量水平（25Gy、30Gy、35Gy 和 40Gy）的治疗，并在治疗期间开始使用 Temozolomide 药物治疗。研究发现，2 名患者出现剂量限制性并发症，其中 1 名在治疗后 3 周出现了 4 级脑水肿和肿瘤进展，1 名在治疗后 1.5 周死于 5 级并发症。此外，8 名患者在约 8 个月后出现了晚期 1 ～ 2 级的不良反应。经随访，患者的无进展生存期为 8.2 个月，总体生存期为 14.8 个月。根据该方案，在 PTV 外扩 5 mm 和联用 Temozolomide 治疗情况下，5 次 SBRT 治疗的最大耐受剂量为 40Gy。研究还发现，与治疗相关的不良反应仅限于 1 ～ 2 级，并且在统计学上不影响生存率。

这些研究结果表明，SBRT 治疗对于新诊断的胶质母细胞瘤具有一定的疗效。然而，需要注意的是，虽然这些研究在特定的老年和体弱患者群体中取得了较好的结果，但仍需要更多的临床研究来进一步验证和完善这些治疗方法的有效性和安全性。

（二）复发性肿瘤

1. SBRT 单一疗法

2017 年，美国加利福尼亚大学（University of California）进行了一项回顾性分析，研究了 174 名接受 SBRT 治疗的患者的资料[92]。该研究主要关注了 SBRT 治疗的适应症、疗效和预期并发症，其中 75% 的患者患有单发肿瘤，CTV 为 $7.0\ cm^3$ 左右。在初次诊断后约 8.7 个月内，这些患者接受了 10 ～ 22Gy/1Fx 的 SBRT 治疗。根据治疗后和诊断后的时间计算，患者的总体生存期分别为 10.6 个月和 19.1 个月。在 SBRT 治疗后，46 名患者（占 26%）接受了挽救性开颅手术。切除组织病理学检查显示，约 65% 的患者表现出放射性坏死及复发性肿瘤（混合组），而 35% 的患者完全为复发性肿瘤（肿瘤组）。研究还发现，肿瘤组的放射剂量（17.8Gy）高于混合组的（16.2Gy，$p=0.003$），而肿瘤组的 CTV（$5.4\ cm^3$）低于混合组的（$10.0\ cm^3$，$p=0.009$）。研究者对这些结果进行了分析，发现 SBRT 可能对部分局部复发的患者有益，高剂量放射治疗与 SBRT 后生存率的改善相关。

2. SBRT 联合靶向和 / 或化疗

2020 年，美国亨利福特医院（Henry Ford Hospital）对于联合使用 SBRT、靶向治疗和化疗的效果进行了研究[93]。入组了 35 名患者，其中 29 名患有胶质母细胞瘤，6 名患有 3 级胶质瘤。这些患者都接受靶向药 Bevacizumab 和化疗（包括 Irinotecan、Etoposide、Temozolomide 和 Carboplatin）。联合组额外进行了 SBRT 治疗，方案为 32Gy/4Fx。治疗 2 个月后，联合组的局部控制率为 82%，明显高于靶向化疗组的 27%（$p=0.002$）。此外，联合组的无进展生存期为 5.1 个月，明显长于靶向化疗组的 1.8 个月（$p < 0.001$）。联合组的总体生存期为 7.2 个月，长于靶向化疗组的 4.8 个月（$p=0.11$）。研究者认为，SBRT 联合靶向和化疗治疗复发性胶质母细胞瘤是可行的，相比于单独进行靶向和化疗，可以延长短期和长期的局部控制率。

2023 年，美国匹兹堡大学（University of Pittsburgh）对于 SBRT 联合 Bevacizumab 的治疗效果进行了研究[94]。入组了 16 名患者，这些患者通过脑磁共振检查发现了既往治疗部位的原位复发。SBRT 治疗有 2 个方案，团块形复发用 14Gy/1Fx，边界环形复发用 10Gy/1Fx 治疗。在治疗的第 1 天和第 14 天给予 Bevacizumab，并且每隔 14 天给药 1 次，直到疾病进展。研究结果与该机构既往接受全脑放疗的 260 名类似情况的患者进行了对比（对照组），其中 3 名患者出现了 2 级并发症。研究发现，SBRT 组的总体生存期为 11.7 个月，对照组的为 8.74 个月（$p=0.324$）。SBRT 组的 6 个月无进展生存率为 31.2%（相比对照组 $p=0.003$），总体生存率为 81.2%（相比对照组 $p=0.06$）。研究者认为，挽救性 SBRT 联合 Bevacizumab 治疗复发性胶质母细胞瘤是可行的，耐受性良好，并且与全脑放疗相比没有显著差异。

根据上述两项研究结果显示，SBRT 联合靶向和（或）化疗可以作为治疗复发性胶质母细胞瘤的一种可行方案。这种联合治疗能够延长短期和长期的局部控制率，并且在无进展生存期和总体生存期方面也呈现出优势。此外，该治疗方案的耐受性良好，与全脑放疗相比并无显著差异。

3. SBRT 联合免疫治疗

研究结果显示，免疫治疗对于复发性 3 ～ 4 级胶质母细胞瘤的有效性有限，6 个月无进展生存率仅为 7% ～ 20%。然而，放疗可以明显提高 6 个月无进展生存率，达到 28% ～ 39%。因此，一些研究探索了免疫治疗与放疗联合应用的效果。根据已发表的文献显示，在接受免疫治疗的患者中，同时进行脑 SBRT 可能会产生协同效应，从而在肿瘤控制方面产生积极影响。然而，治疗并发症也显著增多。常用的免疫治疗药物包括抗 CTLA–4 单抗 Ipilimumab、抗 PD–1 单抗 Pembrolizumab（帕博利珠单抗）/Nivolumab 和抗 PD–L1 单抗 Durvalumab 等。

2023 年，美国威尔康奈尔医学院（Weill Cornell Medicine）回顾性分析了 21 名胶质母细胞瘤患者的治疗结果[95]。其中 5 名患者接受了单一的免疫疗法，而 16 名患者接受了 SBRT 联合免疫治疗。SBRT 的主要治疗方案为 30Gy/5Fx，联合组和免疫治疗组分别接受 7.25 次和 6.2 次免疫治疗。治疗后，联合组有 5 例 1 级和 1 例 2 级不良反应，免疫治疗组有 4 例 1 级不良反应。所有患者治疗前（12.35 cm³）、后（20.51 cm³）的肿瘤体积存在显著差异（$p=0.03$），但组间没有差异。联合组和免疫治疗组的无进展生存期分别为 2.85 个月和 1 个月，总体生存期分别为 7 个月和 6 个月。研究者认为，在正在接受免疫治疗的患者中，利用 SBRT 进行再照射的耐受性好，并且在促进短期和长期疗效方面具有协同作用。

2003 年，法国图卢兹大学（University of Toulouse）和西部癌症研究所联合报道另外一项前瞻性研究[96]。该研究纳入了 6 名患者，入组时的肿瘤体积为 7.15 cm³

左右。SBRT 治疗方案为 24Gy/3Fx，并在结束后立即开始 Durvalumab 治疗，每月输注 1 次，直到肿瘤进展或治疗达到 12 个月。治疗期间，1 名患者出现了与免疫治疗相关的 3 级前庭神经炎。所有受试者的无进展生存期和总体生存期分别为 2.3 个月和 16.7 个月。在这项研究中，SBRT 和 Durvalumab 联合治疗展现出良好的耐受性。

综上所述，目前关于免疫治疗联合脑 SBRT 治疗复发性 3 ～ 4 级胶质母细胞瘤的研究还相对有限。既往文献显示，在一些患者中，该联合治疗可能产生协同效应，提高短期和长期疗效，但相应地也伴随着治疗并发症的增加。因此，对于不同的患者，是否采用这种联合治疗方案需要根据其具体情况进行综合评估和决策。

第二节　射波刀治疗转移性脑肿瘤

统计数据显示，20% ～ 40% 的癌症患者出现脑转移，这对患者的神经认知功能、神经症状和存活率产生不利影响。其中，肺癌和乳腺癌是最常见的原发癌症来源，也可以来自前列腺癌、黑色素瘤和肉瘤等其他癌症类型，这些转移性肿瘤占据了超过 90% 的脑部肿瘤。转移性脑肿瘤可以是单发的，也可以多发。这种肿瘤的进展速度较快、病程较短，未经治疗的患者存活 1 年以上的生存率仅约 15%。先进的放射治疗技术（如 SBRT、质子放疗和海马回避全脑放疗等）可以显著减少脑部放疗对正常脑组织的副作用，而靶向疗法和免疫疗法可以作为放射治疗的替代或辅助疗法。根据 2022 年发布的《ASTRO 脑转移瘤放疗指南》[97]，与单独使用 SBRT 相比，SBRT 结合全脑放疗可以获得更好的局部控制效果，但会导致神经认知功能下降更为严重，总体生存率则没有显著差异。因此，指南建议将 SBRT 用于脑肿瘤数量 ≤ 4 个、KPS 评分 ≥ 70 分或 PS 评分 0 ～ 2 分的患者。脑部 SBRT 治疗最严重的副作用是放射性脑病，即治疗区域与大脑相邻处发生炎症和（或）损伤，患者可能出现局灶性神经功能缺失、头痛、恶心和癫痫发作等症状。

一、射波刀单一治疗

（一）1 ～ 4 个脑转移瘤

根据 2016 年意大利罗马大学（Sapienza University of Rome）的一项回顾性分

析结果显示，对于治疗 1～4 个脑转移瘤的患者，单次 SBRT（151 名患者）和多次 SBRT 治疗（138 名患者）方案在安全性和短期有效性上存在差异[98]。该研究纳入了 293 名患者，其中包括不同类型的癌症，如非小细胞肺癌、乳腺癌、结肠癌、黑色素瘤和肾癌等。其中，单发脑转移瘤的患者有 167 人，多发脑转移瘤（2～4 个）的患者有 126 人。研究还根据肿瘤大小分为小肿瘤（2～3 cm）和大肿瘤（＞3 cm），其中小肿瘤有 177 个，大肿瘤有 166 个。结果显示，单次 SBRT 组（27Gy/1Fx）和多次 SBRT 组（27Gy/3Fx）的 1 年累积局部控制率分别为 77% 和 91%（$p=0.01$），单次组中 25 名患者脑转移复发，多次组中 11 名患者脑转移复发（$p=0.03$）。同时，单次组中 31 名患者（占 20%）和多次组中 11 名患者（占 8%）出现放射性脑病（$p=0.004$）。因此，多次 SBRT 在局部控制和放射性脑病方面表现出显著优势。研究者认为，相较于 27Gy/1Fx 方案，27Gy/3Fx 方案对于大于 2 cm 的脑转移瘤在局部控制和并发症方面具有明显的优势。

另外，2020 年美国马里兰大学（University of Maryland）回顾性分析了 5 个治疗中心的 156 名患者的治疗结果，对比单次 SBRT（222 个脑转移瘤）和多次 SBRT 治疗（113 个脑转移瘤）的安全性和短期有效性[99]。脑转移瘤类型主要包括非小细胞肺癌、黑色素瘤、肾癌等。单次 SBRT 组中，对于小肿瘤（≤2 cm）、中肿瘤（2～3 cm）和大肿瘤（3～4 cm），采用的治疗方案分别为 20～24Gy、18Gy 和 15Gy；而多次 SBRT 组中，有 1 人采用 16Gy/2Fx 方案，80 人采用 15～30Gy/3Fx 方案，32 人采用 25～30Gy/5Fx 方案。在这些患者中，112 人在 SBRT 前进行了全脑放疗，91 人在 SBRT 后接受了全身治疗。随访时间为 12 个月，单次 SBRT 组和多次 SBRT 组的局部控制率分别为 91% 和 85%（$p=0.26$），放射性脑病发生率分别为 10% 和 7%（$p=0.73$）。对于 ＞2 cm 的脑肿瘤，单次 SBRT 组和多次 SBRT 组的局部控制率分别为 97% 和 64%（$p=0.06$）。研究者认为，在局部控制和放射性脑病方面，单次 SBRT 组和多次 SBRT 组并没有明显差异。

综合以上两项研究结果，可以得出以下结论：对于治疗 1～4 个脑转移瘤的患者，多次 SBRT 治疗方案相较于单次 SBRT 具有更好的局部控制效果，并且在减少放射性脑病的发生上也具有优势。由于在不同研究中对剂量和治疗方案的选择存在一定差异，在临床实践中需根据患者情况和具体病例来选择合适的治疗方案。

（二）大于或等于 5 个脑转移瘤

1. 日本 23 家医疗机构系列报道

2014 年，23 家医疗机构联合报道了一项关于 1194 名新诊断患者的前瞻性研究结果[100]，对比了 SBRT 治疗单发脑转移瘤（A 组，单转移组，455 人）、2 ～ 4 个脑转移瘤（B 组，少转移组，531 人）和 5 ～ 10 个脑转移瘤（C 组，多转移组，208 人）脑肿瘤的远期疗效。入组患者包括肺癌 912 人、乳腺癌 123 人、胃肠肿瘤 85 人、肾癌 36 人和其他 38 人。入组条件为最大肿瘤体积 < 10 cm³、最长长径 < 3 cm、脑肿瘤总体积 ≤ 15 cm³、KPS ≥ 70 分；SBRT 方案为 22Gy 照射小于 4 cm³ 的肿瘤，20Gy 照射 4 ～ 10 cm³ 的肿瘤。研究发现，在这些患者中，单发肿瘤患者的总体生存期为 13.9 个月，2 ～ 4 个肿瘤患者和 5 ～ 10 个肿瘤患者的总体生存期均为 10.8 个月，多转移组和少转移组没有统计学差异。101 名患者出现 SBRT 相关的 3 ～ 4 级并发症，包括 9 名单发肿瘤患者、13 名 2 ～ 4 个肿瘤患者和 6 名 5 ～ 10 个肿瘤患者，多转移组和少转移组无统计学差异。此外，未观察到多转移组和少转移组在神经功能恶化、局部复发、新病变出现、精神状态检查评分等方面的显著差异。研究者认为，多转移组的 SBRT 远期治疗效果与少转移组相当，SBRT 对治疗多达 10 个脑转移瘤的患者是一个适当的选择。

2017 年，这 23 家日本机构进一步更新了该研究的结果[101]，重点关注了 SBRT 对脑神经功能的影响。研究发现，在 SBRT 治疗后的 12 个月、24 个月、36 个月和 48 个月，A 组、B 组、C 组和 D 组的精神状态检查评分维持（评分比治疗前下降 3 分以下）的累积率分别为 93%、91%、92% 和 87%，并且在这些时间点上，并发症的发生率也没有显著差异。此外，随访期间，1074 名患者中有 12 名（占 1.1%）在磁共振成像中出现白质脑病，其中 11 名患者是在抢救性全脑放射治疗后 11 个月左右出现。因此，这项长期随访研究进一步支持了多转移组的 SBRT 远期治疗效果与少转移组相当。

2018 年，这 23 家机构又进一步更新了 784 名非小细胞肺癌患者的远期研究结果[102]。对比 SBRT 治疗单发脑转移瘤（A 组，单转移组，299 人）、2 ～ 4 个脑转移瘤（B 组，少转移组，342 人）和 5 ～ 10 个脑转移瘤（C 组，多转移组，143 人）。研究发现，在 A 组、B 组和 C 组的患者中，总体生存期分别为 13.9 个月、12.3 个月和 12.8 个月。B 组和 C 组的生存曲线非常相似，没有统计学差异。在并发症和神经功能方面，B 组和 C 组的神经系统死亡、神经功能恶化、新出现的病变和软脑膜转移率和累积发病率均无显著差异。治疗后 9 个月内，总共有 145 名患者（占 12.1%）出现了 SBRT 相关的并发症，1 ～ 5 级并发症的患者分别有 46 人、54 人、29 人、11 人和 5 人。随访时间为 60 个月，A、B 和 C 组的累积不良反应发生率分别为 13.5%、10.0% 和 12.6%。因此，研究者认为，在非小细胞肺癌患者中，多转移组的 SBRT 远期治疗效果与少转移组相当，并且并发症的发生率和神经认知功能保持率也没有显著差异。

2019 年，这 23 家机构又进一步更新了 608 名肺腺癌患者的远期研究结果[103]，对比联用表皮生长因子受体酪氨酸激酶抑制剂（EGFR-TKI，238 人）和 SBRT 单一疗法（370 人）的疗效和并发症。结果显示，联用组的总体生存期（25.5 个月）显著长于 SBRT 组的（11.0 个月），而且联用组比 SBRT 组远处颅内复发的风险更高。在神经系统死亡、局部复发和 SBRT 相关并发症的发生率方面，两组之间没有显著差异。因此，研究者认为，尽管联用 EGFR-TKI 可以延长患者的生存期，但并没有增加治疗并发症的风险。

综上所述，这些报道的研究结果表明，在不同类型的肿瘤患者中，SBRT 在治疗 5 ～ 10 个脑转移和 1 ～ 4 个脑转移时具有相当的远期疗效，并且对神经功能和并发症的影响也没有明显差异。联用 EGFR-TKI 可以延长脑转移患者的生存期，但不会增加治疗并发症的风险。这些研究结果为脑肿瘤和非小细胞肺癌等患者的治疗提供了重要的指导和参考。

2. 其他医疗机构的报道

2019 年，美国 8 家医疗机构联合报道了一项针对 2089 名新诊断癌症患者的前瞻性研究结果[104]，对比 SBRT 治疗单发脑转移瘤（A 组，单转移组，989 人）、2 ～ 4 个脑转移瘤（B 组，少转移组，882 人）和 5 ～ 15 个脑转移瘤（C 组，多转移组，212 人）的远期疗效。入组患者中，肺癌最多（963 人），其次为黑色素瘤、乳腺癌和肾癌。结果显示，A 组、B 组和 C 组的总体生存期分别为 14.6 个月、9.5 个月和 7.5 个月（$p < 0.01$），A 组效果最好，而 B 组和 C 组无统计学差异。治疗 1 年后，A 组、B 组和 C 组的脑部新病灶发生率分别为 30%、41% 和 50%（$p < 0.01$）。治疗 2 年后，A 组、B 组和 C 组挽救性 SBRT 使用率分别为 21%、19% 和 13%（$p < 0.01$），但挽救性全脑放疗的使用率没有差异，A 组、B 组和 C 组分别为 12%、15% 和 16%（$p=0.10$）。研究还发现，A 组、B 组和 C 组的脑转移速度分别为每年 3.9 个、6.1 个和 11.7 个新转移灶（$p < 0.01$）。研究者认为，使用 SBRT 方法治疗新诊断的脑转移患者，单

发肿瘤的新病灶发生率明显低于非单发肿瘤，远期疗效明显好于非单发肿瘤。

2020 年，加拿大 6 家医疗机构联合报道了一项针对 20 名新诊断癌症患者的前瞻性研究结果[105]。入组主要为肺癌患者（16 人），预期寿命为 3 ~ 6 个月，具有 1 ~ 10 个长径 ≤ 4 cm 的脑转移瘤。研究中，患者被随机分配接受全脑放疗（20Gy/5Fx）和 SBRT（15Gy/1Fx）治疗。结果显示，SBRT 组和全脑放疗组分别出现 5 例和 1 例 3 ~ 4 级并发症。经随访，SBRT 组和全脑放疗组的无进展生存期分别为 1.8 个月和 9.2 个月，两组的累积再治疗率均为 40%。研究者认为，对于 1 ~ 10 个脑转移瘤，这两种治疗方法的疗效相当。

2023 年，美国斯坦福大学评估了 SBRT 治疗 23 名肉瘤脑转移患者的安全性和有效性[106]。入组患者的原发部位是肺、子宫、上肢、胸壁和头颈部等，KPS 为 73 分左右，肿瘤体积为 24.1 cm³ 左右。SBRT 治疗方案为 18 ~ 30Gy/1 ~ 5Fx，其中 8 名患者作为主要治疗，15 名患者作为切除腔的辅助性治疗。在治疗过程中没有观察到放疗引起的不良反应。经随访，患者的无进展生存期和总体生存期分别为 5.3 个月和 8.2 个月。所有病变的 3 个月、6 个月和 12 个月局部肿瘤控制率分别为 78%、52% 和 30%，其中无脑出血患者的局部控制率分别为 100%、70% 和 40%，优于脑出血患者的 68%、38% 和 23%。研究者认为，SBRT 作为术后切除的主要或辅助治疗，是一种安全且相对有效的治疗肉瘤脑转移的方法，对于治疗后无脑出血的肿瘤显示出比出血性病变更好的局部控制。

总体而言，针对 5 个或 5 个以上脑转移瘤的 SBRT 治疗效果相对较差，相比于单发脑转移瘤，生存期较短，脑部新病灶发生率较高。然而，针对 1 ~ 10 个脑转移瘤的治疗，SBRT 和全脑放疗的疗效相当。对于肉瘤脑转移患者，SBRT 作为术后切除的主要或辅助治疗是一种安全且有效的选择，尤其对于无脑出血的患者显示出更好的局部控制效果。

二、联合手术治疗

（一）新辅助射波刀治疗

目前，临床上脑肿瘤手术切除后，术后辅助性全脑放疗是控制颅内复发的标准疗法，但该疗法也可能导致认知能力显著下降。根据美国埃默里大学（Emory University）和 Levine 肿瘤研究所的多项联合研究结果，与传统的辅助性全脑放疗相比，新辅助 SBRT 治疗可以有效控制颅内复发，并且在治疗并发症方面具有较好的安全性。

2016 年，这两家美国科研机构联合回顾性分析了 180 名患者（189 个脑转移瘤）的治疗结果[107]，对比了辅助性 SBRT 和新辅助 SBRT 的治疗并发症和远期疗效。患者原发性肿瘤包括黑色素瘤、肺癌和乳腺癌等，随机分为辅助性 SBRT 组（114 人，肿瘤体积 8.3 cm³ 左右，治疗剂量 18Gy）和新辅助 SBRT 组（66 人，肿瘤体积 9.2 cm³ 左右，治疗剂量 14.5Gy）。新辅助 SBRT 使用基于肿瘤大小的放射剂量，在 48 小时内切除肿瘤。结果显示，经过 2 年的治疗后，两组患者的总体生存率、局部复发率和远处脑复发率没有明显差异。然而，辅助性 SBRT 组的软脑膜转移（16.6% vs 3.2%，$p=0.01$）和放射性脑病（16.4% vs 4.9%，$p=0.011$）发生率明显高于新辅助 SBRT 组。上述结果提示，新辅助 SBRT 与辅助性 SBRT 相比，在局部复发率、远处脑复发率和总体生存率方面具有相似的疗效，但新辅助 SBRT 的放射性脑病和软脑膜转移发生率较低，即安全性更好。

2017 年，这两家机构联合回顾性分析了 102 名癌症患者的治疗结果[108]。患者原发性肿瘤包括黑色素瘤、肺癌、肾癌、结直肠癌和乳腺癌等，随机分为辅助性全脑放疗组（36 人，42 个肿瘤）和新辅助 SBRT 组（66 人，71 个肿瘤）。全脑放疗组和新辅助 SBRT 组术后手术腔的体积分别约为 15.3 cm³ 和 8.3 cm³，治疗方案分别为 30～37.5Gy/10～15Fx 和 12～19Gy/1Fx，放射性脑病的发生率分别为 0% 和 5.6%。治疗 1 年后，全脑放疗组和新辅助 SBRT 组的生存率分别为 56% 和 58%（$p=0.43$）。治疗 2 年后，全脑放疗组和新辅助 SBRT 组的颅内肿瘤控制率分别为 25% 和 24.5%（$p=0.81$），远处脑功能衰竭发生率分别为 45% 和 53.2%（$p=0.66$），软脑膜转移率分别为 9.0% 和 3.5%（$p=0.66$）。上述结果提示，接受新辅助 SBRT 或辅助性全脑放疗者的远期疗效和颅内结果相似。研究者认为，新辅助 SBRT 是辅助性全脑放疗可行的替代方案。

2017 年，这两家机构还联合回顾性分析了 213 名癌症患者（223 个脑转移瘤）的研究结果[109]。患者原发性肿瘤包括黑色素瘤、肺癌、肾癌、消化道肿瘤和乳腺癌等，随机分为手术 +SBRT 联合组（153 人，157 个肿瘤）或单次 SBRT 组（60 人，66 个肿瘤）。联合组和 SBRT 组的术前肿瘤体积分别约为 9.6 cm³ 和 5.9 cm³。联合组中，63 个肿瘤 SBRT 在手术前，94 个肿瘤 SBRT 在手术后。联合组和单次 SBRT 组治疗方案分别为 15Gy/1Fx 和 18Gy/1Fx。治疗 1 年后，组间的放射性脑病的发生率无明显差别，但联合组内术后 SBRT 的发生率（占 22.6%）显著高于术前 SBRT 的发生率（占 5%，$p < 0.001$）。治疗 2 年后，联合组和单次 SBRT 组的局部复发率分

别为 20.5% 和 36.7%（*p*=0.007），患者生存率分别为 38.9% 和 19.8%（*p*=0.01）。上述结果提示，与单独 SBRT 相比，手术 +SBRT 可显著降低脑转移瘤的复发率，术后 SBRT 引起的放射性脑病最多。研究者认为，新辅助 SBRT 联合手术切除可以最大程度改善患者的预后。

综上所述，针对脑转移瘤的新辅助射波刀治疗是一种有效的治疗方法，具有控制颅内复发的效果，并且相比传统的辅助性全脑放疗，具有更低的治疗并发症风险。因此，新辅助射波刀治疗可以作为辅助性全脑放疗的替代方案，用于改善患者的预后。

（二）辅助射波刀治疗

目前，临床上脑肿瘤手术切除后，辅助性全脑放疗是控制颅内复发的标准疗法，但该疗法也可能导致认知能力显著下降。多项研究发现，术后手术腔 SBRT 与全脑放疗相比，局部复发时间和治疗并发症的治疗效果均优于后者。

2017 年，法国 Hautepierr 大学和 Strasbourg 大学联合回顾性分析了 181 名患者（189 个脑肿瘤）的治疗结果[110]。患者原发性肿瘤包括肺癌、乳腺癌、消化道肿瘤、肾癌和黑色素瘤等，既往均未接受过全脑放疗，在脑肿瘤手术床上接受 33Gy/3Fx 的 SBRT 照射。治疗后 6 个月和 12 个月的肿瘤局部控制率分别为 93% 和 88%，新发脑转移控制率分别为 70% 和 61%。26 名患者（占 14%）在 3.8 个月左右出现软脑膜转移。经随访，患者的总体生存期为 17 个月，6 个月、12 个月和 24 个月的总体生存率分别为 79%、62% 和 39%。54 名患者（占 30%）在脑转移复发后接受了挽救性全脑放疗。该研究表明了 33Gy/3Fx 方案照射脑转移切除腔的安全性和有效性，辅助性 SBRT 是辅助性全脑放疗的良好替代方案。

2017 年，美国 Texas 大学报道了 128 名癌症患者的前瞻性研究结果[111]。患者原发性肿瘤包括黑色素瘤、肺癌和乳腺癌等，随机分为观察组（65 人，68 个肿瘤）和 SBRT 组（63 人，66 个肿瘤）。术前肿瘤的长径为 3 cm 左右，术后手术腔的体积为 8.9 cm³ 左右。SBRT 在术后当天进行，对于小于或等于 10 cm³、10.1 ～ 15 cm³ 和大于 15 cm³ 的手术腔，单次 SBRT 治疗的剂量分别为 16Gy、14Gy 和 12Gy。观察组在发现肿瘤复发后，再接受手术、SBRT、全脑放疗等挽救性治疗。治疗 1 年后，观察组的无进展生存率为 43%，SBRT 组的为 72%（*p*=0.015）。两组均未出现治疗相关并发症或治疗相关死亡。观察组和 SBRT 组的总体生存期分别为 18 个月和 17 个月。研究者认为，与单独观察相比，对脑肿瘤手术腔进行辅助性 SBRT 治疗能显著增加患者的无进展生存率，可能是全脑放疗的良好替代方案。

2017 年，北美 48 家医疗机构联合针对 194 名癌症患者进行了一项前瞻性研究，对比了术后辅助性 SBRT 和全脑放疗的远期疗效和认知功能[112]。患者原发性肿瘤主要是肺癌，被随机分为全脑放疗组（96 人）或 SBRT 组（98 人）。所有患者均手术切除单发脑肿瘤，切除腔长径＜ 5 cm。全脑放疗组的治疗方案为 30Gy/10Fx 或 37.5Gy/15Fx，SBRT 组的治疗方案为 12 ～ 20Gy/1Fx，剂量根据手术腔的体积所决定。治疗后的观察显示，放疗常见的 3 ～ 4 级并发症是听力障碍（全脑放疗组和 SBRT 组的发生率分别为 9% 和 3%）和认知障碍（全脑放疗组和 SBRT 组的发生率分别为 5% 和 3%），没有出现与治疗相关的死亡。治疗后 6 个月，SBRT 组（占 52%）认知能力下降的比例低于全脑放疗组的（占 85%），$p < 0.001$。治疗 1 年后，SBRT 组的无认知退化生存期为 3.7 个月，全脑放疗组的为 3.0 个月，$p < 0.0001$。经随访，SBRT 组和全脑放疗组的总体生存期分别为 12.2 个月和 11.6 个月，$p=0.70$。该结果提示，全脑放疗引起认知功能下降的比例高于 SBRT，两种疗法对应的患者生存率没有差异。研究者认为，辅助性 SBRT 的整体疗效与全脑放疗相当，且能有效提升患者生存质量，因此可以作为单发脑转移瘤患者的标准治疗方法。

2018 年，北美 32 家医疗机构联合报道了 271 名癌症患者的前瞻性研究结果，比较术后辅助性 SBRT 和全脑放疗的远期疗效，以及认知功能损伤程度[113]。患者原发性肿瘤主要是肺癌、乳腺癌和结肠癌等，脑转移瘤数量为 1 ～ 4 个。患者在手术后 21 天内被随机分为全脑放疗组（137 人）或 SBRT 组（134 人）。全脑放疗的方案为 37.5Gy/15Fx，SBRT 治疗的方案为 12 ～ 20Gy/1Fx，组间不良反应发生率无显著差别。两组患者的总体生存期均为 15.6 个月，但全脑放疗组的颅内无进展生存期（10.4 个月）长于 SBRT 组（4.0 个月）。此外，两组患者的精神状态检查和表现状态评分在治疗 1 年内恶化比例相似。治疗 3 个月后，全脑放疗组中 16.4% 的患者出现 2 ～ 4 级认知功能障碍，而 SBRT 组中该情况只有 7.7%（$p=0.048$）。研究者认为，辅助性 SBRT 与全脑放疗的整体疗效相当，可以有效提升生存质量，因此可以作为 1 ～ 4 个脑转移瘤患者的标准治疗方法。

综上所述，这些研究结果表明，SBRT 作为一种治疗脑转移瘤的选择方案，在局部控制率和患者生存率方面具有良好的效果。与全脑放疗相比，SBRT 能够减少治疗相关的认知功能障碍的发生，提高患者的生存质量。因此，SBRT 可以被视为一种安全有效的全脑放疗替代方案。

三、联合靶向治疗

统计数据显示，人 EGFR2 阳性（HER2$^+$）乳腺癌的脑转移发生率很高，目前临床通常使用 Trastuzumab 治疗。已发表的文献表明，对接受靶向治疗的患者同时进行脑 SBRT 在肿瘤控制方面会产生有益的协同效应。乳腺癌的脑转移是指乳腺癌细胞扩散到大脑，由于 EGFR2 阳性（HER2$^+$）乳腺癌具有高度侵袭性和转移倾向，脑转移率相对较高。Trastuzumab 是一种针对 HER2$^+$ 乳腺癌的靶向治疗药物，已被广泛应用于临床治疗中。然而，对于已发生脑转移的患者，其在脑内疾病控制方面的效果相对较差。近期发表的文献显示，在接受 Trastuzumab 靶向治疗的同时，进行颅内 SBRT 放疗可以产生有益的协同效应，提高对脑转移的控制。

2019 年，美国科罗拉多大学报道了 SBRT 和 Trastuzumab 联用后放射性脑病的发生率增加[114]。该前瞻性研究共入组了 45 名乳腺癌患者，其中 66.7% 为 HER2$^+$，60.0% 的患者小于或等于 45 岁。在所有患者中，10 名患者（占 22.2%）出现了放射性脑病，其中 9 名患者接受了 Trastuzumab 治疗。与未接受 Trastuzumab 治疗的患者相比，接受 Trastuzumab 治疗的患者中，放射性脑病的发生率分别为 39.1% 和 4.5%。经过分析，Trastuzumab+SBRT 组与单纯 SBRT 组相比，发生放射性脑病的概率增加 13.5 倍。研究者认为，在 SBRT 治疗期间，应限制 Trastuzumab 的给药，同时在 Trastuzumab 给药期间，应减少 SBRT 的辐射剂量，以进一步减轻放射性脑病的风险和强度。需要指出的是，这个研究的人数较少，可能存在一定的限制性，需要更多的研究来进一步验证。在实际临床中，治疗方案应根据患者的具体情况进行个体化制定，并综合考虑潜在的风险和益处。因此，在联合应用 SBRT 和 Trastuzumab 治疗乳腺癌脑转移时，建议医生根据患者的情况进行综合评估和抉择，注重治疗效果和副作用的平衡。

四、联合免疫治疗

目前，临床上常用的免疫治疗药物包括抗 CTLA-4 单抗 Ipilimumab、PD-1 单抗 Pembrolizumab/Nivolumab 和 PD-L1 单抗 Durvalumab 等。这些药物可以通过不同的机制激活机体的免疫系统，以识别和攻击肿瘤细胞。已发表的文献表明，在接受免疫治疗的患者中，同时进行脑 SBRT 可以产生协同效应，对肿瘤的控制可能会有益。然而，同时进行脑 SBRT 和免疫治疗也可能增加治疗并发症的风险。脑 SBRT 可能导致脑组织的放射性损伤，而免疫治疗药物可能引发免疫相关的毒性反应。因此，在决定同时应用脑 SBRT 和免疫治疗之前，需要仔细评估患者的具体情况，包括肿瘤类型、病情严重程度、免疫治疗药物的剂量和持续时间等因素。医生应权衡脑部肿瘤的控制效果与潜在的治疗风险，并与患者共同讨论决策。此外，定期监测免疫相关的不良事件和脑部放射性损伤是必要的，以便及时采取适当的干预措施。

2017 年，美国埃默里大学（Emory University）对 54 名新诊断黑色素瘤患者进行了回顾性分析，并评估了 SBRT 联合 Ipilimumab 治疗的效果[115]。研究中，患者接受不同剂量的 SBRT 治疗，其中包括 21Gy（长径＜ 2 cm）、18Gy（长径 2.1 ～ 3 cm）和 15Gy（长径 3.1 ～ 4 cm）。20 名患者（占 37.0%）在 SBRT 治疗后的 4 个月内接受了 Ipilimumab 治疗（联合组），而剩下的患者则只接受了 SBRT 治疗（SBRT 组）。结果没有发现联合组与 SBRT 组在放射性脑病或脑出血方面的差异。与 SBRT 组相比，联合组的 1 年局部控制率（71.4% vs 92.3%，$p=0.40$）、颅内无进展生存率（12.7% vs 29.1%，$p=0.59$）和总体生存率（37.1% vs 38.5%，$p=0.84$）均没有差异。研究结果显示，在 SBRT 的 4 个月内使用 Ipilimumab 似乎是安全的，没有增加放射性脑病或出血的风险。但是与 SBRT 组相比，联合组在 1 年的局部控制率、颅内无进展控制率和总体生存率方面没有显著获益。

2018 年，美国丹娜法伯癌症研究院（Dana-Farber Cancer Institute）进行了一项针对 480 名新诊断癌症患者的回顾性分析，旨在探讨 SBRT 联合免疫治疗与放射性脑病的关联[116]。研究对象的原发性肿瘤主要是肺癌（294 人）、黑色素瘤（145人）和肾细胞癌（41 人）等。治疗长径为 0 ～ 2 cm、2 ～ 3 cm 和大于 3 cm 的靶肿瘤，所采用的 SBRT 方案分别为 18 ～ 20Gy/1Fx、18Gy/1Fx 和 25 ～ 30Gy/5Fx。其中，115 名患者接受了 SBRT 联合免疫治疗（Ipilimumab，Pembrolizumab 或 Nivolumab，治疗时间 14.3 周左右），365 名患者则仅接受了 SBRT 治疗。研究结果显示，联合组和 SBRT 组中分别有 23 人（占 20%）和 25 人（占 6.8%）出现了放射性脑病。统计分析结果表明，接受免疫治疗与放射性脑病之间存在相关性，尤其在黑色素瘤患者中关联更为强烈。研究者认为，放射性脑病相关的症状可能会降低免疫疗法的疗效，因而不建议采取免疫治疗联合 SBRT 来治疗脑转移瘤。

2019 年，美国西北大学（Northwestern University）对 57 名癌症患者（387 个脑肿瘤）进行了回顾性分析，以研究 SBRT 联合免疫治疗与放射性脑病的关联[117]。研究对象的原发性肿瘤主要为黑色素瘤（25 人）、肺癌（23 人）和肾细胞癌（8 人）等。33 名患者接受了 Nivolumab 治疗，18 名接受了 Ipilimumab 治疗，12 名接受了 Pembrolizumab 治疗，3 名接受了 Durvalumab 治疗，并采用了 10 ～ 20Gy/1Fx 的 SBRT 治疗方案。13 名患者也接受了全脑放疗，32 名患者在免疫疗法之前或之后至少接受了一种化疗药物。45 名患者在 SBRT 结束后开始免疫治疗，7 名患者两种疗法同时进行，5 名患者在免疫治疗结束后开始 SBRT。57 名患者中只有 4 名联合组的肾细胞癌患者出现放射性脑病，损伤部位在大脑皮层，总体生存期为 32 个月；所有其他患者的总体生存期为 29 个月（p=0.16）。研究者认为，同时采用 SBRT 和免疫治疗对于脑转移瘤是有效的，并且相较于单独采用 SBRT 治疗，风险仅轻微增加。

2023 年，美国得克萨斯大学报道了一项针对 13 名非小细胞肺癌脑转移患者的前瞻性研究结果[118]。入组患者的脑转移数量为 3 个左右，长径 0.3 ～ 2.2 cm。患者在脑 SBRT 治疗（18 ～ 20Gy/1Fx）后 3 天左右开始 Nivolumab 和 Ipilimumab 的全身治疗。只有 1 名患者出现轻度剂量限制性并发症，还有 3 名患者出现与治疗相关的 3 级或 3 级以上的并发症，包括肝功能损伤、疲劳、恶心、肾上腺功能不全和心肌炎。治疗 4 个月后，患者无颅内进展的生存率为 70.7%。研究者认为，SBRT 联用 Nivolumab 和 Ipilimumab 对非小细胞肺癌脑转移患者是安全的，短期内即可产生良好的肿瘤控制。

综上所述，目前关于 SBRT 联合免疫药物治疗脑转移瘤的疗效还存在争议。一些研究认为联合治疗并不能明显改善局部控制、颅内无进展控制率和总体生存率，而且可能增加放射性脑病的风险。然而，一些研究则显示联合治疗可以在一定程度上提高治疗效果，特别是对于非小细胞肺癌等类型的脑转移瘤。由此可见，在治疗脑转移瘤时，需要更多的大规模、随机对照的临床研究来确定这种联合治疗的适应证和最佳治疗方案。

第三节　中医辨证施治和施护

一、中医辨证施治

中医认为脑瘤的形成与多种因素有关。根据《黄帝内经》和其他医书的论述，脑瘤主要是四时八风侵袭经络所造成，并且被称为"瘤病"。另外，清代中医名家高秉钧认为，脑瘤不是由阴阳正气结聚而成，而是五脏功能失调导致血液中浊气和痰滞积聚所致。上海中医药大学张秋娟教授指出，脑瘤的证候归属于肾虚，即肾精不足，髓海空虚，经络闭塞，痰湿积聚，长期积聚形成肿瘤。其中，痰瘀交结是脑瘤的重要病机，脑瘤可以看作是虚实并存的顽疾。著名中医学家、首届国医大师、南京中医药大学终身教授周仲瑛根据不同的病机治疗各种脑瘤，他认为血瘀、痰凝、气滞、风动是脑瘤形成的普遍原因，其发病以风痰阻塞窍门并与癌毒互相结合为特征，肝肾亏虚为根本。因此，治疗脑瘤应着眼于补益肝肾、祛风化痰、行气解毒等方法。《灵枢·本脏》中提到："精神专一，魂魄不散，悔怒不起，五脏不受邪矣。精神不进，志意不治，故病不生。"从中可以看出，脑瘤主要发生在脑部，与肝脾肾等脏器有密切关系。风、痰、瘀、毒、火是导致脑瘤的主要因素，其主要与饮食不当、情志失调、后天失养等原因有关。因此，脑瘤的病机主要是虚实夹杂。

（一）痰湿内阻证

证候：头痛如裹，眩晕呕恶，胸脘痞闷，舌苔厚腻，脉弦滑。此属痰湿内盛，气机不调，痰气交阻，清阳不升，浊阴不降，上蒙清窍，中阻脾胃，致脑部病变。

治法：祛痰除湿，利脑开窍。

方药：涤痰汤加减，包括法半夏和茯苓（去皮）各 15 g，天南星（姜制）、枳实（麸炒）、橘红、石菖蒲、人参和竹茹各 10 g，甘草 6 g。

用法：水煎服，每次 200 mL，每天 2 次，早晚饭后温服。

加减配伍：呕恶者加竹茹、藿香，以芳香和胃降逆；食欲不振者加鸡内金、陈皮、焦三仙，消食化积；头痛剧烈者加犀角，清热凉血止痛；眩晕者加天麻、薄荷、川贝母，通络化痰；视物昏花者加石决明、川贝母，平肝清热。

（二）气滞血瘀证

证候：头痛如刺，固定不移，头晕眼花，胸胁胀满，嗳气呕恶，病情多随情志变化加重，夜间痛甚。妇女常伴闭经，脱发，舌质黯红，有齿痕斑点，脉沉涩或弦紧。此乃肝郁气滞，血行不畅，气滞血瘀，脉络阻塞，瘀血阻窍。

治法：活血化瘀，理气通络。

方药：通窍活血汤加减，包括黄酒 250 g，赤芍 12 g，川芎、桃仁、大枣、红花、老葱和生姜各 10 g，麝香 0.15 g。

用法：水煎服，每次 200 mL，每天 2 次，早晚饭后温服。

加减配伍：头痛剧烈者重用生石膏、犀角粉，凉血止痛，亦可加全蝎、地龙，平肝熄风,通络止痛。胸胁胀满、嗳气呕恶者加滑石、代赭石、陈皮、法半夏、生姜,化痰理气,和胃降逆。夜寐不安者加酸枣仁、夜交藤,宁心安神。

(三)肝胆实热证

证候:头痛如劈,面红目赤,胸中烦热,渴喜凉饮,大便秘结,小便溲黄,舌红绛、苔干黄,脉数有力。此为热毒炽盛,气血逆乱,上扰清窍。

治法:清热解毒,凉血开窍。

方药:龙胆泻肝汤加减,包括生地者20 g,车前子15 g,龙胆草(酒炒)、山栀子(酒炒)、黄芩(酒炒)、木通、泽泻、柴胡和当归各10 g,生甘草6 g。

用法:水煎服,每次200 mL,每天2次,早晚饭后温服。

加减配伍:烦热口渴者加天花粉、知母、栀子、石斛、黄芩,养阴清热,除烦止渴;视物昏花者加石决明、菟丝子,平肝明目;神昏不语者加远志、胆南星、石菖蒲、赤芍,重用板蓝根以凉血开窍,或配服安宫牛黄丸以清脑醒神。

(四)肝风内动证

证候:眩晕耳鸣,头疼目胀,烦躁易怒,肢体麻木,伴抽搐震颤,语言不利口苦,舌红、苔薄黄,脉弦数。此属肝阳上亢,化火生风,挟痰火而上扰清窍,阻滞脉络。

治法:平肝熄风,通络清脑。

方药:杞菊地黄丸加减,包括熟地黄(炒)和山药各20 g,枸杞子和酒萸肉各15 g,牡丹皮12 g,菊花、茯苓皮和泽泻各10 g。

用法:水煎服,每次200 mL,每天2次,早晚饭后温服。

加减配伍:肢体麻木、震颤抽搐者加磁石、代赭石,镇肝熄风,通络止痉;头痛目胀、视物昏花者加代赭石、滑石、川贝母,平肝明目,化痰降逆;烦热口渴者加黄连、知母、天花粉,滋阴清热除烦。

(五)脾肾阳虚,肝血不足证

证候:头痛目眩,眩晕虚烦,失眠多梦,耳鸣耳聋,腰膝酸软,形寒肢冷,气短懒言,或目干,手足心热,干不欲饮,舌红少津,脉沉细无力。临床上此证型多见于化疗之后。

治法:偏阳虚者温补脾肾,补脑填髓。偏血亏者健脾补肾养肝,补脑安神。

方药:地黄饮子加减,包括熟干地黄20 g,巴戟天(去心)、山茱萸和石斛各

15 g，肉苁蓉（酒浸）、白茯苓和麦门冬（去心）各12 g，炮附子、五味子和菖蒲各10 g，官桂和远志各6 g。

用法：水煎服，每次200 mL，每天2次，早晚饭后温服。

加减配伍：心中烦热，夜寐不安者加夜交藤、合欢皮、酸枣仁、柏子仁，宁心安神，清热除烦；口干不欲饮者加麦冬、石斛、玉竹滋，阴清热，益胃生津；夜间自汗或盗汗者加白芍、乌梅、酸枣仁，敛阴止汗。

二、中医辨证施护

（一）肝阳上亢证

（1）病室的通风必须良好，确保空气新鲜，并且维持适宜的温湿度。

（2）需要密切观察患者的意识状况、瞳孔反应、生命体征和肢体活动情况。根据医嘱使用甘露醇和地塞米松等药物来减轻或消除脑水肿。

（3）对于发热的患者，应卧床休息，并采取降温措施。同时要密切观察体温情况，防止跌倒和坠床事件的发生。

（4）对于神志不清、躁动或出现精神症状的患者，应加装床档并进行适当的约束，以避免不良事件的发生。

（5）对于肢体功能障碍的患者，应保持肢体功能位，防止足部下垂。同时需要加强功能锻炼，进行被动运动和按摩患肢，每天3～4次，每次15～30分钟。还要经常翻身和拍背，鼓励患者有效地咳嗽以排除痰液。

（6）饮食方面需要清淡且半流质，对于不能进食的患者可考虑鼻饲的方式来提供营养。

（7）必须做好情志疏导工作，消除患者的焦虑情绪，使其增强治疗的信心，并积极配合治疗和护理工作。

（8）如果使用中药汤剂，应该以温热的方式服用。

（9）可以选择内关穴、足三里穴和涌泉穴等穴位进行艾灸治疗。

（二）痰蒙清窍证

（1）保持环境清洁、整洁和舒适，让患者注意保暖，避免受凉。

（2）观察患者的意识、瞳孔、生命体征以及头痛情况，按照医生的建议使用甘露醇和地塞米松来减轻或消除脑水肿。对卧床患者要特别观察皮肤情况。

（3）对于咳痰困难的患者，应进行雾化治疗，并且在吸痰时要保持无菌操作，以预防感染。

（4）当躁动不安的患者无法通过安慰等方法缓解时，可以适当进行约束。

（5）在心理上进行指导，避免情绪波动过大。在生活上给予关心和照顾，让患者感到安心。

（6）对于失语的患者，应按照医生的建议给予促进脑功能恢复的药物，并且要关心和体贴患者，尽早进行语言和智力康复训练。

（7）保持充足的休息，避免剧烈运动，可以适当进行一些活动，如散步、打太极拳等，以增强身体素质和提高免疫力。

（8）中药汤剂应温饮，以起到化痰散结、醒脑开窍的作用。

（9）醒脑静注射液可以静脉注射，它能够起到开窍醒脑、凉血行气、活血化瘀、清热解毒的作用。

（10）可以进行撳针治疗，主要选取头部穴位，如百会穴、风池穴、合谷穴等，起到通经活络、调和阴阳的作用。

（11）可以选择刺激神门穴、肾上腺穴、皮质下穴、交感穴等进行耳穴贴压。

三、膳食调护

（一）痰湿内阻证

宜食：健脾利湿、化痰祛湿的清淡食物，如白萝卜、葱、姜、白果、红小豆等。
忌食：少食甜黏、油腻的食物，少喝酒，勿过饱。
食疗方：糯米山药粥，材料为糯米 20 g、枸杞子 5 g、大米 30 g、山药 10 g。

（二）气滞血瘀证

宜食：活血化瘀、行气止痛之品，如白萝卜、柑橘、山楂、生姜等。
忌食：油腻、辛辣、刺激性的食物。
食疗方：佛手猪肝汤，材料为佛手片 10 g，鲜猪肝 150 g，生姜 10 g，葱姜、盐适量。

（三）肝胆实热证

宜食：清热之品，如苦瓜、百合、绿豆、黄瓜等。

忌食：油腻的食物，如火锅、炸串、炸鸡、蛋糕等。

食疗方：代茶饮，可以服用菊花茶或金银花茶。菊花具有散风清热、平肝明目、清热解毒的功效，金银花也有清热解毒、消炎退肿的功效，对于肝胆实热引起的头疼、头晕、小便减少等有缓解作用。

（四）肝风内动证

宜食：凉润生津之品，如番茄、梨、藕、百合、银耳、花生等。

忌食：温热辛辣、油腻、辛辣刺激的食物。

食疗方：燕窝银耳瘦肉汤，材料为燕窝 20 g、银耳 20 g、瘦肉 50 g。将瘦肉洗净切块，与燕窝、银耳一同放入锅中，加清水 1000 mL，煮开后去除浮沫，加黄酒和食盐，文火煮 20 分钟，调味即可食用。

（五）脾肾阳虚，肝血不足证

宜食：益气健脾、养血解毒之品，如生薏米、山药粉、动物肝脏、鸡蛋、萝卜、莲藕、冬瓜、红枣等

忌食：黏、冷、滑、腻的食物，如银耳、葵花籽、年糕等。

食疗方：丁香鸭，材料为丁香、肉桂、草豆蔻、鸭子以及姜、葱、盐等调料。

四、放疗并发症辨证论治

（一）放射性脑病

证候：发生在放疗后 10 个月至 7 年不等，表现为记忆力下降，脑神经损害征，一侧肢体无力，或伴有头疼，甚至精神异常，如多语、表情呆滞、语无伦次等。

治法：治疗与放射性脊髓损伤相同。若出现脑神经损害征时，中药治疗应在滋补肾阴外加祛风通络之品，如蜈蚣 5 条，地龙 30 g，全蝎 10 g，僵蚕 15 g。此外用蜈蚣、地龙、全蝎和僵蚕各 30 g，研碎拌匀，分成 30 等份，每天服 1 份，水冲服。

（二）放射性脊髓损伤

证候：多在放疗结束后 3 个月左右出现。早期者表现为低头时触电感并向四肢远端放射，晚期者以颈段脊髓横贯性损伤为主，表现为肢体无力到完全瘫痪，痛、

触觉减退，大便干结或二便失禁。

治法：配合补肾养阴的中药，包括熟地黄 20 g，玉竹、女贞子、生地黄、补骨脂、杜仲、怀牛膝和山萸肉各 15 g，枸杞子 12 g，冬虫夏草（另炖）6 g。水煎服，每天1 剂。

（三）张口困难

证候：源于颞颌关节及其周围的咀嚼肌，经放射后发生退行性变，肌肉萎缩及纤维化。表现为张口时颞颌关节活动障碍、颞颌关节疼痛。对此，目前尚无满意的解决办法。有报道用中药乳香、威灵仙、全蝎、没药、田七等研末后，在热融的白蜡中拌匀制成药蜡，将药蜡用热水浸泡至可塑状时，敷贴在颞颌关节处，同时作张闭口动作，并用手指揉按颞颌关节，对张口困难有一定缓解作用。

治法：放疗中或放疗后，在中药方中加葛根 60 g、地龙 30 g 和柴胡 12 g，对日后颞颌关节功能障碍可起到减轻作用。

第五章　胰腺癌

胰腺癌是一种消化系统恶性肿瘤，恶性程度很高，其中约 90% 的胰腺癌是导管腺癌，5 年生存率仅为 6%。手术切除是唯一可以治愈胰腺癌的方法，因此，根据胰腺癌的严重程度，可以将其分为可切除性、局部进展性和转移性三个阶段。可切除性胰腺癌属于早期疾病阶段，而局部进展性和转移期胰腺癌则属于晚期疾病阶段。晚期胰腺癌对放疗和化疗均不敏感，Ⅲ 期胰腺癌患者的总体生存期为 6 ～ 8 个月，而 Ⅳ 期患者的生存期仅为 3 ～ 4 个月。研究发现，血清学标记物糖类抗原（CA）19-9 在胰腺癌的诊断和评估疗效中起着重要作用，参考范围通常为 0 ～ 37 U/mL。

第一节　非转移期胰腺癌

对于早期胰腺癌患者，手术被认为是唯一可能根治的方法，可以将患者的总体生存期延长至 20.2 个月。然而，手术治疗的远期疗效受到局部和远处复发率（50% ～ 90%）的限制。因此，在手术治疗前、后常常给予辅助治疗以降低胰腺癌的复发率，辅助治疗方法包括单独的全身化疗和联合放化疗。Gemcitabine 是最常用的辅助化疗药物，可以将患者的总体生存期延长至 22.8 个月。Gemcitabine 与 5-Fluorouracil、Leucovorin 的抗肿瘤效果类似，但 3 ～ 4 级并发症发生率较低。胰腺癌手术前接受新辅助放疗（多为常规加速器放疗）和化疗（单一化疗），可以将患者的总体生存期延长至 25 ～ 34 个月。与切除术后辅助治疗相比，这些结果并未显示出远期生存方面的益处。临床上，常用残留肿瘤分级评价手术切除情况及恶性肿瘤切除后肿瘤残留情况，一般分为"肿瘤完全切除（R0）""显微镜下残留（R1）"和"肿瘤肉眼残留（R2）"。2019 年发布的《ASTRO 胰腺癌放疗指南》[119] 推荐采用多学科综合治疗的方式，尽量增加早期和局部进展期胰腺癌的边缘阴性 R0 切除的机会。

一、射波刀单一治疗

2015 年，广西瑞康医院报道了 9 名不可切除性胰腺癌患者的前瞻性研究结果[120]。其中，4 名患者接受了 42 ～ 46Gy/4Fx 的治疗方案，另外 5 名患者接受了 31.5 ～ 36Gy/3Fx 的治疗方案。治疗后 2 周内腹痛均可缓解，仅 2 名患者（占 22%）出现 1 级恶心的副作用。经过随访，这些患者的总体生存期为 8.1 个月，1 年和 2 年的总体生存率分别为 22% 和 11%。研究者认为 SBRT 治疗是一种有前途的、无创的姑息治疗方法，对局部晚期不可切除性胰腺癌会产生可接受的并发症。

2017 年，美国 Emory 大学利用国家癌症数据库进行了回顾性分析，比较了 SBRT 和常规加速器放疗的远期疗效[121]。在 8450 名局部进展期胰腺癌患者中，有 7819 名（占 92.5%）接受了常规加速器放疗，而 631 名（占 7.5%）接受了 SBRT 治疗。通过倾向评分匹配，共筛选出 988 名患者，每组 494 人，SBRT 组的总体生存期为 13.9 个月，2 年生存率为 21.7%，明显高于常规加速器放疗组的 11.6 个月和 16.5%。这项大规模回顾性分析表明，在治疗局部进展期胰腺癌方面，SBRT 治疗显示出优于常规加速器放疗的远期疗效，并且在倾向匹配分析中得到了验证。

2023 年，意大利 Humanitas 大学进行了一项回顾性分析，研究了 142 名胰腺癌患者的治疗结果[122]。其中，76 名（占 53.5%）患者在接受 SBRT 治疗前接受了诱导化疗，SBRT 治疗方案为 45Gy/6Fx，没有患者出现 3 级或 3 级以上的并发症。经随访，胰腺癌的 1 年、2 年和 3 年控制率分别为 81.9%、69.1% 和 58.5%，患者的总体生存率分别为 45.4%、16.1% 和 9.8%。所有患者的无进展生存期为 6.0 个月，总体生存期为 11.6 个月，1 年和 2 年的无进展生存率分别为 19.9% 和 4.5%。从局部控制率的角度看，SBRT 治疗对于局部进展期患者来说是一种有效且安全的治疗选择。

2023 年，美国纪念 Sloan Kettering 肿瘤中心和 Colorado 大学合作报道了一项针对局部进展性肿瘤的 SBRT 剂量递增试验[123]。共有 24 名患者参与试验，所有患者在入组前接受了至少 2 个月的诱导化疗，然后依次入组接受 27Gy/3Fx、30Gy/3Fx 和 33Gy/3Fx 的 SBRT 治疗。其中，9 人接受 27Gy 组治疗，8 人接受 30Gy 组治疗，7 人接受 33Gy 组治疗。入组患者中 12 人（占 50%）患有胰头肿瘤，肿瘤大小约 3.8 cm，血清 CA19-9 水平为 60 U/mL 左右。治疗过程中未发生 3 级或 3 级以上的并发症，3 个月和 6 个月的生活质量评估结果也未发现明显改变。经过 2 年的随访，肿瘤的局部进展率和远处转移率分别为 31.7% 和 70.2%，患者的无进展生存期和总体生存期分别为 20.8% 和 29.2%。这些结果表明，对于符合条件的局部进展期患者来说，33Gy/3Fx 的 SBRT 治疗方案不会导致剂量限制性的并发症，也不会损害生活质量，与常规加速器放疗的疗效相当。

2023 年，美国 6 家肿瘤中心联合报道了一项针对 42 名患者的前瞻性研究结果，旨在评估选择性超氧化物歧化酶模拟剂"氧化锰"联合 SBRT 治疗的疗效和并发症[124]。据报道，这种药物可以增强肿瘤的敏感性，同时减少正常组织的并发症。患者被随机分配到氧化锰组（24 人）或安慰剂组（18 人），SBRT 治疗方案为 50Gy/5Fx 或 55Gy/5Fx。在氧化锰组，接受 50Gy/5Fx 方案的 18 名患者中有 16 人的并发症延迟出现，接受 55Gy/5Fx 方案的 6 名患者的并发症全部延迟出现；在安慰剂组，接受 50Gy/5Fx 方案的 6 名患者中有 3 人的并发症延迟出现，接受 55Gy/5Fx 方案的 12 名患者中有 9 人的并发症延迟出现。治疗 3 个月后，氧化锰组的肿瘤客观缓解率为 88%，安慰剂组的为 67%。随访 15.6 个月，氧化锰组中有 13 人（占 54%）死亡，安慰剂组中有 12 人（占 67%）死亡。所有患者的总体生存期为 14.2 个月，其中，氧化锰组为 16.8 个月，安慰剂组为 13.1 个月；所有患者的无进展生存期为 7.9 个月，其中，氧化锰组为 12.4 个月，安慰剂组为 3.4 个月。局部和远处病灶的控制结果与生存期结果相似。研究者认为，对于局部胰腺导管腺癌患者，可以考虑使用 50Gy/5Fx 或 55Gy/5Fx 的治疗方案，并且通过添加氧化锰来延迟治疗毒副反应，以提高疾病预后。

综上所述，SBRT 治疗非转移期胰腺癌在一些患者中具有可接受的疗效。它可能延长患者的生存期、提高局部控制率，并且对生活质量的影响较小。需要注意的是这些结果来自不同的研究，有些是回顾性分析，有些是前瞻性研究，而且样本量相对较小。因此，仍需要进一步大规模随机对照试验来验证这些发现，并评估 SBRT 治疗的长期疗效和潜在并发症。

二、新辅助射波刀治疗联合诱导化疗

对胰腺癌患者进行新辅助放化疗的主要目的是促进肿瘤的 R0 期切除，即完全切除肿瘤而不留下任何残留病灶。随着越来越多早期或局部进展期的胰腺癌患者接受转移期胰腺癌治疗方案，R0 期切除的比例也显著提高。常见的新辅助化疗方案包括 FOLFIRINOX 方案（包括 Fluorouracil、Leucovorin、Irinotecan 和 Oxaliplatin）、FOLFOX 方案（包括 Fluorouracil、Leucovorin 和 Oxaliplatin）、GTX 方案（包括 Gemcitabine、Docetaxel 和 Capecitabine）以及 GnP 方案（包括 Gemcitabine 和 nab-

Paclitaxel）。对于那些存在化疗禁忌证或难以承受化疗并发症的患者，越来越多的人开始考虑进行新辅助放疗。与传统的加速器放疗相比，SBRT 具有更高的安全性。采用新辅助 SBRT 治疗的肿瘤通常需要满足以下条件：肿瘤长径 ≤ 6 cm、距离胃肠道黏膜器官 ≥ 1 cm、无明显的肿瘤侵袭以及无明确的淋巴结转移。

（一）美国 Johns Hopkins 大学系列报道

2015 年，该大学回顾性分析了 88 名胰腺癌患者的研究结果[125]，其中包括 14 个可切除性肿瘤和 74 个局部进展性肿瘤。这些患者先接受了 2 ～ 3 个月的 Gemcitabine 化疗，并在此期间接受了 SBRT 治疗，方案为 25 ～ 33Gy/5Fx。随后，19 名患者（占 21.6%）接受了肿瘤切除手术，其中 79% 为局部进展期患者，84% 为 R0 期切除。经过 10 ～ 14 个月的随访，3 名患者（占 3.4%）出现了 3 级或 3 级以上的早期并发症，5 名患者（占 5.7%）出现了 2 级或 2 级以上的晚期胃肠道并发症。手术患者的无进展生存期为 9.8 个月。所有患者的总体生存期为 18.4 个月，其中，可切除性胰腺癌患者的为 14.4 个月，局部进展性胰腺癌患者的为 18.4 个月。该研究显示，非转移期胰腺癌患者在接受新辅助 SBRT 治疗和化疗后，早期和晚期并发症均较小。尽管放射治疗反应有限，但仍有很大一部分患者可以继续接受手术切除肿瘤。

2015 年，该大学重点研究了上述报道中 49 名局部进展性胰腺癌患者新辅助治疗后出现的 2 级或 2 级以上的晚期胃肠道并发症的情况[126]。84% 的患者肿瘤位于胰头。这些患者首先接受了 3 次 Gemcitabine 化疗（1000 mg/m^2），休息 1 周后接受 SBRT（33Gy/5Fx）治疗，然后继续接受 Gemcitabine 化疗直到疾病进展或出现并发症。随访期内早期和晚期 2 级或 2 级以上的并发症的发生率分别为 2% 和 11%，这些并发症包括胃炎、瘘管、肠炎或溃疡。SBRT 治疗后 4 周，胰腺疼痛有显著改善（p=0.001），血清 CA19-9 水平从 220 U/mL 左右降到 62 U/mL 左右（$p < 0.001$），其中 4 名患者（占 8%）接受了 R0 手术切除。患者的总体生存期为 13.9 个月，1 年无进展生存率为 78%。研究者认为，新辅助 SBRT 治疗和 Gemcitabine 化疗可以将早期和晚期胃肠道并发症降至最低，未来的研究应将 SBRT 治疗与更多化疗结合，以提高手术切除率和远期疗效。

2022 年，该大学还报道了一项肿瘤患者前瞻性研究，研究包括 48 名患者，分别为 44 名局部进展性肿瘤患者和 4 名局部复发肿瘤患者[127]。其中，30 名患者（占 62.5 %）的血清 CA19-9 > 180 U/mL。在诱导化疗方面，大多数患者接受了 FOLFIRINOX 或 GnP 方案至少 4 个月，然后接受了 SBRT 治疗，方案为 25～33Gy/5Fx。只有 1 名患者（占 2.1%）因 SBRT 治疗而出现晚期 2 级或 2 级以上的胃肠道并发症。在 44 名局部进展性肿瘤患者中，16 名接受了手术切除，其中 12 名（占 75%）实现了 R0 切除。治疗后患者的总体生存期为 14.6 个月，其中手术患者的为 22.4 个月。治疗后，所有患者的无进展生存期为 15.8 个月，1 年和 2 年的生存率分别为 58% 和 28%。对于治疗前血清 CA19-9 水平小于或等于 180 U/mL 和大于 180 U/mL 的患者，总体生存期分别为 23.1 个月和 11.3 个月（p=0.04）。研究者认为，多药化疗与 SBRT 序贯治疗相比较安全且并发症较小，可以提高局部进展性肿瘤的 R0 切除率，并产生良好的远期疗效。

综上所述，美国 Johns Hopkins 大学的研究结果表明，新辅助治疗和化疗对非转移性和局部进展性胰腺癌患者具有一定的疗效，且并发症风险较小。目前，在临床中还需探索不同治疗方案的组合，以提高手术切除率和长期疗效。

（二）美国 H. Lee Moffitt 肿瘤中心系列报道

2015 年，该中心进行了一项前瞻性研究，报道了 159 名癌症患者（110 个可切除性肿瘤、49 个局部进展性肿瘤）接受新辅助治疗的结果[128]。研究发现，在术前估算可切除性胰腺癌患者的总体生存期为 19.2 个月，而局部进展性胰腺癌患者的总体生存期为 15.0 个月。所有患者均先接受了 2～3 个月的 GTX 方案化疗，然后进行 SBRT（30～40Gy/5Fx）治疗，其中 3 级或 3 级以上辐射相关并发症的发生率为 7%。新辅助治疗结束后，81 名患者接受了手术切除肿瘤，R0 切除率为 96%。经随访，切除肿瘤患者的总体生存期为 34.2 个月，而未切除肿瘤患者的为 14.0 个月。对于切除肿瘤的局部进展期患者，有提高生存率的趋势（p=0.09）。对于未切除肿瘤的患者，1 年的淋巴结或远处转移的控制率为 78%。这些数据表明，新辅助治疗和化疗治疗非转移期胰腺癌是可行、安全和有效的。

2016 年，该中心将上述报道中的 61 名患者（56 个可切除性肿瘤、5 个局部进展性肿瘤）与 241 名未经过新辅助治疗的手术患者（对照组，均为可切除性肿瘤）进行比较研究[129]，以研究新辅助治疗的效果。研究发现，新辅助治疗后的手术切口阳性率低于对照组（3.3% vs 16.2%，p=0.006）。术后 3 个月，新辅助治疗组与对照组的复发率（39.3% vs 31.1%，p=0.226）和死亡率（2% vs 4%，p=0.693）相似。新辅助治疗组的总体生存期（33.5 个月）长于对照组（23.1 个月）。研究者认为，新辅助治疗对非转移期胰腺癌的手术切除具有重要意义，可以取得与可切除肿瘤直接手术相似或更好的效果。

2017 年，该中心重点研究了上述报道中 81 名最终接受手术切除的患者（73 个可切除性肿瘤、8 个局部进展性肿瘤），探讨生存获益的预测因素[130]。研究发现，新辅助治疗后，有 6 名患者的肿瘤完全萎缩，28 名患者的肿瘤显著萎缩，37 名患者的肿瘤中等萎缩，10 名患者的肿瘤没有变化。肿瘤的萎缩通常与血清 CA19-9 降低相关（$p=0.02$），但在 CT 检查中并不都有显著改变（$p=0.30$）。治疗后 3 年内，7 名患者失访，2 名患者死于术后并发症。从远期疗效来看，所有患者的无进展生存期和总体生存期分别为 17.6 个月和 37.5 个月。完全萎缩组的无进展生存期和总体生存期（均超过 32.5 个月）都显著优于其他三个组的（分别为 13.0 个月和 33.9 个月），而其他三个非完全萎缩组之间并没有明显差异。研究者认为，检测血清 CA19-9 水平可以反映肿瘤在新辅助治疗后的消退情况，肿瘤完全萎缩的患者术后的远期疗效明显好于未完全萎缩的患者，这充分展示了新辅助治疗的应用价值。

2023 年，该中心进行了一项回顾性分析，对 303 名可切除性胰腺癌患者接受新辅助治疗的结果进行了研究[131]，重点分析了肿瘤浸润血管和化疗类型对切除手术的影响。所有患者均先接受了诱导化疗，包括 FOLFIRINOX 方案、GTX 方案和 GnP 方案。化疗结束后接受了诱导性 SBRT 治疗，肿瘤和血管交界处的剂量为 40Gy 左右，瘤体的剂量为 32.4Gy 左右。结果显示，有 169 名患者（占 56%）在新辅助治疗后接受了手术切除，这些患者的总体生存期（41.1 个月）显著延长，远远超过其余 134 名患者的总体生存期（15.5 个月，$p < 0.001$）。在手术患者中，127 名患者在新辅助治疗前存在血管边缘阳性或血管闭合，手术后，经病理学检查证实，79 名患者的肿瘤远离血管，35 名患者的肿瘤靠近血管，13 名患者的肿瘤仍浸润血管。研究结果显示，新辅助化疗类型并没有对手术患者的总体生存期产生影响，但在非手术患者中，接受 FOLFIRINOX 方案的总体生存期（18.2 个月）优于其他方案的（13.1 个月，$p=0.001$）。研究者认为，对于可切除性胰腺癌，新辅助治疗可以减轻肿瘤对浸润血管的影响而增加 R0 切除的可能性。

综上所述，美国 H. Lee Moffitt 肿瘤中心的研究成果表明，新辅助治疗对非转移期胰腺癌患者具有重要的临床意义。通过新辅助治疗，患者可以获得更好的手术 R0 切除状态和远期疗效，进而延长总体生存期。因此，新辅助 SBRT 治疗在非转移期胰腺癌患者中的应用具有一定的价值。

（三）其他医疗研究机构的报道

2016 年，美国埃默里大学报道了一项有关可切除性胰腺癌患者的前瞻性研究结果[132]。该研究共入组了 13 名可切除性胰腺癌患者，其中，12 名患者的肿瘤位于胰头，1 名患者的肿瘤位于胰颈。研究中，所有患者先接受 FOLFIRINOX 治疗，然后接受 30～36Gy/3Fx 的 SBRT 治疗。随访时间为 18 个月，所有患者未出现 3 级或 3 级以上的并发症。8 名患者由于肿瘤控制良好而接受 R0 切除手术，5 名患者同时进行了胰腺血管重建。随访结束时，仍有 4 名患者存活，其中 3 名患者无肉眼可见的肿瘤。研究者认为，30～36Gy/3Fx 的 SBRT 治疗方案是安全和耐受良好的，联合诱导化疗能显著增高 R0 切除率。

2017 年，美国乔治敦大学回顾性分析了 38 名不可切除性胰腺癌患者的远期疗效[133]。在诱导化疗方面，主要采用 Gemcitabine 单药治疗（25 人）或 mFOLFOX 方案（11 人），相应的新辅助 SBRT 方案为 30Gy/5Fx 和 25Gy/5Fx。34 名患者接受了同步放化疗，另外 4 名患者在 SBRT 结束后接受了化疗。新辅助治疗的早期并发症较少，晚期 SBRT 相关的严重并发症包括 1 例 3 级胃出口梗阻、1 例 4 级胆管狭窄和 1 例 5 级胃出血。新辅助治疗后的肿瘤局部控制率为 79%。患者的无进展生存期和总体生存期分别为 6.8 个月和 12.3 个月。研究者认为，术前采用新辅助 SBRT 联合诱导化疗治疗不可切除性胰腺癌方便、可行，且总体耐受性良好，远期疗效优于单一新辅助疗法。

2023 年，比利时布鲁塞尔自由大学（Free University of Brussels）回顾性分析了 111 名患者的治疗结果[134]。其中，包括 89 名直接手术患者（手术组）和 22 名接受新辅助治疗后手术的患者（联合组）。新辅助治疗方案为 FOLFIRINOX 诱导化疗联合 SBRT（35Gy/5Fx）。两组患者在胰腺手术相关的并发症发生率上没有差异，但联合组无术后死亡，手术组有 6 名患者术后死亡。此外，联合组的术后住院时间（11.5 天）明显短于手术组（14 天，$p=0.016$）。研究者认为，与直接手术相比，新辅助 SBRT 联合诱导化疗不会增加手术的并发症，但会减少术后死亡率。

综上所述，新辅助 SBRT 联合诱导化疗对于早期和进展期胰腺癌的治疗具有一定的优势，可以有效控制肿瘤局部，提高手术 R0 切除率，并且总体耐受性良好。由于上述研究都是以小样本进行的，临床上还需要更多的大规模研究来验证其疗效和安全性。

第二节　射波刀治疗转移期胰腺癌

临床结果显示，大多数胰腺癌患者在诊断时已经出现了远处转移，而超过80%的死亡病例是局部肿瘤的负担过重所致。这些肿瘤常常侵袭胰腺周围的组织，如十二指肠、胆管和腹腔神经丛，导致胃肠道并发症、胆道功能障碍和严重疼痛。针对这些患者，目前有多种联合化疗方案可供选择，如FOLFIRINOX方案、FOLFOX方案和GTX方案等，这些方案可以逐步提高肿瘤的临床反应率。此外，免疫疗法和靶向治疗的研究也为这些患者提供了新的治疗思路。随着癌症全身治疗效果的提高，额外的局部治疗将会进一步改善临床疗效和患者的生活质量。

一、射波刀单一治疗

2015年，广西瑞康医院进行了一项针对16名不可切除胰腺癌患者的前瞻性研究[120]。其中，7名患者采用SBRT 40～48Gy/4Fx的治疗方案，9名患者采用30～36Gy/3Fx的治疗方案。治疗后，6名患者（占37.5%）出现了1级恶心反应。经过随访观察，患者的总体生存期为7.25个月，1年和2年的总体生存率分别为18.8%和0%。有肿瘤萎缩的患者在放疗后2周内出现腹痛缓解。研究者认为，SBRT治疗是一种有潜力的、无创的姑息治疗方法，对于不能手术切除、已发生转移的胰腺癌患者而言，其并发症是可以接受的。

二、联合化疗

2018年，美国乔治敦大学对20名胰腺肿瘤患者的治疗结果进行了回顾性分析[135]。其中，10名患者与SBRT同步化疗（同步化疗组），另外10名患者在SBRT治疗结束后开始化疗（延迟化疗组），所有患者术后都继续化疗。SBRT治疗的方案为25～30Gy/5Fx，用来治疗胰腺肿瘤；肿瘤体积约81.2 cm³，PTV约147.3 cm³。治疗后，患者没有出现3～5级晚期并发症。治疗1年后，肿瘤的局部控制率为43%，患者的总体生存率为53%。对于PTV小于人群中位数的3名患者，局部控制率可达78%；与其他17名患者相比，这3名患者的无进展生存期显著延长（17.8个月 vs 3.0个月，p=0.02），总体生存期也显著延长（24.9个月 vs 8.8个月，p=0.001）。同步化疗组的局部控制率（17.8个月 vs 4.3个月，p=0.017）和总体生存期（16.7 个月 vs 9.7 个月，*p*=0.087）均显著优于延迟化疗组。这些结果表明，在同步化疗的情况下，SBRT 治疗显著改善了较小 PTV 胰腺肿瘤的局部控制。研究者认为，随着全身治疗的应用，胰腺肿瘤的局部治疗将变得越来越重要。25 ～ 30Gy/5Fx 的 SBRT 治疗方案为转移期胰腺癌提供了一种快速有效的局部肿瘤控制模式，且并发症较少。

三、联合免疫治疗

根据已发表的文献，对接受免疫治疗的患者同时进行胰腺 SBRT 治疗，可以产生有益的协同效应，有助于肿瘤控制。然而，与此相应的治疗并发症也会显著增多。目前，临床上常用的免疫治疗药物包括 CTLA-4 单抗 Ipilimumab、PD-1 单抗 Pembrolizumab/Nivolumab 和 PD-L1 单抗 Durvalumab 等。此外，有医疗机构将 IL-6 单抗 Tocilizumab 应用于难治性胰腺癌的免疫治疗，调节肿瘤微环境以克服免疫抵抗。相关的临床研究报道主要来自丹麦哥本哈根大学（University of Copenhagen）。

2022 年，该大学报道了 84 名难治性胰腺癌患者的前瞻性研究结果[136]。研究方案是先给予患者小剂量 SBRT（15Gy）照射 1 个原发或转移病灶，然后将患者随机分配到 Nivolumab/Ipilimumab 联合治疗组和 Nivolumab 单独治疗组。其中，联合治疗组有 13 名患者（占 30.2%）发生 3 级或 3 级以上的治疗并发症，Nivolumab 组有 10 名患者（占 24.4%）发生 3 级或 3 级以上的治疗并发症。单独治疗组的临床获益率为 17.1%，联合治疗组的为 37.2%。其中，在单独治疗组中观察到 1 名患者的肿瘤部分萎缩，并持续了 4.6 个月。在联合治疗组中，有 6 名患者的肿瘤达到了部分萎缩，无进展生存期为 5.4 个月。研究者认为，SBRT 联合 Nivolumab 或 Ipilimumab 治疗难治性、转移期胰腺癌显示出积极的抗肿瘤活性和良好的安全性。

2023 年，该大学报道了 26 名难治性胰腺癌患者的前瞻性研究结果[137]。研究方案与上例相似，采用 SBRT（15Gy）照射 1 个原发或转移病灶，Ipilimumab 给药 1 ～ 2 次（间隔 6 周），Nivolumab 和 Tocilizumab 每 4 周给药 1 次，直到出现肿瘤进展或严重并发症，最多持续 1 年。经随访，共发生了 19 例（占 73%）与治疗相关的并发症，其中 2 例达到 3 级或 3 级以上，有 5 名患者（占 19%）的病情保持稳定。所有患者的无进展生存期为 1.6 个月，总体生存期为 5.3 个月。研究者认为，将 Ipilimumab、Nivolumab、Tocilizumab 和 SBRT 联合应用于难治性、转移期胰腺癌患者是安全的，肿瘤控制率可达到 19%。

综上所述，丹麦哥本哈根大学的研究表明，使用 SBRT 联合免疫药物治疗难治性、转移期胰腺癌具有一定的抗肿瘤活性和良好的安全性。由于上述报道都是以小样本进行的，仍需要进一步的研究和临床验证来确定其疗效和适用范围。

第三节　中医辨证施治和施护

一、中医辨证施治

胰腺癌是一种与脾、肝相关的疾病，其病理机制主要表现为本虚标实及虚实夹杂，以脾虚为本，并伴有气滞，内生湿、热、痰、瘀等病理产物，同时也受到癌毒的侵袭。基于对病因病机的认识，胰腺癌的治疗原则应主要以补虚健脾为基础，辅以适量的理气、祛湿、清热、化痰、散瘀、外祛癌毒的方法，同时调理肝脏。现代中医治疗能够抑制胰腺癌细胞的生长，延长患者的生存期，降低肿瘤指标物水平，缓解放化疗过程中出现的不良反应，改善患者的癌痛、呃逆（打嗝）、恶心、呕吐、术后身体乏力、抑郁和失眠等症状。

（一）湿热郁阻证

证候：脘腹胀闷，时或疼痛，口苦纳呆，身目俱黄，大便秘结或溏薄，小便短赤，消瘦，发热，舌质红、苔黄腻，脉象滑数或濡滑。

治法：清热祛湿，利胆解毒。

方药：茵陈蒿汤加减，包括茵陈 15 g、栀子 10 g 和大黄 6 g。腹痛较剧者加川楝子、延胡索和莪术；呕吐重者加竹茹、法半夏和陈皮；发热较重者加板蓝根和滑石；大便溏薄者生大黄减半，或改用熟大黄。

用法：水煎服，每次 200 mL，每天 2 次，早、晚饭后温服。

（二）气血瘀滞证

证候：腹上区疼痛不已，呈持续性，常累及腰背，平卧痛剧，前躬及曲腿可减轻；胸腹胀满，恶心呕吐或呃逆，食少纳呆，口干口苦，形体消瘦，腹部可扪及包块；舌质淡红、暗红或青紫，有瘀斑，舌苔薄或微腻，脉象弦细涩。

治法：行气活血，化瘀软坚。

方药：膈下逐瘀汤加减，包括生地黄 15 g，桃仁 12 g，五灵脂、川芎、红花、当归、赤芍、枳壳、桔梗、柴胡、玄参和甘草各10 g。黄疸者加茵陈、黄芩和虎杖；胸腹满胀剧者加瓜蒌皮、木香和大腹皮；疼痛剧烈者加三棱、五灵脂和蒲黄；食欲不振者加鸡内金和炒谷芽；消化道出血者加仙鹤草；便秘者加大黄。

（三）阴虚热毒证

证候：低热不退，消瘦神疲，口干，烦躁失眠，食少纳呆，腹部闷痛，大便干，小便黄，或有腹水，舌质鲜红或嫩红或红暗、少津，舌苔少或光，脉象弦细数或虚。

治法：养阴生津，泻火解毒。

方药：一贯煎加减，包括生地黄20 g，北沙参、麦冬和枸杞子各15 g，当归10 g，川楝子6 g。气虚者加黄芪；血瘀症明显者加丹参和莪术；腹部胀满者加八月札和制香附；腹水较多者加泽泻和马鞭草。

用法：水煎服，每次200 mL，每天2次，早、晚饭后温服。

（四）气虚湿阻证

证候：乏力消瘦，身目发黄，色泽晦暗，脘腹闷胀，恶心呕吐，纳呆，上腹疼痛，大便溏薄，可有下肢浮肿或腹水，腹部可触及包块，舌质淡红，或有齿印，舌苔腻，脉象细濡。

治法：益气健脾，软坚化湿。

方药：五苓散加减，包括猪苓、茯苓和白术各15 g，泽泻和桂枝各10 g。体虚明显和贫血者加人参、熟地黄和紫河车；腹水明显者加车前子和牵牛子；食欲不振者加鸡内金和炒谷芽；大便溏稀者加芡实。

用法：水煎服，每次200 mL，每天2次，早、晚饭后温服。

（五）热毒蕴结证

证候：心下痞硬，或心下满痛，上腹部胀满或积块，质硬痛剧，胸胁苦满，烦闷，身热不退，恶心呕吐，小便黄赤，大便秘结，舌质红、苔黄腻或干，脉弦数且有力。

治法：和解少阳，内泻热结。

方药：大柴胡汤加味，包括白花蛇舌草20 g，柴胡、白芍和蛇六谷各15 g，黄芩、法半夏和枳实各12 g，大黄（后下）、生姜和大枣各10 g。热盛烦躁、日久不大便、口干渴、面红、脉洪实者加芒硝；心下实痛、难于转侧、大便实者加瓜蒌和青皮；呕吐不止者加姜竹茹和芦根。

（六）脾虚湿阻证

证候：上腹部不适或按之痛减，面色浮白，胸闷气短，纳食减少，或大便溏薄，肢体乏力，甚至面浮足肿，或头眩心悸，舌淡、苔薄或白腻，脉濡细或沉滑。

治法：健脾和中，燥湿消痞。

方药：陈夏六君汤加减，包括党参和白术各 20 g，茯苓、法半夏和八月札各 15 g，川厚朴、白芍、虎杖和蛇六谷各 10 g。胸脘痞闷者加枳壳；纳呆食滞者加山楂和神曲；痰吐不利者加全瓜蒌和竹沥。

用法：水煎服，每次 200 mL，每天 2 次，早、晚饭后温服。

（七）方药临床应用：益气健脾化瘀方

方药：白花蛇舌草 50 g，炙黄芪、肿节风、芒果叶各 30 g，神曲 25 g，白术、茯苓、麦芽、三棱、莪术、蛇六谷各 15 g，木香 12 g，炙甘草、人参和砂仁各 10 g，田七和天龙各 6 g。

用法：每天 1 剂，水煎至 500 mL，分早、中、晚 3 次服，连续服用 3 个月。

2015 年 1 月至 2016 年 5 月期间，广西瑞康医院进行了一项针对 40 名 Ⅰ～Ⅲ 期胰腺癌患者的前瞻性研究，旨在评估益气健脾化瘀方联合射波刀治疗的临床疗效及安全性[138]。患者的入组标准包括年龄介于 18 至 75 岁之间、预计生存期超过 3 个月、KPS 评分 > 70 分、无手术切除指征。排除标准包括病灶弥漫或有远处转移、不能经口进食（如严重消化性溃疡、出血及消化道梗阻等）、有急慢性呼吸系统疾病 / 心功能异常 / 腹水及腹腔感染、既往抗癌治疗有效且未超过 1 个月。患者在接受 SBRT 治疗后被随机分为两组，每组 20 人，对照组继续接受化疗，治疗组只服用中药益气健脾化瘀方。治疗组平均年龄为 57 岁，临床分期 Ⅰ 期、Ⅱ 期和 Ⅲ 期者分别为 3 人、9 人和 8 人；对照组平均年龄为 56 岁，临床分期 Ⅰ 期、Ⅱ 期和 Ⅲ 期者分别为 3 人、10 人和 7 人。组间比较年龄、临床分期、中医症状评分、血清肿瘤标记物及 KPS 评分等均无统计学差异。治疗 3 个月后，研究对比组间的疗效和安全性。在中医症状评分方面，两组的腹胀、胁痛、黄疸、纳呆、乏力评分均低于治疗前（均为 $p < 0.05$），并且治疗组各项评分均低于对照组（$p < 0.05$）。在血清肿瘤标记物方面，两组的血清 CEA 和 CA19-9 水平均明显低于治疗前（均为 $p < 0.05$），且治疗组明显低于对照组（均为 $p < 0.05$）。在短期疗效方面，治疗组的肿瘤控制率为 90%，对照组的为 70%，组间比较 $p < 0.05$。在患者体力状况方面，治疗组 KPS 评

分的升高＋稳定的比例为 95%，对照组的为 80%，组间比较 $p < 0.05$。在肿瘤的复发和转移方面，治疗组有 1 名患者出现肿瘤复发（占 5%），对照组有 4 名患者出现肿瘤复发或转移（占 20%），组间比较 $p < 0.05$。从治疗的安全性上看，两组的不良反应主要表现为胃肠道反应和骨髓抑制，未观察到其他明显不良反应。治疗组有 2 人（占 10%）出现 1 ～ 2 级胃肠道反应，1 人（占 5%）出现 1 ～ 2 级骨髓抑制；而对照组有 5 人（占 25%）出现 1 ～ 2 级胃肠道反应，3 人（占 15%）出现 1 ～ 2 级骨髓抑制，组间比较 $p < 0.05$。研究结果显示，单纯 SBRT 治疗胰腺癌可以获得较好的临床疗效，而采用益气健脾化瘀方联合 SBRT 治疗有效率更高，在改善患者中医症状、提高生活质量、降低肿瘤标志物水平方面表现出明显优势。联合治疗的不良反应较少且可控，并且具有较低的肿瘤复发和转移率，说明联合治疗对局部控制肿瘤的作用较好，可能与 SBRT 局部消瘤，以及中药益气健脾化瘀方扶正祛邪、控制和延缓胰腺癌的生长有关。

胰腺癌在中医学上属于"积聚""黄疸""伏梁"等范畴，多由脾虚所致。脾胃是人体后天之本，掌管气血的生成和转化。脾虚会导致气血不足，再加上外邪和内伤等因素的影响，使得脏腑功能失调，阴阳失衡，气血逆乱，从而形成肿瘤。因此，中医认为脾气虚弱和瘀毒内结是胰腺癌的主要发病机制，治疗胰腺癌需要从治疗脾虚入手，并且重点是扶正固本，增强体内正气以抵御邪气的侵袭。益气健脾化瘀方的作用是益气健脾、解毒化瘀散结。方中的炙黄芪、人参、白术、茯苓、炙甘草能益气健脾，补充后天之元气，重点是扶正固本，使脾胃功能恢复正常，阴阳协调，气血生成正常。同时，方中加入一些辅助药物，如神曲、麦芽可以帮助消化，木香能行气止痛，砂仁有醒脾化湿的作用，共同调理脾胃，增进食欲，以益营卫、养精血、滋骨髓。白花蛇舌草、芒果叶具有清热利湿解毒的作用。三七配三棱、莪术可以散瘀消肿止痛。肿节风、天龙、蛇六谷能够消肿散结。综合运用这些药物可以促使脾胃功能恢复，食欲增加，能够充分供养全身，从而逐渐消除脾气虚弱等损亏现象，清除体内的瘀毒，改善症状，控制病灶，达到治疗目的。这种治疗方法具有标本兼治的作用，提高机体的自愈能力。

二、中医辨证施护

（一）湿热蕴结证

（1）保持室内通风，避免潮湿环境，鼓励患者多饮水，促进新陈代谢。

（2）高热患者应绝对卧床休息，给予药物或物理降温，密切观察体温变化并记录。

（3）保持大便通畅，可用番泻叶泡水饮用。

（4）在禁食和胃肠减压的同时，给予胃肠外营养，以满足患者的营养需求，并补充热量和水电解质，减少胰液的分泌。

（5）注意口腔卫生，预防口腔溃疡。可用金银花、菊花泡水漱口。

（6）安抚患者情绪，减轻焦虑和压力，保持心态平和。

（7）使用具有清热利湿作用的中药进行熏洗，如黄连、黄芩等，通过皮肤吸收中药成分，起到消炎和祛邪的作用。

（8）生大黄煎水 50 ～ 100 mL，中药保留灌肠，每天 2 次，以达到排毒和清热利湿的目的。

（9）中药热奄包治疗是一种针对腹部剧痛的外敷方法，如四子散加粗盐加热后外敷于腹部剧痛部位，可以起到通络止痛的作用。这种方法适用于一些与寒湿、气滞等相关的病症。

（10）对于癌症疼痛的管理，可以根据世界卫生组织（World Health Organization，WHO）癌症疼痛阶梯治疗原则给予镇痛药物，如非处方的非甾体抗炎药、阿片类镇痛药等，并注意观察药物疗效和不良反应。同时，综合运用物理疗法、心理疏导和支持性护理等综合治疗手段，提高患者的舒适度和生活质量。

（11）对于患者来说，适当的运动有助于促进血液循环，改善新陈代谢，能提高心肺功能，也可以帮助缓解焦虑和压力，提升身体和心理的健康状况。散步、打八段锦等都是适合的运动方式，但应在医生的指导下进行，并根据个体情况进行调整。

（二）热毒壅盛证

（1）病房环境应该保持清洁、安静和舒适，定期开窗通风，确保空气流通，保持空气的新鲜。

（2）注意观察患者体温的变化，一旦发现体温升高，要及时采取降温措施。对于低热的患者，可以使用物理降温方法，如冷敷额头、温水擦浴等。

（3）保证充足的水分摄入，可以喝一些淡盐水或电解质水，以防止脱水。

（4）加强口腔护理，可以使用金银花、菊花泡水或淡盐水漱口来保持口腔的清洁和健康。

（5）保持大便通畅，避免过度用力排便。

（6）注意休息，避免过度劳累，合理安排作息时间。

（7）中药治疗方面，可以选择具有清热解毒、活血化瘀功效的中药，如黄芩、黄连、板蓝根、丹参、红花等。

（8）根据 WHO 癌症疼痛阶梯治疗原则，给予镇痛药物，并注意观察药物的疗效和不良反应。

（9）可以尝试揿针疗法，选择适当的穴位，如内关穴、合谷穴、足三里穴、三阴交穴、太冲穴、胰俞穴等。

（10）保持心情舒畅，避免情绪压抑和波动，有助于气血流通，减轻疾病带来的痛苦。

（11）适当进行体育锻炼，如散步、打太极拳等，以增强体质，提高免疫力。

（三）湿阻中焦证

（1）保持室内空气流通、清洁干燥，避免潮湿环境。注意保暖，避免受凉，鼓励患者多晒太阳。

（2）保持良好的饮食习惯，少食多餐。每天分 5～6 餐进食，每餐吃到七成饱为宜。

（3）鼓励患者适当活动，可以散步、打八段锦等，以促进血液循环。

（4）关心患者的生活，增强其战胜疾病的信心。

（5）可以服用健脾利湿、清热解毒的中药进行调理，如薏苡仁、茯苓、猪苓、泽泻等。

（6）根据 WHO 的癌症疼痛阶梯治疗原则给予镇痛药物，并注意观察药物的疗效和不良反应。

（7）中药足浴是一种有效的调理方法，可以使用具有健脾利湿功效的中药进行足浴，如白术、茯苓等。

（四）阴虚内热证

（1）居住环境宜静且舒适，定期开窗通风，保持空气清新，以避免感染。

（2）注意休息，避免过度劳累。

（3）保持大便通畅，避免用力排便。

（4）在治疗过程中，可以考虑使用一些滋阴降火、养阴凉血的中药进行调理。

例如，常用的中药有生地黄、麦冬、石斛、知母等。

（5）调节情绪，保持平和的心态。可以通过适当的方式来调节情绪，如听音乐、阅读、冥想等。

（6）指导患者进行适当的体育活动，如散步、练习八段锦、打太极拳等，以增强身体素质，有助于促进血液循环和气血运行，提高免疫力。

（五）气血亏虚证

（1）保持环境安静舒适，确保室内温度适宜、空气流通。可以使用空气净化器或开窗通风来提供新鲜空气。

（2）确保有足够的休息和睡眠时间，避免过度劳累。注意保暖，避免受凉导致身体不适。

（3）监测生命体征的变化，特别是血压和心率。每天定时测量并记录下来，以便及时发现异常情况并采取相应的措施。

（4）口服益气养血的药物，可以选择中药汤剂，并注意温度的适宜性，温服或通过胃管注入均可。

（5）引导患者保持良好的心态，避免情绪波动过大。可以倾听患者的情感需求，提供心理支持，如有需要可以考虑接受心理咨询或心理治疗。

（6）鼓励患者进行适当的体育锻炼，以增强身体素质和促进康复。可以选择一些低强度的有氧运动，如打太极拳、散步等，但要注意根据个体情况和医生建议进行，并逐渐增加运动强度和时间。

三、膳食调护

（一）湿热蕴结证

宜食：清淡、易消化的食物。多吃清热利湿的食物，如绿豆、冬瓜、薏苡仁、马齿苋等。

忌食：辛辣、油腻、甜食等助湿生热的食物，如辣椒、油炸食品、巧克力等。

食疗方：赤小豆薏米汤、马齿苋菊花粥、绿豆百合汤、冬瓜瘦肉汤。

（二）热毒壅盛证

宜食：营养丰富、易于消化的食物。多吃新鲜蔬菜和水果，如苦瓜、莲子、百合、冬瓜、绿豆、西瓜等，能泻六经实火，清暑、益气、止渴。

忌食：辛辣、油腻、煎炸等刺激性的食物，戒烟戒酒。

食疗方：菊花绿豆糕、莲藕排骨汤、苦瓜黄豆排骨汤、莲子百合粥、绿豆薏米粥、菊花罗汉果茶。

（三）湿阻中焦证

宜食：清淡、易消化、营养丰富的食物。可多吃新鲜蔬菜和水果，也可多食用健脾利湿的食物，如粳米、山药、葡萄、南瓜、茯苓、白扁豆、薏苡仁、牛肉等。

忌食：辛辣、生冷、油腻、难消化的食物，如冰激凌、炸鸡、糯米糕等。

食疗方：山药粳米粥、茯苓饼、扁豆炖排骨、金汤素四宝（南瓜汁煮粳米、山药、莲子）等。

（四）阴虚内热证

宜食：清淡、易消化，养阴清热的食物，如百合、小米、枸杞子、桑葚、黑芝麻、猪皮等。

忌食：辛辣、刺激、油腻、生冷的食物。

食疗方：小米南瓜粥、莲子百合粥、黄豆炖猪皮、枸杞菊花茶、桑葚汁。

（五）气血亏虚证

宜食：补益气血为主的食物，如燕麦、红枣、山楂、桂圆、莲藕等。

忌食：辛辣、寒凉、生冷的食物。

食疗方：燕麦粥、芹菜木耳炒藕片、山楂饼、玫瑰茉莉桂圆茶、红枣桂圆汤、黄芪炖鸡。

（六）脾虚湿阻证

宜食：扁豆，有健脾益气、消暑化湿及利水消肿之功效；梨，能润肺清心、消痰降火、解疮毒；冬瓜，有助利水、消痰、清热。

忌食：辛辣、刺激性的食物，或生冷、油腻的食物。

食疗方：扁豆粉葛鲫鱼汤、冬瓜荷叶煲瘦肉、西瓜皮炒洋葱、雪梨炖银耳、荷叶茶等。

四、放疗并发症辨证论治

放射性直肠炎是一种盆腔恶性肿瘤患者在接受放射治疗时或在放疗后引起的直肠并发症，直肠黏膜可发生糜烂、溃疡或出血。临床表现为腹痛、腹泻、便血及黏液脓血便等，严重影响患者的生存质量。症状类似于中国传统医学中的"泻泄""痢疾""便血"和"肠澼"。该病的发生机制是虚实夹杂，其中存在肿瘤引起的正气亏虚，同时放射线通常被认为具有火热毒邪的属性，这种热邪可以进一步损伤人体的阴血。在临床上，该病的本虚通常涉及脾、肾两脏，且主要表现为气阴两虚，后期可能出现阴阳两虚的情况。中医辨证论治将该病分为热毒伤络证、寒热错杂证、脾虚湿滞证、脾肾阳虚证和阴虚津亏证。

（一）热毒伤络证

证候：大便脓血，里急后重，肛门灼热，腹痛，尿痛，舌红、苔黄，脉滑数。

治法：清热解毒，凉血止血。

方药：葛根芩连汤加减，包括葛根 15 g，黄连和黄芩各 10 g，甘草 6 g。

用法：水煎服，每次 200 mL，每天 2 次，早、晚饭后温服。

（二）寒热错杂证

证候：腹冷，肠鸣，口干口苦，心烦，嗳气，泛酸，舌红、苔黄，脉弦滑。

治法：辛开苦降，平调寒热。

方药：法半夏泻心汤加减，包括党参 20 g，法半夏 15 g，干姜、黄芩和大枣各 10 g，黄连和甘草各 6 g。

用法：水煎服，每次 200 mL，每天 2 次，早、晚饭后温服。

（三）脾虚湿滞证

证候：排便不爽，自汗，头晕，头重，身重，纳呆，腹胀，肢体倦怠，舌淡胖、苔白腻，脉细缓。

治法：健脾化湿。

方药：参苓白术散加减，包括党参和生薏苡仁各 20 g，白术和茯苓各 15 g，肉豆蔻（包煎）、补骨脂、吴茱萸和诃子各 10 g。

用法：水煎服，每次 200 mL，每天 2 次，早、晚饭后温服。

（四）脾肾阳虚证

证候：泄泻，畏寒肢冷，腰膝酸软，小便清长，舌淡、苔白，脉沉。

治法：温补脾肾，固涩止泻。

方药：附子理中汤加减，包括山药和党参各 20 g，白术 15 g，茯苓 12 g，补骨脂、厚朴、熟附子、黄柏炭和砂仁各 10 g，陈皮、肉豆蔻、干姜、炙甘草、五味子和吴茱萸各 6 g。

用法：水煎服，每次 200 mL，每天 2 次，早、晚饭后温服。

（五）阴虚津亏证

证候：泄泻，时有出血，量少，便时疼痛，口干咽燥，五心烦热，舌红、少苔或无苔，脉细数。

治法：滋阴生津。

方药：六味地黄汤加减，包括生地黄 12 g，茯苓和竹叶各 9 g，山茱萸、山药、牡丹皮和泽泻各 6 g。

用法：水煎服，每次 200 mL，每天 2 次，早、晚饭后温服。

第六章　前列腺癌

前列腺癌是发生在前列腺上皮组织的恶性肿瘤，根据病理类型可以分为腺癌（占 95% 以上）、鳞癌、导管腺癌等。根据严重程度的不同，前列腺癌可分为三期，病情由轻到重分别为局限性前列腺癌、局部晚期前列腺癌和转移期前列腺癌。除影像学证据外，前列腺癌的诊断和评价疗效主要是依靠血清学标记物前列腺特异性抗原（prostate-specific antigen，PSA），参考范围为低于 4 ng/mL。根治性治疗后，血清 PSA 水平的升高可能提示癌症复发的风险。放疗是前列腺癌各个阶段常用的局部治疗手段之一。前列腺放疗可能会对膀胱、尿道和肠道等器官造成损伤，引起尿道狭窄、血尿、放射性肠炎等并发症，进而导致直肠出血、尿液梗阻等症状。2022 年发布的《ASTRO 局限性前列腺癌放疗指南》[139] 推荐使用 SBRT 等精准放疗方法，尽可能减少放射治疗带来的各种并发症。临床上，选择适当的治疗方法需要综合考虑患者的具体情况、肿瘤特征以及治疗的风险和效果。在制定治疗方案时，应该由专业的医疗团队根据个体化的情况进行评估和决策。

第一节　局限性前列腺癌

目前，手术切除和放疗是根治局限性前列腺癌的主要方式。根据国际泌尿病理学会 D'Amico 评级，根治性治疗后患者的复发风险被分为低（1 级）、中（2、3 级）和高（4 级、5 级）三个级别。根治性手术后，有些患者血清 PSA 水平仍然高于参考范围；高危患者的复发率在 7 年内可以高达 65%，复发原因主要是肿瘤在手术过程中的扩散。根治性放疗后，原位复发率也相对较高，为 30% ～ 47%。如果复发的肿瘤仍然局限在前列腺内部，可以继续按照局限性前列腺癌进行处理，并同步辅以雄激素剥夺疗法。

通常，局限性前列腺癌如果采用根治性放疗，SBRT 需要进行 3 ～ 5 次。然而，在治疗过程中，前列腺周围的泌尿生殖器官和胃肠消化器官容易发生明显并发症，严重影响患者的生活质量。针对这一问题，一些学者将前列腺特异性膜抗原（prostate-specific membrane antigen，PSMA）正电子发射断层扫描（positron emission tomography，PET）和 MRI 用作治疗的引导方式。通过这种方法，可以在单次治疗中将足够的放射剂量准确投射到肿瘤部位，从而减少前列腺周围器官的放射损伤并降低并发症的发生。这种精确放疗方法可提高治疗效果并改善患者的生活质量。

一、射波刀单一治疗

尽管根治性前列腺切除术被认为是治疗局限性前列腺癌的最佳方法，但在老年患者（≥ 70 岁）的临床治疗中仍缺乏有力的证据支持。老年患者因体内雄激素水平显著下降而具有特殊性，这使得前列腺癌的进展相对缓慢，有的甚至慢到没有治疗的必要。因此，一些学者尝试使用无创的 SBRT 来治疗老年患者。

2022 年，美国乔治敦大学评估了 231 名前列腺癌症患者接受 SBRT 治疗后的射精功能[140]。其中，年龄超过 70 岁和接受雄激素剥夺疗法的患者被排除在分析之外。男性性健康问卷中的射精量表（ES-8）常用来评估男性勃起和射精情况，总分 40 分，分数越低说明勃起障碍越严重。入组患者的年龄为 65 岁左右，64.5% 的患者存在勃起功能障碍（ES-8 评分低于 22 分），其中 8% 的患者感到非常或极度困扰。SBRT 的治疗方案为 35 ～ 36.25Gy/5Fx。随访时间为 24 个月，持续性勃起功能障碍的发生率为 15%。患者在治疗后的第 1 个月报告的 ES-8 评分有所下降，之后趋于稳定：治疗开始时为 30.4 分，1 个月后为 26.5 分，3 个月后为 27.6 分，6 个月后为 27.0 分，9 个月后为 26.2 分，12 个月后为 25.4 分，24 个月后为 25.4 分。患者报告的射精量在 SBRT 后的各个时间点上都显著减少，其中射精不适在 SBRT 后第 1 个月和第 9 个月最严重。治疗 1 年后，对勃起功能障碍极度困扰的患者比例增至 14.4%，2 年后降至 11%。研究者发现，在前列腺 SBRT 后，患者射精功能中度至重度紊乱的发生率很高，因此需要寻找新的治疗方法来改善射精功能。

2022 年，英国、爱尔兰和加拿大的 35 家医院联合报道了一项针对 844 名前列腺癌患者（其中 430 名接受常规加速器放疗，414 名接受 SBRT 治疗）的前瞻性研究结果[141]。主要比较了这两种治疗方法的安全性。常规加速器放疗的方案为在 7.8 周内给予 78Gy/39Fx 或 4 周内给予 62Gy/20Fx，SBRT 治疗的方案为 1 ～ 2 周内给予 36.25Gy/5Fx，雄激素剥夺疗法在两组中均未使用。治疗 2 年内，常规加速器放疗组和 SBRT 组发生 2 级或 2 级以上泌尿生殖系统并发症的患者分别为 8 名（占 2%）和 13 名（占 3%）（p=0.39），发生 2 级或 2 级以上胃肠道并发症的患者分别为 11 名

（占3%）和6名（占2%，*p*=0.32），没有报告更严重的并发症或与治疗相关的死亡。研究者认为，治疗2年内，SBRT和常规加速器放疗的并发症率相似，前列腺SBRT是安全的且发生并发症的风险较低。

2023年，意大利F.Miulli地区总医院报道了一项针对111名前列腺癌患者的前瞻性研究结果[142]。SBRT治疗方案为35Gy/5Fx，中高风险患者在手术后辅以雄激素剥夺疗法。入组患者年龄为77岁左右，血清PSA水平为6.6 ng/mL左右。治疗后的2～3周，3名患者出现了2级泌尿生殖系统并发症，14名患者出现了2级胃肠道并发症。从晚期并发症上看，有26名和2名患者分别出现了1级和2级泌尿生殖系统并发症，22名和1名患者分别出现了1级和2级胃肠道并发症。随访时间为24个月，所有患者的血清PSA水平为0.5 ng/mL左右，肿瘤标记物的控制效果良好。研究者认为，对老年前列腺癌患者进行SBRT治疗是可行的，耐受性好，并且具有良好的PSA控制效果。

2023年，日本大阪大学（Osaka University）通过剂量递增研究评估了不同剂量水平的SBRT在前列腺癌治疗中的并发症和疗效，以确定最佳剂量方案[143]。该研究中共有75名患者入组，其中，10名（占15%）为低风险肿瘤患者，65名（占85%）为中风险肿瘤患者。患者被随机分配到3个SBRT剂量水平，即35Gy/5Fx、37.5Gy/5Fx和40Gy/5Fx。随访时间为48个月，期间有12名患者（占16%）接受了新辅助雄激素剥夺疗法。所有患者2级晚期泌尿生殖系统并发症和胃肠道并发症的发生率分别为34%和7%，其中，35Gy/5Fx组分别为21%和4%，37.5Gy组分别为40%和14%，40Gy组分别为42%和5%。结果显示，泌尿生殖系统并发症的发生风险随放射剂量的增加而显著增加（*p*=0.0256）。观察到19名患者（占25%）发生2级急性泌尿生殖系统并发症，1名患者（占1%）发生3级急性泌尿生殖系统并发症，8名患者（占11%）发生2级急性胃肠道并发症。2名患者出现临床复发。研究者认为，在给予SBRT治疗时，较高剂量方案应该谨慎使用，因为与37.5Gy/5Fx和40Gy/5Fx方案相比，35Gy/5Fx方案的并发症发生率最低。

综上所述，SBRT治疗局限性前列腺癌在性功能方面存在一定的副作用，但治疗过程安全性较高，并且具有良好的PSA控制效果。对于老年患者，SBRT治疗是可行的，耐受性好。总而言之，在选择剂量方案时仍需要谨慎考虑，以降低并发症的风险。

二、挽救性治疗

（一）射波刀单一治疗

1.安全性研究

2023 年，美国北卡罗来纳大学（University of North Carolina）进行了一项针对 103 名前列腺癌患者 SBRT 治疗的前瞻性研究[144]。该研究分析了不同风险水平的患者，并观察了两种不同剂量的治疗方案对患者的影响，低、中和高风险的患者分别为 20 名、66 名和 16 名。49 人的治疗方案为 35Gy/5Fx，54 人的治疗方案为 36.25Gy/5Fx。研究结果显示，在治疗结束后 1 周内，52% 的患者出现了肠道并发症，与直肠的 V20Gy（$p=0.004$）和 D25.3%（$p=0.007$）有显著相关性。另外，只有 27.5% 的患者出现了 2 级以上的直肠并发症，与直肠的 V22.5Gy（$p=0.001$）和 D19%（$p=0.0001$）相关。研究结果还表明，D19%（$p=0.001$）和 V20Gy（$p=0.004$）分别是预测急性肠道并发症或 2 级以上直肠并发症的因素。这些剂量测定参数可能有助于减轻接受前列腺 SBRT 治疗的患者的急性并发症。

2023 年，美国卡罗莱纳大学（Carolina University）进行了一项涉及 100 名前列腺癌患者 SBRT 治疗的前瞻性研究[145]，主要比较了 CT 引导（69 人）和 MRI 引导（31人）下治疗的安全性。治疗前患者血清 PSA 水平均为 0.3 ng/mL 左右，SBRT 治疗方案为 30 ～ 34Gy/5Fx。随访时间为 30 个月，急性和晚期 2 级泌尿生殖系统并发症的发生率均为 9%，而急性和晚期 2 级消化道并发症的发生率分别为 5% 和 0%。此外，3 名患者出现了 3 级并发症（1 例泌尿生殖系统，2 例消化道）。与 CT 组相比，MRI 组可使任何级别的急性胃肠道并发症降低 30.5%（$p=0.006$），因而 MRI 引导与改善任何级别的胃肠道并发症相关。研究者认为，前列腺切除术后 SBRT 治疗在短期随访中具有良好的耐受性，且 MRI 引导可以降低胃肠道并发症的发生率。

2023 年，日本北里大学（Kitasato University）进行了一项回顾性研究，分析了 145 名前列腺癌患者接受 SBRT 治疗后的结果[146]，主要研究并发症与剂量指数之间的关系。SBRT 治疗方案为 32 ～ 36Gy/4Fx。治疗后短期内，9.7% 的患者出现了 2 级或 2 级以上的泌尿生殖系统并发症，与前列腺体积呈正相关；4.8% 的患者出现了 2 级或 2 级以上的胃肠道并发症，与直肠 D10cc/V30Gy 相关。随访时间为 43 个月，11.1% 的患者出现 2 级或 2 级以上的泌尿生殖系统并发症，7.6% 的患者出现了 2 级或 2 级以上的胃肠道并发症。此外，还有 2 名患者分别出现了 3 级泌尿生殖系统和胃肠道并发症。晚期胃肠道并发症与直肠的 D0.1cc/D1 cc、膀胱的最大放射剂量以及直肠的 D0.1cc 有关。因此，研究者认为，使用 32 ～ 36Gy/4Fx 的前列腺 SBRT 治疗后的并发症是可接受的，急性并发症与接受中等剂量放射的体积相关，晚期并发症与危险器官的最高点剂量相关。

2023 年，日本大阪大学进行了一项针对 75 名前列腺癌患者的前瞻性研究[143]，其中低风险和中风险患者分别为 10 名和 65 名。12 名患者（占 16%）接受了新辅助雄激素剥夺治疗，并被随机分为 35Gy/5Fx、37.5Gy/5Fx 和 40Gy/5Fx 三个治疗组。随访时间为 48 个月，2 级晚期泌尿生殖系统和胃肠道并发症的发生率分别为 34% 和 7%。其中，35Gy 组的发生率分别为 21% 和 4%，37.5Gy 组的发生率分别为 40% 和 14%，40Gy 组的发生率分别为 42% 和 5%。泌尿生殖系统并发症的发生风险随着剂量的增加而显著增加。此外，19 名患者出现了 2 级急性泌尿生殖系统并发症，8 名患者观察到了 2 级急性胃肠道并发症。研究者认为，与 37.5Gy 组和 40Gy 组相比，35Gy 组在前列腺癌患者中引起并发症的可能性较低。因此，临床医生在制定 SBRT 治疗方案时，应谨慎使用更高剂量的 SBRT 治疗。

2023 年，法国 8 个肿瘤中心联合进行了一项针对前列腺癌患者根治性放疗后复发的前瞻性研究[147]。该研究入组 20 名患者，其中低风险和中风险患者分别为 6 名和 14 名。SBRT 治疗方案分别为 36Gy/6Fx（12 人）和 30Gy/6Fx（8 人），并未观察到剂量限制性并发症。研究中，4 名患者发生了急性 2 级泌尿生殖系统并发症。随访时间为 12 个月，8 名患者发生了晚期 2 级泌尿生殖系统并发症。所有患者在最后一次随访时均存活且无复发。因此，研究者认为，在较短的随访期内，SBRT 治疗的并发症水平是可以接受的。

2023 年，意大利 Sacro Cuore Don Calabria 医院进行了一项针对 135 名前列腺癌患者的前瞻性研究[148]。其中，72 名患者（占 53.3%）采用了 MRI 引导，另外 63 名患者（占 46.7%）采用了常规引导，这项研究比较了两种引导方式下前列腺 SBRT 的治疗效果和安全性。MRI 引导组有低风险和中风险的患者数分别为 31 人和 41 人，常规引导组有低风险和中风险的患者人数分别为 50 人和 13 人。治疗前全部患者的血清 PSA 水平为 6.1 ng/mL 左右，SBRT 治疗方案为 35Gy/5Fx。在研究中，出现急性 1 级、2 级和 3 级并发症的患者分别为 39 名（占 28.8%）、20 名（占 14.5%）和 5 名（占 3.7%）。MRI 引导组和常规引导组分别有 7.0% 和 12.5% 的患者发生急性 2 级胃肠道并发症（$p=0.06$），分别有 11.0% 和 12.8% 的患者发生急性 2 级泌尿生殖系统并发症（$p=0.82$）。在急性 3 级并发症方面，MRI 组有 2 名患者出现，常规组有 3 名患者出现。研究者认为，MRI 引导下行进行前列腺癌 SBRT 治疗是可行和安全的，可能在 6 个月内潜在地降低 1 级急性并发症，同时 2 级胃肠道并发症发生率也较低。

综上所述，SBRT 治疗局限性前列腺癌可以在短期和长期内达到良好的治疗效果。在急性并发症方面（SBRT 治疗后的 1 周内），少量患者可能会出现泌尿生殖系统和胃肠道的并发症（其中肠道并发症较为常见，与直肠的 V20Gy 和 D25.3% 有显著相关性），MRI 引导下的治疗可能会降低胃肠道并发症的发生率。在晚期并发症方面，少量患者可能会出现泌尿生殖系统和胃肠道的损伤，与直肠 D0.1cc、D1cc 以及膀胱最大放射剂量相关，因此在 SBRT 治疗中应注意控制危险器官的最高点剂量。在放射剂量方面，不同剂量的 SBRT 治疗方案可能对患者的并发症产生不同的影响。一项研究发现，使用 35Gy 的剂量方案会降低前列腺癌患者出现并发症的可能性，而更高剂量的治疗可能导致更高的并发症发生率。因此，临床医生在选择剂量方案时应慎重考虑，并根据患者的具体情况进行个体化的治疗。

2. 手术后复发

2022 年，意大利 3 个医学中心联合报道了一项针对 30 名前列腺癌患者的前瞻性研究结果[149]。入组患者的血清 PSA 水平为 0.30 ng/mL 左右，SBRT 治疗方案为 32.5Gy/5Fx。治疗后 3 个月，只有 3 名患者（占 10%）出现了 1 级泌尿生殖系统并发症。除 2 名患者出现远处进展外，其他患者的血清 PSA 水平降至 0.07 ng/mL 左右。该研究结果表明，SBRT 可以安全地用于前列腺癌患者术后降低复发风险，不会增加短期并发症或显著降低生活质量。

2023 年，马来西亚 Beacon 医院回顾性分析了 49 名患者的治疗结果[150]，其中低、中和高风险的患者分别为 5 名、13 名和 31 名，他们的血清 PSA 水平为 11.22 ng/mL 左右。18 名患者接受了 34 ～ 35Gy/5Fx 的 SBRT 方案，其他 31 名患者的 SBRT 方案为 24Gy/3Fx 和 25 ～ 33Gy/5Fx。在急性期内，1 名患者（占 2%）出现了 3 级泌尿系统并发症，22 名患者（占 44.9%）出现了 1 级泌尿系统并发症，7 名患者（占 14.3%）出现了直肠并发症。治疗后，3 名患者和 1 名患者分别出现了 1 级和 3 级晚期直肠并发症，3 名患者和 1 名患者分别出现了晚期 1 级和 3 级尿道狭窄。治疗后 2 年，患者血清的 PSA 水平降至 0.1 ng/mL 左右。经随访，患者的 3 年和 5 年的总体生存率分别为 100% 和 95.2%。研究者认为，SBRT 治疗局限性前列腺癌的并发症较低，可以长期控制血清 PSA 水平，并且具有良好的远期疗效。

2023 年，土耳其哈西德佩大学（Hacettepe University）回顾性分析了 66 名前列腺癌患者的治疗结果[151]，其中低、中和高风险的患者分别为 5 名、7 名和 54 名，他们的血清 PSA 水平为 0.37 ng/mL 左右。SBRT 治疗在术后 12.2 个月左右进行，治疗方案为 35Gy/5Fx；27 名患者（占 40.9%）接受了辅助性放疗，39 名患者（占 59.1%）接受了挽救性放疗。另外，25 名患者（占 37.9%）接受了 9 个月左右的雄激素剥夺疗法。9 名患者（占 13.6%）出现了急性和晚期 2 级泌尿生殖系统并发症，9 名患者（占 13.6%）和 2 名患者（占 3%）出现了急性和晚期 2 级或 2 级以上胃肠道并发症。SBRT 治疗后，患者的血清 PSA 水平降为 0.05 ng/mL 左右。随访时间为 24 个月，7 名患者（占 10.6%）出现了血清 PSA 水平升高。研究者认为，前列腺癌患者在前列腺根治术后接受 SBRT 治疗，除了具有良好的血清 PSA 控制率外，没有严重的急性并发症，但会出现 15% 的晚期并发症。

2023 年，欧洲 3 个国家的 11 个肿瘤中心联合回顾性分析了 117 名前列腺癌复发患者的治疗结果[152]。SBRT 治疗方案为 30 ～ 36Gy/6Fx。经过随访，患者的无进展生存期为 23.5 个月。经分析发现，复发体积及其与尿道膀胱吻合口的接触与无进展生存期显著相关。治疗 3 年内，累积 2 级或 2 级以上的泌尿生殖系统或胃肠道并发症的发生率为 18%。经分析发现，接触尿道膀胱吻合和膀胱 2% 的复发与任何级别的晚期并发症都显著相关。研究者认为，挽救性 SBRT 治疗前列腺床局部复发具有良好的控制效果和可接受的并发症。

2024 年，意大利胡安妮塔斯医科大学报道了一项针对 90 名中、低风险前列腺癌患者的前瞻性研究结果[153]。SBRT 治疗方案为 35Gy/5Fx。该研究观察到 54.5% 的患者出现了晚期 1 级泌尿生殖系统并发症，3.3% 的患者出现了晚期 2 级泌尿生殖系统并发症，18.9% 的患者出现了晚期 1 级胃肠道并发症，2.2% 的患者出现了晚期 2 级胃肠道并发症，13% 的患者出现了性功能障碍，未观察到更严重的并发症。经随访，患者的 5 年和 8 年的 PSA 控制率分别为 93.0% 和 84.4%，局部控制率分别为 95.2% 和 87.0%，远处转移控制率分别为 95.3% 和 88.4%。这项长期跟踪的结果证实 35Gy/5Fx 方案是中、低风险前列腺癌的有效治疗策略。

综上所述，SBRT 治疗手术后复发性前列腺癌在降低复发风险、控制血清 PSA 水平方面具有一定的效果。然而，治疗过程中可能出现泌尿系统和胃肠道的并发症，包括急性和晚期不同级别的症状，如尿道狭窄、直肠并发症等。统计数据显示，对于中、低风险前列腺癌患者，35Gy/5Fx 的治疗方案被证实是有效的治疗策略。

3. 放疗后复发

2023 年，美国加利福尼亚大学进行了一项关于前列腺癌患者接受近距离放射治疗后复发的前瞻性研究[154]。该研究共 11 名患者入组，复发时间为 7 年左右，复发时的血清 PSA 水平为 3.15 ng/mL 左右。SBRT 治疗方案为 30 ～ 34Gy/5Fx，对少数严重病例进行了 34 ～ 37.5Gy/5Fx 的综合增强，并且允许的最大尿道剂量为 34Gy。从晚期并发症上看，泌尿生殖系统的 1 级、2 级和 3 级并发症发生率分别为 27.3%、36.4% 和 9.1%，胃肠道的 1 级、2 级和 3 级并发症发生率分别为 18.2%、0% 和 9.1%。随访时间为 38 个月，所有患者均存活，无进展生存率为 70.1%，复发时间为 24.1 个月左右。该治疗方案为尿道剂量最小化的前列腺均匀 SBRT 治疗。研究者认为，这种尿道剂量最小化的前列腺均匀 SBRT 治疗方案在近距离放疗后前列腺内复发方面具有良好的安全性和有效性。

2023 年，美国国家肿瘤研究所报道了一项关于 8 名前列腺癌复发患者的前瞻性研究结果，旨在确定挽救性 SBRT 的最大耐受剂量[155]。该试验设计包括 3 个方案，分别是 40Gy/5Fx、42.5Gy/5Fx 和 45Gy/5Fx，采取 "3+3" 原则入组患者，治疗间隔 2 天。首先，40Gy/5Fx 方案入组了 3 名患者，没有观察到剂量限制性并发症；其次，该方案继续入组 3 名患者后，仍未观察到明显并发症；最后，42.5Gy/5Fx 方案入组了 2 名患者，2 人都出现了 3 级泌尿生殖系统并发症，其中 1 人还出现 2 级消化道并发症，试验被终止。经随访，1 名患者在 33 个月出现复发，其血清 PSA 水平比治疗前升高 2 ng/mL。研究者认为，对于局部前列腺癌复发的挽救性 SBRT 治疗来说，40Gy/5Fx 是最大耐受剂量，患者 2 年无 PSA 进展的存活率为 100%，最常见的严重安全性问题是晚期 2 级或 2 级以上的泌尿生殖系统并发症。

2023 年，法国 Georges Pompidou 医院对 41 名根治性 SBRT 放疗后复发前列腺癌患者进行了回顾性分析[156]。SBRT 治疗方案包括 30Gy/5Fx（9 人）、35Gy/5Fx（2 人）和 36Gy/6Fx（30 人）。研究结果显示，治疗后大多数患者出现了 1 ～ 2 级的泌尿生殖系统和胃肠道并发症，只有少数患者出现了 3 级并发症。经过 2 年的随访，患者血清 PSA 水平的控制率为 73%，无进展生存率为 94%，无转移生存率为 92%。研究者认为，SBRT 再照射治疗能够有效控制前列腺癌病灶的局部复发，并且耐受性良好，可能延缓雄激素剥夺疗法的使用。

2023 年，意大利罗马大学对 20 名根治性放疗后复发前列腺癌患者进行了回顾性分析[157]，其中低、中和高风险的患者分别为 5 人、7 人和 8 人。SBRT 治疗方案为 30Gy/5Fx。经随访，9 名患者出现了早期 SBRT 相关的泌尿生殖系统并发症（7 人为 1 级，2 人为 2 级），10 名患者出现了晚期泌尿生殖系统并发症（其中 8 人为 1 级，2 人为 2 级）。随访时间为 27 个月，所有患者均存活，患者的 1 年和 2 年无进展生存率分别为 100% 和 81.5%。由于 2 年内 88.9% 的患者血清 PSA 水平不再升高，雄激素剥夺疗法推迟了 12～39 个月才应用。研究者认为，挽救性 SBRT 治疗对于前列腺原位复发肿瘤是一种安全的技术，可以推迟雄激素剥夺疗法的使用 1～3 年。

2023 年，意大利的 5 家肿瘤中心联合报道了一项关于 18 名前列腺癌患者的前瞻性研究结果[158]，这些患者之前都接受过总剂量高达 59～80Gy 的常规加速器放疗。治疗前，患者的血清 PSA 水平为 1.38 ng/mL 左右。SBRT 治疗方案为 MRI 引导下的 25～40Gy/5Fx。治疗后 1 年，患者的血清 PSA 水平降至 0.8 ng/mL 左右，有 4 名患者（占 22.2%）肿瘤完全萎缩。在急性泌尿生殖系统并发症方面，没有记录到严重程度超过 2 级的情况；而在胃肠道并发症方面，有 4 名患者（占 22.2%）出现了急性并发症。研究者认为，MRI 引导下的 SBRT 治疗放疗后复发的前列腺癌是安全且有效的。

综上所述，SBRT 治疗放疗后复发性前列腺癌显示出良好的效果，可以有效控制前列腺癌病灶的局部复发，并且在一定程度上延缓了雄激素剥夺疗法的使用。由于上述报道都是以小样本进行的，仍需要进一步的研究和长期随访来确定其长期疗效和安全性。

（二）联合直肠垫片

2023 年，瑞士 Vaudois 大学进行了一项关于直肠垫片保护作用的前瞻性研究，共有 33 名前列腺癌患者参与[159]。该研究分为两个阶段，旨在探讨直肠垫片在防护方面的应用。所有患者均使用水凝胶直肠垫片进行放射防护。在第一阶段，有 9 名患者参与，采取的 SBRT 方案为 36Gy/5Fx，未观察到剂量限制性并发症。在第二阶段，有 24 名患者参与，使用 50Gy/5Fx 方案进行了耐受性和疗效验证。在急性泌尿系统并发症方面，1 级和 2 级并发症的发生率分别为 57.5% 和 15%；而在急性消化系统并发症方面，1 级和 2 级并发症的发生率分别为 24.2% 和 6.1%。在晚期泌尿系统并发症方面，1 级和 2 级并发症的发生率分别为 66.6% 和 12.1%；而在晚期消化系统并发症方面，1 级和 2 级并发症的发生率分别为 15.1 和 3.0%。随访时间为 61

个月，患者的血清 PSA 水平控制率为 69%。研究者认为，在使用直肠垫片进行防护后，将 SBRT 方案的剂量从 36.25Gy/5Fx 增至 50Gy/5Fx 是可耐受的，并且可以显著减少对泌尿系统和消化系统的负面影响。

（三）联合 PSMA-PET 和 mpMRI 引导

2023 年，德国柏林大学进行了一项关于 PSMA-PET 和 mpMRI 引导下单次 SBRT 治疗的前瞻性研究，共有 64 名前列腺癌患者参与[160]，研究旨在探讨该治疗方法的有效性和安全性。其中，31 名患者曾接受根治性前列腺切除术，18 名患者曾接受根治手术和放疗，5 名患者曾接受根治性放疗，其余 10 名患者曾接受其他组合治疗。所有患者的血清 PSA 水平为 1.47 ng/mL 左右，接受 21Gy 的单次治疗。结果显示，6 名患者（占 9%）出现了 1 级或 2 级并发症。1 年、2 年和 3 年患者的无进展生存率分别为 85.3%、65.9% 和 51.2%。另外，6 名患者（占 9%）因疾病进展而接受了雄激素剥夺治疗。这项研究结果令人鼓舞，表明 PSMA-PET 和 mpMRI 引导下单次 SBRT 治疗与常规 SBRT 相比，具有类似的有效性，并且在安全性方面有显著的提升。

第二节　射波刀治疗局部晚期前列腺癌

局部晚期前列腺癌是指肿瘤侵犯除精囊外的其他邻近组织结构，如膀胱颈、尿道外括约肌、直肠、提肌或盆腔，患者可能会出现血尿、血便等症状。由于局部晚期肿瘤较难通过手术切除，常采用放射治疗来进行局部控制，同时辅以全身治疗，包括化疗和内分泌治疗（如雄激素剥夺疗法）等。

一、治疗淋巴结转移

2023 年，意大利的 6 个医疗中心联合进行了一项回顾性分析，共纳入 69 名前列腺癌患者（100 例淋巴结转移）[161]。手术后经过 PSMA-PET 检查发现，48 名患者有单淋巴结转移，14 名患者有双淋巴结转移，其余病例有多发转移。所有患者的血清 PSA 水平为 1.35 ng/mL 左右。SBRT 治疗方案为 30 ～ 40Gy/3 ～ 6Fx，没有发现明显的治疗并发症。治疗后，1 年和 2 年淋巴结转移的控制率分别为 95.8% 和 86.3%，患者的无进展生存率分别为 90.4% 和 53.4%。32 名患者出现局部复发后接受了再次 SBRT 治疗，其中 9 名患者发现了新的淋巴结转移。6 名患者在 SBRT 治疗后 15 个月左右需要接受雄激素剥夺疗法。研究者认为，对于淋巴结少量转移的前列腺癌患者，SBRT 是一种安全有效的治疗方法，可以延迟使用雄激素剥夺疗法的时间，并且没有出现严重的并发症。

二、新辅助射波刀治疗

2023 年，美国密歇根大学进行了一项关于新辅助射波刀治疗的前瞻性研究，共纳入了 16 名前列腺癌患者[162]。30 ～ 35Gy/5Fx 的 SBRT 方案用于治疗前列腺及精囊，25Gy/5Fx 的方案用于治疗盆腔淋巴结。在 SBRT 治疗后 6 周左右进行了根治性手术，无需进行雄激素剥夺疗法。在该研究中，4 名患者（占 25%）在术后 30 天内出现了剂量限制性并发症。随访时间为 40 个月，期间有 12 名患者（占 75%）出现了 3 级泌尿生殖系统并发症，4 名患者（占 25%）出现了 3 级胃肠道并发症，2 名患者需要在手术后 2 年内进行膀胱切除术和尿路改道。术后 24 个月，12 名患者（占 75%）每天使用至少 1 个尿垫，所有患者均出现了勃起功能障碍。所有患者的手术切缘都是阴性，其中 5 名患者（占 31%）在 SBRT 后肿瘤完全或部分萎缩。治疗 3 年后，患者的整体血清 PSA 升高率为 45%，肿瘤远处转移率为 28%。研究者认为，在新辅助 SBRT 后进行根治性手术会导致无法接受的高并发症风险和严重的生活质量下降。

第三节　射波刀治疗转移期前列腺癌

转移期前列腺癌的病情比局限性前列腺癌和局部晚期前列腺癌复杂得多。针对这种情况，治疗方案不仅包括局限性和局部晚期肿瘤的治疗方法，还可以联合使用雄激素剥夺疗法、靶向治疗、免疫治疗等全身疗法。接受雄激素剥夺疗法的患者的总体生存期为 13 ～ 32 个月，5 年生存率为 15%。对于全身治疗已失效或无法接受全身治疗的寡转移期患者，可以考虑进行射波刀多处、多次的局部治疗。

一、射波刀单一治疗

2023 年，美国加利福尼亚大学进行了一项回顾性分析，共包括 25 名接受了 2 次 SBRT 治疗的前列腺癌患者[163]。该研究中，15 名患者（占 60%）的肿瘤对雄激素剥夺疗法敏感，10 名患者（占 40%）的肿瘤对雄激素剥夺疗法抵抗。在首次 SBRT 治疗时，照射 1、2 和 3 个肿瘤的患者数分别有 8 人、12 人和 5 人；再次 SBRT 治疗时，照射 1、2、3、4 和 5 个肿瘤的患者分别有 18 人、3 人、2 人、1 人和 1 人。对于雄激素剥夺疗法敏感的患者，在局部治疗结束后开始全身治疗。再次 SBRT 治疗后，16 名患者（占 64%）的血清 PSA 水平比治疗前降低了 50% 以上，患者的无进展生存期为 11 个月。这些结果表明，多次 SBRT 用于治疗寡转移性前列腺癌是可行的，无论是否进行全身治疗，都可以降低血清 PSA 水平。

2023 年，澳大利亚 Royal North Shore 医院回顾性分析了 103 名前列腺癌患者的治疗结果[164]。其中，87 名患者曾接受过根治性手术，16 名患者曾接受过根治性放疗，但都未接受过雄激素剥夺疗法。所有患者在 PSMA-PET 引导下进行 SBRT 治疗，骨转移患者接受了 24Gy/3Fx 的治疗，淋巴结转移患者接受了 30Gy/3Fx 的治疗；64 名患者仅接受了淋巴结转移的治疗，35 名患者只接受了骨治疗，4 名患者接受了混合治疗。治疗后，2 名患者出现 3 级并发症（肋骨骨折和淋巴水肿），但局部转移均得到了良好的控制。随访时间为 5 年，15 名患者（占 15%）的血清 PSA 水平始终维持在低位，70 名患者（占 68%）没有新的转移灶。以血清 PSA 水平为标志的复发时间为 1.1 年左右，33 名患者（占 32%）在复发后再次接受了 SBRT 放疗，5 年后的血清 PSA 水平仍维持在 1.1 ng/mL 左右。研究者认为，PSMA-PET 引导的 SBRT 治疗前列腺癌寡转移，具有良好的局部控制效果，且并发症较低，5 年内超过 50% 的患者无需接受雄激素剥夺疗法。

二、联合雄激素剥夺疗法

2023 年，意大利的 8 家医疗机构联合报道了一项针对 157 名前列腺癌患者的前瞻性研究结果，包括联用 SBRT、醋酸阿比特龙和泼尼松治疗对雄激素剥夺疗法抵抗的患者[165]。患者被随机分配到药物组或药物联合 SBRT 组。结果显示，125 名患者（占 79.6%）的血清 PSA 水平降低，药物联合 SBRT 组和药物组分别为 92.0% 和 68.3%（p=0.001）。61 名患者（占 38.8%）的血清 PSA 水平恢复正常，试验组和对照组分别为 56% 和 23.2%（$p < 0.001$）。研究者认为，在转移性、雄激素剥夺疗法抵抗的前列腺癌患者中，除了单独使用醋酸阿比特龙和泼尼松治疗外，联合使用 SBRT 具有更大的临床优势。

第四节　中医辨证施治和施护

一、中医辨证施治

根据中医学理论，前列腺是男性内分泌器官，也是尿道的重要组成部分，与肾脏、膀胱等器官一起属于下焦系统。肾脏是主要负责储藏精气的脏器，同时也主管生殖功能和水液代谢，因此与前列腺密切相关。肾阴与肾阳是人体阴阳平衡的根本，如果肾气不足，就会导致阴阳失调和脏腑功能紊乱，使机体容易受到邪气侵袭，这就是前列腺癌发病的本质原因。中医认为，肾脏储藏精气，而精气就是血液的基础，肾精可以转化生成血液，肾气主宰脏腑器官的气化功能。中医还认为，元气一旦虚弱，必然无法达到血管，血管失去气血的滋养，就会停滞凝聚而形成瘀血。气血阻滞于下焦，津液运行受阻，痰湿聚集，内生热毒、瘀血、痰湿等病理因素相互作用，就会形成癌瘤。因此，血瘀、热毒、痰湿是前列腺癌发病的特征。患者经过外科手术、放射治疗或化学治疗后，正气会受到严重损伤，痰湿互结，湿热壅阻，多表现为虚实夹杂的证候。因此，在治疗上应以补益肾元为基础，辅以清热利湿、解毒通淋、化痰散结、行气祛瘀等方法，同时结合现代医学的治疗手段，相互协同，以取得更好的临床疗效。

（一）肾气虚亏证

证候：夜尿频多，尿流稍细，腰膝酸软，体力较差，时有畏冷，喜温喜热，口干不欲饮，舌质淡红或淡紫、苔白或少苔，沉脉或细脉。

治法：滋阴补肾，益气健脾。

方药：六味地黄汤合四君子汤加减，包括熟地黄 20 g，淫羊藿、黄精、党参和黄芪各 15 g，淮山药、茯苓、枸杞子、女贞子和麦冬各 12 g，益智仁、补骨脂和太子参各 10 g，牡丹皮、泽泻和白术各 9 g，甘草 6 g。

用法：水煎服，每次 200 mL，每天 2 次，早、晚饭后温服。

（二）湿热蕴结证

症候：尿频、尿急、尿灼热、尿涩痛、尿黄赤，或有血尿、血精，夜尿频急、量少、小腹、会阴部胀满或疼痛，口干、口黏或苦，或有恶寒发热，苔黄腻或腻，脉弦滑。

治法：清热利湿解毒。

方药：八正散合黄连解毒汤加减，包括白花蛇舌草30 g，半枝莲20 g，金银花15 g，车前子、瞿麦、山栀、大黄、黄柏和野菊花各10 g，木通6 g，六一散（包）1包。

用法：水煎服，每次200 mL，每天2次，早、晚饭后温服。

（三）痰瘀闭阻证

症候：排尿费力，尿等待，排尿时间延长，尿分叉、夜尿频，或有腰部、下腹部坠胀及大便不畅，舌质紫、苔薄白或腻，脉弦滑或紧涩。

治法：化痰散瘀。

方药：膈下瘀血汤加减，包括猫爪草20 g，海藻、冬葵子、川牛膝、山慈姑和天竺黄各12 g，大黄、桃仁、全瓜蒌、石见穿和穿山甲各10 g，土鳖虫6 g。

用法：水煎服，每次200 mL，每天2次，早、晚饭后温服。

（四）阳虚湿困证

症候：身重倦怠，酸软无力，会阴、小腹部疼痛，后背及腰骶部持续性疼痛，周身关节酸胀冷痛，下肢萎软，腹胀，小便无力，甚或尿失禁，大便不畅，排尿变细，或大便溏薄，脘腹冷痛，食欲不振，舌淡、苔白腻，脉细弱。

治法：温阳搜风祛湿。

方药：双补搜风汤，包括补骨脂、骨碎补和菟丝子各12 g，防风、寻骨风、杜仲和胡芦巴各10 g，熟附片、桂枝、蜣螂、全蝎和制南星各6 g。

用法：水煎服，每次200 mL，每天2次，早、晚饭后温服。

（五）气血亏虚证

证候：形体消瘦，面色无华，少气懒言，嗜卧，易感冒，排尿不爽，或发生急性尿潴留，纳呆腹胀，小腹坠胀，舌淡、苔白或薄白，脉细无力。

治法：补益气血。

方药：神功内托散加减，包括黄芪20 g，当归、白术、木香、白芍、茯苓、炒甲片、人参、附子和川芎各10 g，陈皮和炙甘草各6 g。

用法：水煎服，每次200 mL，每天2次，早、晚饭后温服。

二、中医辨证施护

（一）湿热蕴结证

（1）病室应保持通风、干燥且空气新鲜，温湿度宜适中。

（2）应做好情志护理，让患者保持良好的心情。

（3）在放疗期间，应观察患者是否出现膀胱相关症状，如尿频、尿急、尿痛，是否有浊液溢出。同时还要注意观察尿液的颜色、量以及气味，是否有血尿的情况。此外，还要留意放疗部位皮肤是否有红肿、溃烂等情况，避免用手搔抓皮肤，避免使用刺激性肥皂等物品清洁皮肤。对于尿闭的患者，可进行少腹、会阴按摩或导尿等措施。

（4）注意观察患者体温的变化，如果出现高热，可以进行酒精擦浴或温水浴。同时还要注意观察舌苔和脉象的变化。

（5）鼓励患者多饮水，以促进排尿，有助于冲洗尿道。

（6）应保持会阴的清洁，勤换内衣裤。避免长时间坐立不动，适当活动以促进气血流通。

（7）中药汤剂在服用时应温服。

（8）可通过耳穴按压的方式进行治疗，如按压肾、膀胱、肾上腺、皮质下、内分泌等穴位；使用王不留行籽进行按压，每个穴位按压 10 次，每天按压 3 次。

（9）可采用针灸的方法进行治疗，配合脏腑经络辨证。选取的穴位包括百会、气海、关元、中极、命门、阴陵泉、地机、三阴交、太溪等。其中，对于阴陵泉和地机穴位，采用泻法进行治疗，其他穴位则采用平补平泻法。每周治疗 3 次，每次留针 30 分钟。

（二）瘀毒内结证

（1）保持病房安静、安全、舒适、整洁，保持室内空气清新，减少环境不适对患者疼痛的影响，并协助患者找到舒适的卧姿。

（2）进行情绪护理，使患者保持心情愉快，避免情绪波动。

（3）在放疗期间，观察患者是否出现疼痛、肿块等症状，并注意疼痛的性质、部位和持续时间。

（4）在放疗期间，特别注意保护放疗部位的皮肤，防止放射性损伤，避免抓挠或使用刺激性物品。

（5）对于疼痛明显的患者，可采用热敷、按摩等方法缓解疼痛，或根据医嘱给予止痛药物治疗。

（6）观察患者的排尿情况，当出现严重血尿时，及时向医生报告并给予止血药物，同时监测血压和脉搏的变化。对留置导尿的患者要注意保持尿管通畅，避免感染。

（7）戒烟戒酒，注意增减衣物以防感冒。避免剧烈运动，尽量减轻患部的负担。

（三）气血两亏证

（1）提供一个温暖、明亮且安静的病房环境，确保空气流通，并保持适宜的温湿度。

（2）积极进行情绪护理，鼓励患者保持积极乐观的心态和稳定的情绪。

（3）提供充足的营养支持，采用少量多餐的方式进食，避免摄入刺激性食物、戒烟戒酒，并保持正常的排便习惯。

（4）维持规律的作息时间，确保足够的睡眠，并观察患者的舌象、脉象和精神状态等指标。

（5）适当休息，避免过度疲劳。在放疗期间，密切观察患者是否出现贫血、乏力等症状。

（6）放疗患者要注意保暖，预防感冒。同时，保护受照射部位的皮肤，防止感染。每周进行1次血常规化验。

（7）进行适度的锻炼，如散步、练八段锦、打太极拳等，以增强身体素质。

（四）肝肾阴虚证

（1）环境安静舒适，室内通风良好，保持干燥，确保空气流通，温湿度适宜。这样有助于提供良好的睡眠条件。

（2）节制性生活，避免过度消耗肾气。尽量减少长时间接触电磁辐射的机会。

（3）在放疗期间，应密切观察患者是否出现头晕、耳鸣、腰膝酸软等症状，同时注意监测患者肝功能和肾功能的指标变化。避免使用对肝肾有害的药物。

（4）加强心理护理，关注患者的情绪状态，鼓励其保持积极开朗的心态，避免情绪波动。提供心理支持和心理咨询等服务，帮助患者缓解压力和焦虑。

三、膳食调护

（一）湿热蕴结证

宜食：清热利湿的食物，如绿豆、赤小豆、冬瓜、西瓜、薏苡仁、莲子、鲫鱼、莴苣、丝瓜、葫芦、苦瓜、黄瓜、白菜、芹菜、莲藕、鸭肉等。

忌食：辛辣、酒类、油腻、煎炸的食物。

食疗方：茅根绿豆粥、冬瓜鲫鱼汤、薏苡仁二豆粥。

（二）瘀毒内结证

宜食：活血化瘀、清热解毒的食物，如山楂、黄芩、茜草、海带、桃仁、红花、陈皮、海藻、山楂、昆布等。

忌食：坚硬、刺激性的食物。

食疗方：桃仁粥、红花炖猪蹄、薏苡桃仁粥、桃仁鲑鱼羹、山楂海带丝。

（三）气血两亏证

宜食：补气养血的食物，以增加营养摄入，如大枣、黄芪、山药、桂圆、党参、当归、阿胶、茯苓、牛肉、猪肚、莲子、乌鸡等。

忌食：生冷、油腻的食物。

食疗方：枸杞桂圆党参汤、党参黄芪炖鸡汤、桂圆红枣汤、当归红枣炖乌鸡。

（四）肝肾阴虚证

宜食：滋补肝肾的食物，如枸杞子、黑芝麻、核桃等。

忌食：酒和刺激性食物。

食疗方：猪肝枸杞汤、桑葚膏。

（五）肾气亏虚证

宜食：补肾益气的食物，如核桃仁、栗子、人参、山药、韭菜、牛膝、肉苁蓉、淫羊藿、猪腰、羊肉等。

忌食：酒和刺激性食物。

食疗方：桃仁炒韭菜、人参羊肉粥、参归猪腰煲。

四、放疗并发症辨证论治

对于晚期局限性高危前列腺癌患者，放射治疗可以作为内辅助治疗，并结合外放射联合雄激素剥夺治疗，以更好地控制肿瘤分化和转移。然而，放射治疗也会引发一些并发症，其中最常见的是放射性前列腺炎。放射性前列腺炎是前列腺组织受到射线损伤而引起的一系列反应，主要表现为尿灼热、尿痛、会阴肿痛等症状。根据中医学的观点，放射性治疗属于"火热之毒"，它可能会耗气伤阴，灼伤津液，进而影响前列腺功能的正常发挥。中医辨证认为放射性前列腺炎主要表现为湿热下注证、热毒壅盛证、阴虚火旺证等证型。根据不同的证候辨证施治，通常可以获得良好的疗效。因此，对于放射性前列腺炎，中医的辨证施治非常重要。在中医辨证施治中，针对不同的证候类型，可以采用一些中药或中药方剂进行治疗。例如，对于阴虚火旺型的放射性前列腺炎，可以使用滋阴清热的中药进行调理，如石斛、玄参、麦冬等。对于湿热下注型的放射性前列腺炎，可以使用清热利湿的中药进行治疗，如茵陈、车前子、赤小豆等。此外，针灸、艾灸等中医疗法也可以结合使用，以达到缓解症状、促进康复的效果。

（一）湿热下注证

症候：尿频，尿急，排尿时尿道灼热涩痛，小便黄浊，尿后滴白，阴囊潮湿，心烦气急，口苦口干，舌质红、苔黄腻，脉滑实或弦数。

治法：清热利湿。

方药：八正散加减，包括滑石和车前子各 20 g，扁蓄和瞿麦各 12 g，木通和栀子各 10 g，大黄和甘草各 6 g。

用法：水煎服，每次 200 mL，每天 2 次，早、晚饭后温服。

（二）热毒壅盛证

证候：恶寒高热，持续难退，口渴喜饮，小便短赤、淋漓涩痛，甚则尿少尿闭，会阴部、肛门热痛，并向少腹或腰部放射，或有脓血尿，尿道灼痛，腹胀痛，大便秘结或里急后重，舌质红、苔黄，脉洪数。

治法：清热解毒，凉血消肿。

方药：黄连解毒汤合五味消毒饮加减，包括金银花和蒲公英各 20 g，连翘 15 g，野菊花、紫花地丁、黄芩、黄柏和栀子各 10 g，天葵子 6 g，黄连 3 g。红肿剧烈者加赤芍和大黄各 10 g，以清热凉血；已见脓点者加皂角刺 10 g 和穿山甲 5 g，以溃脓消肿。

用法：水煎服，每次 200 mL，每天 2 次，早、晚饭后温服。

（三）阴虚火旺证

证候：小便频数不爽和淋漓不尽，伴有头晕目眩，腰膝酸软，失眠多梦，咽干，舌质红、苔黄，脉细数。

治法：滋补肝肾，清泄相火。

方药：知柏地黄汤加减，包括黄柏、地黄、茯苓和制首乌各 15 g，泽泻、牡丹皮、黄精、白藤、丹参和知母各 10 g。

用法：水煎服，每次 200 mL，每天 2 次，早、晚饭后温服。

第七章　肾细胞癌

肾细胞癌简称肾癌，是起源于肾实质泌尿小管上皮细胞的恶性肿瘤，常见的病理类型有透明细胞癌、颗粒细胞癌和未分化癌等，其中以透明细胞癌最为常见。根据肿瘤扩散的程度和部位，可以将肾癌分为早期肾癌（也称局限性肾癌，肿瘤仅限于肾内或肾周围脂肪组织）、进展性肾癌（肿瘤侵犯肾上腺、肾静脉、下腔静脉或淋巴结）和转移性肾癌（肿瘤转移到骨骼、肺部、肝脏等）。早期肾癌的首选治疗方法是根治性肾切除手术，目的是完全切除肾肿瘤且保留足够的边缘。常规加速器放疗被认为对治疗肾癌无效，SBRT 治疗可提供更高的生物有效剂量，克服肾癌细胞的放射抗性。肾癌放射治疗的主要并发症是对肾功能的急性损伤，通常使用血清肾小球滤过率（glomerular filtration rate，GFR）和内源性肌酐清除率来评估肾功能损伤的程度。男性的正常 GFR 范围是 110 ~ 140 mL/min，女性约为男性范围的 90%；内源性肌酐清除率的正常范围为 80 ~ 120 mL/min。

第一节　局限性肾癌

随着影像学诊断技术在医疗实践中的应用越来越多，有关肾脏小肿瘤（长径 < 4 cm）的偶然发现也明显增加。根据最新研究显示，小肿瘤的远处转移率低于 1%，因此有学者认为对于小肿瘤来说，根治性肾切除手术可能过于激进。此外，与保守手术相比，根治性肾切除手术可能会导致严重的肾功能损伤，从而降低生存率，因此局部肾切除或根治性放疗已成为新的标准治疗方法。

一、新诊断肾癌

2021 年，日本东北大学一项前瞻性研究结果，纳入了 29 名患有严重肾脏疾病的患者（共 30 个肿瘤）[166]，其中包括 5 名血液透析患者和 24 名非透析患者。SBRT 治疗方案包括 70Gy/10Fx、60Gy/10Fx 或 50Gy/10Fx。治疗后，2 名患者出现了 1 级和 2 级腹壁疼痛，1 名透析患者在照射部位出现了慢性扩张性血肿和 1 级背痛。

在非透析患者中，3 人因肾脏疾病进展而需要透析。随访期为 5 年左右，肾癌的局部控制率和区域淋巴结控制率分别为 94% 和 88%，患者的无进展生存率和总体生存率分别为 50% 和 68%。研究者认为，SBRT 治疗新诊断的肾癌具有较高的局部控制和区域淋巴结控制效果，并且并发症较少。考虑到该研究中的患者生存率相对较低，在临床实践中医生对严重肾病或透析患者仍需要谨慎选用。

2021 年，法国 Aix-Marseille 大学进行了一项回顾性分析，纳入了 28 名身体虚弱、无法耐受根治性手术或消融治疗的肾癌患者[167]。这些患者的肿瘤长径为 4 cm 左右，血清 GFR 为 57 mL/min 左右。SBRT 方案主要为 35Gy/5 ~ 7Fx。治疗后，2 名患者出现 2 级乏力，1 名患者出现 2 级胃脘痛和 2 次 1 级恶心发作。随访时间为 22 个月，患者的血清 GFR 降低了 7 mL/min 左右，无进展生存率和总体生存率分别为 96% 和 83%。在治疗期间，没有患者需要透析，并且未报告与治疗相关的死亡或晚期并发症。研究者认为，SBRT 是一种有前途的替代手术或消融治疗虚弱的原发性肾癌患者的方法。

2023 年，法国 2 家医疗中心联合报道了一项针对 13 名肾癌患者的前瞻性研究结果[168]。SBRT 方案包括 4 个剂量水平，分别是 32Gy/4Fx、40Gy/5Fx、60Gy/6Fx 和 96Gy/8Fx。随访时间为 23 个月，该研究没有发现剂量限制性并发症，并且成功达到了最高剂量，也没有发现 2 级以上的急性或晚期并发症，治疗后肾功能没有明显改变。治疗 2 年后，2 名患者的肿瘤部分萎缩，其他患者的病情稳定。研究者认为，在任何规定的剂量水平下，都没有发现剂量限制性并发症，因此可以认为这种治疗方法是安全的、有效的。

2023 年，加拿大 2 家医疗中心报道了一项针对 74 名肾癌患者的前瞻性研究结果[169]。SBRT 治疗方案为 30 ~ 45Gy/5Fx 或 42Gy/3Fx。经随访，患者的 1 年、2 年和 4 年的局部控制率分别为 94.1%、92.2% 和 92.2%；2 年远处转移的控制率为 95.8%。多变量分析显示，较低的 PTV 剂量（$p=0.019$）和较大的 PTV（$p=0.005$）与局部进展的风险显著相关。PTV 最大剂量较低（$p=0.039$）与发生远处转移的风险显著相关。与 SBRT 治疗前相比，治疗 1 年后患者的 GFR 降低了 7 mL/min 左右，2 年后降低了 11.5 mL/min 左右。治疗 2 年后，检测到的血清内源性肌酐清除率从正常肾脏的 47% 降至 36%，对侧肾功能也相应发生改善。多变量分析显示，随着时间的推移，未受累肾皮质体积越大，GFR 的下降越小。研究者认为，SBRT 治疗肾癌会导致治疗侧的肾功能降低，但对侧肾的代偿性增加。

综上所述，对于新诊断的肾癌患者，SBRT 治疗在局部控制和区域淋巴结控制方面取得了较好的效果，并且并发症较少。在临床实践中，医生仍需要根据患者的具体情况来确定是否适合该治疗方法。此外，SBRT 治疗可能会导致治疗侧的肾功能下降，但对侧肾的代偿性增加。在选择治疗方案时，还应综合考虑患者的肾功能状态和整体生存预期。

二、复发性肾癌

2022 年，中山大学对 106 名手术后复发的肾癌患者进行了回顾性分析[170]。其中，33 名患者（占 31.1%）接受了全身治疗，73 名患者（占 68.9%）接受了局部治疗。在接受局部治疗的患者中，34 人进行了再次手术治疗，39 人接受了 SBRT 治疗。研究发现，在接受全身治疗的患者中，非透明细胞癌比例更高（$p=0.044$），肿瘤分期较晚（$p=0.006$），病灶数量更多（$p=0.043$），但瘤体较小（$p=0.042$）。SBRT 治疗的方案为 30～40Gy/5Fx，9 名患者出现了 2 级或 2 级以上的并发症。研究还发现，接受局部治疗的患者的无进展生存期明显长于接受全身治疗的患者（19.7 个月 vs 7.5 个月，$p=0.001$）。即使将患者一般状况重新匹配后，局部治疗组的无进展生存期仍然更长（23.9 个月 vs 7.5 个月，$p=0.001$）。局部治疗组和全身治疗组的 2 年生存率分别为 91.6% 和 71.8%（$p=0.084$）。研究者认为，相比于全身治疗，局部治疗可以延缓疾病进展，并且 SBRT 治疗对局部复发性肾癌是安全有效的。

第二节　射波刀治疗进展性肾癌

进展性肾癌是指肾癌侵犯肾上腺、肾静脉、下腔静脉或淋巴结等部位。下腔静脉癌栓是肾癌罕见但致命的后遗症，常规的治疗方法是通过手术摘除癌栓，但由于手术风险高及复发率和死亡率较高，很多患者并不适合或不愿意接受手术治疗。

2022 年，美国得克萨斯大学进行了一项回顾性分析，研究了 15 名合并下腔静脉癌栓患者在 6 家肿瘤中心接受治疗的结果[171]。其中，超过 50% 的患者癌栓属于高级别（Ⅲ级或Ⅳ级），66.7% 的患者同时存在其他局部肿瘤进展。由于手术风险高（7 名患者）或血栓复发（3 名患者），大多数患者拒绝手术治疗。所有患者接受了肿瘤癌栓的 SBRT 治疗，方案为 72Gy/5Fx，治疗后所有患者的下腔静脉梗阻症状得到了缓解。治疗后，1 人出现下腔静脉狭窄，1 人出现了放射区疼痛，2 人出现下肢水肿，但经过对症处理后这些症状都得以缓解。只有少数患者出现 1 ～ 2 级的并发症，主要包括疲劳、恶心和皮炎。经随访，59% 的癌栓完全或部分萎缩，25% 的癌栓保持稳定，16% 的癌栓继续生长。全部患者的总体生存期为 34 个月。研究者认为，SBRT 用于治疗下腔静脉癌栓是可行和安全的，可以缓解症状并改善远期疗效。

2023 年，欧洲 5 家医疗中心联合进行了一项回顾性分析，研究了 76 名肾癌患者（共 125 个肿瘤病变）的治疗结果[172]。局部治疗方案包括常规加速器放疗（50 ～ 60Gy，20 人；20 ～ 49Gy，69 人）和 SBRT（35 ～ 50Gy，36 人）。常规加速器放疗组中，20 ～ 49Gy 组的转移部位主要为骨（44 个）、肺（7 个）、肾上腺（6 个）和肝（6 个）；50 ～ 60Gy 组的转移部位主要为肾上腺（10 个）、肺（4 个）和骨（2 个）。SBRT 组中，转移部位主要为肺（21 个）、肾上腺（6 个）和脑（3 个）。治疗相关的并发症通常为轻度和中度的肠道和肺部问题，其中 55Gy 的常规加速器放疗后发生 1 例 3 级腹泻，43Gy 的常规加速器放疗后发生 2 例 3 级肺炎。根据治疗后的肿瘤反应，有 6 人的肿瘤完全萎缩，49 人部分萎缩，56 人疾病稳定，14 人疾病进展。无进展生存期为 7.6 个月。与 20 ～ 49Gy 的常规加速器放疗相比，50 ～ 60Gy 的常规加速器放疗（$p < 0.001$）和 SBRT（$p=0.016$）的无进展生存期明显更长。研究者认为，50 ～ 60Gy 的常规加速器放疗和 SBRT 治疗进展期肾癌的效果都很好，而且 SBRT 的安全性更佳。

第三节　射波刀治疗转移性肾癌

统计数据显示，约 25% 的肾癌患者诊断时即存在局部、淋巴结或远处转移，另有 20% 的局限性肾癌患者最终会发生远处转移。转移性肾癌的标准治疗包括免疫治疗、酪氨酸激酶（tyrosine kinase inhibitor，TKI）靶向治疗或两者结合的全身治疗。一线 TKI 药物主要有 Sunitinib（舒尼替尼）和 Pazopanib（培唑帕尼）等。对于疾病进展缓慢的患者，目前尚无明确的最佳治疗方法。有关 SBRT 单独治疗或与全身治疗结合的研究文献，其研究对象通常是转移灶数量较少（转移灶数量 ≤ 5 个）的患者。

一、射波刀单一治疗

（一）美国得克萨斯大学系列报道

2021 年，美国得克萨斯大学的 MD Anderson 肿瘤中心进行了一项针对 30 名根治性手术后发生转移的肾癌患者的前瞻性研究[173]。其中，有 1～4 个转移灶的患者分别为 20 人、8 人、1 人和 1 人，转移灶主要分布在肺（20 个）、骨骼（6 个）和淋巴结（4 个）。SBRT 治疗方案包括 60～70Gy/10Fx 或 52.5～67.5Gy/15Fx。治疗完成的 3 个月内，3 名患者发生了 2 级并发症，2 名患者分别出现了 3 级背痛和肌无力，1 名患者出现了 4 级高血糖。随后，13 名发现新转移灶的患者再次接受了 SBRT 治疗，其中 10 名患者有 1 个转移灶，3 名患者有 2 个转移灶，这些转移灶主要分布在肺部（6 个）和淋巴结（3 个）。经随访，患者的无进展生存期为 22.7 个月。研究者认为，SBRT 治疗可能有助于推迟全身性治疗的开始时间，甚至可以暂停全身治疗。

2022 年，MD Anderson 肿瘤中心进行了一项针对 20 名术后发生转移的肾癌患者（共 37 个转移灶）的前瞻性研究[174]。其中，4 名患者接受过一至四线治疗。20 名患者主要的转移部位为骨骼（11 人）、肺部（10 人）和肝脏（6 人）等。SBRT 治疗方案包括 25Gy/1Fx（6 个病灶）、36Gy/3Fx（21 个病灶）或 40Gy/5Fx（10 个病灶）。在治疗过程中，11 名患者出现了 1 级治疗并发症，3 名患者出现了 2 级治疗并发症（分别是腹痛、疲倦和恶心），1 名患者出现了 3 级胃肠道并发症（小肠穿孔），可能与治疗有关。总体上，患者的生活质量没有明显下降。经随访，治疗后的肿瘤局部控制率达到 100%，患者的无进展生存期为 11.1 个月，而给予辅助性全身治疗后，无进展生存期延长至 24.4 个月。研究者认为，SBRT 延长了寡转移性肾癌进行全身治疗的持续时间，而且不会影响患者的生活质量。

同样在 2022 年，美国得克萨斯大学的 Southwestern 医学中心也进行了一项前瞻性研究，涉及 23 名肾癌患者（共 57 个转移灶）[175]。其中，9 名患者曾接受过根治性手术和（或）放疗，主要的转移部位为肺（27 个）、骨（8 个）和腹腔淋巴结（6 个）。SBRT 治疗方案包括 25Gy/1Fx（3 个病灶）、36Gy/3Fx（39 个病灶）或 40Gy/5Fx（15 个病灶）。在治疗过程中，23 名患者出现了 1 级并发症，1 名患者出现了 2 级并发症（呕吐），1 名患者在治疗后 3 个月因免疫相关结肠炎而死亡。经随访，所有患者肿瘤的局部控制率达到 100%，91.3% 的患者在治疗后的 1 年内不需要进行全身治疗。而治疗 1 年后，患者的无进展生存率为 82.6%，总体生存率为 95.7%。研究者认为，SBRT 能够安全有效地控制寡转移性肾癌，并推迟全身治疗的时间，而且不会影响患者的生活质量。

综上所述，美国得克萨斯大学的研究结果显示，SBRT 治疗在转移性肾癌患者中具有良好的疗效。它可以延长寡转移性肾癌患者进行全身治疗的持续时间，同时不会对生活质量产生明显的负面影响。研究结果也显示，患者在治疗过程中可能出现轻微至严重的并发症，因此医生在制定 SBRT 治疗方案时需要谨慎评估风险。

（二）土耳其巴什肯特大学和哈西德佩大学的系列报道

2022 年，土耳其巴什肯特大学（Baskent university）和哈西德佩大学的肿瘤中心联合进行了一项前瞻性研究，纳入了 70 名颅外转移肾癌患者（111 个转移灶）[176]。其中，入组患者的肺和骨转移发生率分别为 78.4% 和 12.6%。SBRT 治疗方案根据不同部位设定了不同的剂量，如 16/1Fx 或 18Gy/1Fx 用于脊柱转移，20Gy/2Fx 或 27Gy/3Fx 用于非脊柱骨转移，60Gy/3 ～ 4Fx 用于肺转移，60 ～ 65Gy/5Fx 用于肾上腺转移，35Gy/5Fx 用于淋巴结转移，54Gy/3Fx 用于肝转移。在治疗过程中，11 名患者出现 1 级并发症，如食道炎、疼痛和恶心；2 名患者发生了 2 级肺炎和 2 级食管炎。经随访，19 名患者（占 27.2%）在 15 个月左右由于疾病进展而开始联用靶向或免疫治疗药物。所有患者的无进展生存期为 18.3 个月，总体生存期为 49.1 个月，联用和未联用全身治疗的患者之间没有显著差异。研究者认为，SBRT 治疗对于寡转移患者来说是一种有效且安全的选择，能够提供良好的生存率并延迟全身治疗的时间。

2023 年，两所大学的肿瘤中心还联合进行了一项回顾性分析，纳入了 87 名根治手术后发现转移的肾癌患者（138 个转移灶）[177]。其中，骨转移和内脏转移的患者分别为 49 人和 38 人，单发和多发转移的患者分别为 56 人和 31 人。所有患者在诊断时或全身治疗过程中（同步 SBRT 组，35 人）或全身治疗过程中（延迟 SBRT 组，52 人）均有 1 ～ 5 个转移灶。SBRT 治疗方案包括单个病灶 10Gy/3Fx 和全身剂量 24Gy/3Fx。72 名患者（占 82.8%）在同步或延迟 SBRT 后接受了全身治疗，另外 15 名患者（占 17.2%）仅接受了 SBRT 治疗。随访显示，在 SBRT 治疗后的 1 年和 2 年，每个转移灶的控制率分别为 96.6% 和 91.4%，患者的无进展生存率分别是 58.6% 和 15.1%，总体生存率分别为 79.4% 和 58.1%。同步 SBRT 组和延迟 SBRT 组的总体生存率没有显著差异。与单发转移患者相比，多发转移患者的生存率明显更长（p=0.04）。在治疗过程中，没有出现 3 级或 3 级以上的急性或晚期并发症。研究者认为，SBRT 治疗具有良好的局部控制和较少的并发症，是治疗寡转移性肾癌患者的有效方法。同步和延迟 SBRT 治疗的生存率没有统计学上的差异，而单发转移患者的生存期较多发转移患者更长。

综上所述，这些研究结果表明，SBRT 治疗对于转移性肾癌患者具有良好的治疗效果。它能够提供良好的局部控制，延迟全身治疗的使用，并且在大多数患者中未引起严重的并发症。在临床实践中，医生在制定 SBRT 治疗方案时仍需要综合考虑患者的个体情况，并进行风险评估。

（三）其他医疗中心的报道

2022 年，美国范德比尔特大学（Vanderbilt university）大学进行了一项关于肾癌骨转移患者的前瞻性研究[178]。该研究共纳入了 39 名患者，共计 69 个骨转移灶。SBRT 治疗方案分为两组，一组接受 30Gy/5Fx（20 个病灶）的治疗，另一组接受 40Gy/5Fx（49 个病灶）的治疗。研究结果显示，在对所有病灶进行治疗后，1 年的肿瘤控制率为 85.5%。其中，30Gy/5Fx 组为 90%，40Gy/5Fx 组为 83.7%，两组之间的差异没有显著性。该项研究表明，接受 5 次 SBRT 治疗的肾癌骨转移患者可以获得良好的肿瘤控制效果，并且 40Gy 和 30Gy 两种剂量的治疗组在生存率或局部控制率上没有显著差异。

二、联合靶向治疗

2021 年，中山大学进行了一项回顾性分析，研究了 190 名肾癌骨转移患者的治疗结果[179]。其中，肺和骨是主要的转移部位，分别有 90 个和 66 个转移灶。患者被分为两组，一组接受一线靶向药物（TKI）联合 SBRT 治疗（85 人），另一组只接受一线 TKI 治疗（105 人）。SBRT 的治疗方案主要是 35 ～ 45Gy/5Fx，治疗了 144 个转移灶。研究结果显示，出现 3 级和 2 级并发症的患者分别占总体患者数的 5.9% 和 28.2%。其中，与 TKI 相关的 3 级并发症包括 8 例骨髓抑制，经过对症处理后可以缓解。治疗 2 年后，肿瘤的局部控制率为 92.8%。与单独一线 TKI 组相比，TKI+SBRT 组的总体生存期明显延长（63.2 个月 vs 29.8 个月，$p < 0.001$）。而在一线 TKI 失效前接受 SBRT 治疗、一线 TKI 失效后接受 SBRT 治疗以及仅接受一线 TKI 治疗的患者中，无进展生存期分别为 21.5 个月、6.4 个月和 9.0 个月（$p < 0.001$）。研究者认为，联合应用 SBRT 和一线 TKI 治疗在患者耐受性方面并不比单独使用 TKI 治疗差，并且可以延长寡转移患者的生存期。

2021 年，加拿大的 9 个医学中心联合报道了 37 名肾癌患者（57 个转移灶）接受 SBRT 后序贯接受 TKI 治疗的结果[180]。在这些患者开始接受 SBRT 治疗之前，他们的一线 TKI 治疗持续时间约为 19 个月。主要的转移部位是肺（21 例）、骨（15 例）和淋巴结（7 例）。SBRT 的治疗方案主要是 48 ～ 60Gy/3 ～ 8Fx。结果未出现 3 级或 3 级以上的急性和晚期并发症。治疗 1 年后，47% 的患者仍对一线 TKI 治疗产生有效反应，肿瘤的局部控制率达到 93%，患者的无进展生存期为 9.3 个月。研究结果表明，SBRT 治疗对于寡进展性肾癌的局部控制率较高，可以推迟部分患者接受二线 TKI 治疗 1 年以上。

2023 年，意大利胡安妮塔斯医科大学报告了 57 名肾癌患者（74 个转移灶，其中包括 26 个颅内和 48 个颅外）治疗的结果[181]。57 名患者中，45 人有 1 个转移灶，7 人有 2 个转移灶，4 人有 3 个转移灶，1 人有 4 个转移灶，而颅外转移灶主要分布在肺（21 个）、骨（10 个）和肝（6 个）。SBRT 治疗方案为 16 ～ 60Gy/1 ～ 6Fx。最常见的联合治疗方式是 Sunitinib（28 人，占 49.1%）、Pazopanib（12 人，占 21.0%）和 Nivolumab（11 人，占 19.3%）。经随访，患者的无进展生存期为 9.8 个月，1 年和 2 年的无进展生存率分别为 43.2% 和 25.8%，1 年和 2 年的总体生存率分别为 79.2% 和 57.3%。约 80% 的患者在 SBRT 治疗后的 1 ～ 2 年继续接受全身治疗，且未出现 3 级或 3 级以上的并发症。研究结果显示，SBRT 治疗对于寡转移性肾癌具有一定的有效性和安全性，有可能减轻肿瘤的耐药性并延长全身治疗的持续时间。

综上所述，SBRT 联合靶向药物治疗转移性肾癌在局部控制率（可达到 93%）、总体生存期延长（可达到 63.2 个月）以及减缓二线治疗需求等方面显示出良好的效果。此外，该治疗方案的耐受性较好，能够为患者提供更长时间的有效治疗。

三、联合免疫治疗

2022 年，意大利的 3 个医疗中心联合进行了一项研究，回顾性分析了 40 名肾癌患者（52 个转移灶）接受 SBRT 治疗的结果[182]。其中，15 名患者在诊断时发现有转移灶（同步转移），25 名患者在治疗后出现转移灶（延迟转移）。在同步转移的患者中，肾肿瘤先进行手术切除。这些患者的转移灶分布在骨、脑和内脏，分别为 22 个、7 个和 7 个。SBRT 有两种治疗方案，低分割组为 18 ～ 54Gy/1 ～ 8Fx（19 人），高分割组为 20 ～ 39Gy/5 ～ 15Fx（21 人）。所有患者均同时接受 PD-1 单抗 Nivolumab 免疫治疗。经随访，患者的无进展生存期为 6 个月，总体生存期为 24 个月。治疗后，14 个转移灶出现进展，其中低分割组为 5 个，高分割组为 9 个。与高分割组的局部控制率（37.5%）相比，低分割组的（71.8%）显著改善（$p < 0.001$）。在 52 个病灶中，39 个（占 75%）在治疗后出现远处转移，低分割组和高分割组分别为 19 个和 20 个。研究结果显示，延迟转移（9 个月 vs 4 个月，$p=0.005$）和低分割 SBRT 治疗（20 个月 vs 5 个月，$p < 0.0001$）与患者无进展生存期的改善显著相关。两个 SBRT 方案的并发症均较轻，主要与 Nivolumab 治疗有关。15 名患者出现了 2 级或 2 级以上的并发症（包括 7 名内分泌失调、2 名皮疹、1 名肺炎、3 名肝损伤和 2 名胰腺损伤）。研究者认为，与高分割 SBRT 方案相比，低分割方案与 Nivolumab 的协同疗效更好。

同样在 2022 年，澳大利亚的 2 家医疗机构联合报道了一项针对 30 名接受根治性手术后复发肾癌患者（83 个转移灶）的前瞻性研究结果[183]。其中，有 1 ～ 5 个转移灶的患者分别为 5 人、8 人、9 人、5 人和 3 人。转移灶主要分布在肺（43 个）、淋巴结（12 个）和骨（11 个）。SBRT 治疗方案主要是 20Gy/1Fx，在少数治疗风险较高部位改为 30Gy/10Fx，并持续给予 8 次 PD-1 单抗 Pembrolizumab 治疗。研究结果显示，4 名患者（占 13%）出现 3 级治疗相关不良反应，包括肺炎 2 人、呼吸困难 1 人和肝损伤 1 人。在治疗后的 3 个月，肿瘤的客观缓解率为 63%，疾病控制率为 83%。治疗后的 1 年和 2 年，患者的总体生存率分别为 90% 和 74%，无进展生存率分别为 60% 和 45%。研究者认为，联合应用 SBRT 和短疗程 Pembrolizumab 治疗寡转移肾癌具有良好的耐受性和局部控制作用，并且可以观察到持久的反应和令人鼓舞的远期疗效。

综上所述，SBRT 联合免疫药物治疗转移性肾癌在延迟转移的患者中能够改善无进展生存期，提高局部控制率，并且具有较好的耐受性。由于上述报道都是以小样本进行的，仍需更多的研究来验证其长期效果和安全性。

四、联合多种全身治疗

2021 年，意大利放射治疗和临床肿瘤学协会下属的 11 个医疗机构联合回顾性分析了 207 名肾癌患者（385 个转移灶）的治疗结果[184]。该研究的所有病灶中，主要的转移部位是肺（165 例），其次是骨（220 例）。治疗结果显示，SBRT 相关的 1 级和 2 级并发症主要包括疼痛、恶心、咳嗽和吞咽困难等，发生率较低。治疗后的 1 年、2 年和 3 年，肿瘤的局部控制率分别为 89.4%、80.1% 和 76.6%，远处转移的控制率分别为 82.7%、76.9% 和 64.3%。其中，78 名患者（占 31.8%）需要联合接受全身治疗，主要使用 Sunitinib（占 61.5%）和 Pazopanib（占 15.4%），推迟使用 16

个月左右。所有患者的 1 年、2 年、3 年总体生存率分别为 92.7%、86.4% 和 81.8%。该研究表明，在癌症局部转移和全身转移的综合治疗中，SBRT 是一种有效且安全的选择。它能够有效控制肿瘤的局部和远处转移，并提高患者的生存率。

第四节　中医辨证施治和施护

一、中医辨证施治

在中医学中，肾癌被称为"肾积""痰癖""溺血""积"等。中医对于肾癌的认识可以追溯到《黄帝内经》《金匮要略》《诸病源候论》《外台秘要》《类证治裁》等经典著作。这些经典对肾癌的症状和治疗方法进行了记载，并且历代医家从不同的角度对肾癌进行了深入的研究和补充，逐步形成了一套相对完整的辨证施治体系。各代医家一致认为，肾癌的发病与肾脏、膀胱、脾脏、肝脏等脏腑密切相关。在中医理论中，腰被视为肾脏的所在之处，肾脏与膀胱又有着密切的内外关系。此外，肾主水液的代谢，而脾主水湿的运化。肾癌的起因多，包括房劳过度、损伤肾气；饮食不当、脾失健运；情志所伤、肝气郁结；年老体衰、肾虚不足；起居不慎、身形受寒，邪气从外入侵，导致水湿不能正常化解，脾肾受损，湿毒内生，并在腰部积聚，久而气滞血瘀，最终凝聚成肾癌。肾癌的临床表现主要包括腰痛，在少腹胁下区域有物块感，按压可移动。湿毒转化为热邪，下注膀胱，灼伤经络，导致血热妄行，严重者会出现长期不止的溺血。肾脏乃真阴和元阳之所系，肾癌初期，溺血不止，导致肾阴虚耗，久而阴损及阳，便会出现面色苍白、四肢不温等肾阳虚衰的症状，随后逐渐出现食欲减退、消瘦等症状，阴阳俱损，最终属败证。

（一）湿热蕴结证

证候：腰痛，坠胀不适，血尿，时有低热，腰腹肿块，小便短赤，舌质红、苔白或黄腻，舌体胖，脉滑数或濡数。

治法：清热利湿，益肾解毒。

方药：八正散加减，包括车前子 20 g，生地黄和滑石各 15 g，瞿麦、萹蓄、桑白皮和竹叶各 12 g，木通、炙甘草、栀子、灯芯草和大黄各 10 g。

用法：水煎服，每次 200 mL，每天 2 次，早、晚饭后温服。

（二）瘀血内阻证

证候：面色晦暗，腰痛加剧，多呈刺痛或钝痛，痛处固定，腰部或腹部肿块日渐增大，血尿或伴血块不止，可兼有发热、口渴、纳差等，舌质紫暗或有瘀斑、瘀点，苔薄白，脉弦或涩或结代。

治法：活血化瘀，理气散结。

方药：桃红四物汤加减，包括生地黄 12 g，川芎、桃仁和红花各 10 g，当归和赤芍药各 6 g。

用法：水煎服，每次 200 mL，每天 2 次，早、晚饭后温服。

（三）气血亏虚证

证候：腰腹肿块日见增大、疼痛，尿血淡红，心悸气短，神疲乏力，纳呆口干，或低热不退，面色苍白，形体消瘦，舌质淡或见瘀点、苔薄白，脉沉细数或虚大而数。

治法：益气养血，扶正祛邪。

方药：八珍汤加减，包括鸡血藤和党参各 20 g，熟地黄和茯苓各 15 g，白术、当归、桂枝、川芎、制附子和干姜各 10 g，炙甘草 6 g。

用法：水煎服，每次 200 mL，每天 2 次，早、晚饭后温服。

（四）肾虚毒蕴证

证候：腰痛，或腹部肿块，或尿血，或腹胀，形体消瘦，全身乏力，面白无华，或低热不退，纳差反胃，舌质淡红、苔薄白少津，脉沉无力。

治法：肾癌手术后者宜滋肾益气，解毒通淋；化疗后或晚期者宜健脾益肾，补气养血，软坚散结。

方药 1：肾癌手术后者以左归丸为主加减，包括熟地黄 24 g，山药、菟丝子和生首乌各 15 g，枸杞子、山茱萸、牛膝、决明子和枳壳各 12 g，龟胶（烊化）6 g。

方药 2：化疗或晚期者以八珍汤加减，包括鸡血藤和党参各 20 g，熟地黄、茯苓和白术各 15 g，当归和桂枝各 12 g，川芎和干姜各 10 g，制附子和炙甘草各 6 g。

用法：水煎服，每次 200 mL，每天 2 次，早、晚饭后温服。

（五）外治法治疗肿瘤疼痛

（1）晚期肾癌局部疼痛者可使用肾癌止痛散，包括生南星20 g，冰片和藤黄各3 g，麝香0.3 g。上药共研细末，酒、醋各半调成糊状，涂布于腰区瘤块处，药干即换药。

（2）肾癌局部疼痛者可使用冰香止痛液，包括冰片30 g，朱砂、乳香和没药各15 g。上药装入盛有500 mL米醋的瓶内，密封2日取上清液装入小瓶备用。用时拿棉签或毛笔蘸药水涂痛处，稍干后再涂几遍。一般用药后10～15分钟疼痛消失，可维持2小时以上。

（3）肾癌疼痛剧烈者（伤口溃烂处禁用）可取上等冰片50 g溶于500 mL白酒（粮食酒），待冰片溶解后将溶液涂擦在疼痛剧烈处。开始用药时，每日可擦10次以上，以后随疼痛减轻次数酌减。

（4）肾癌术后肾虚腰部冷痛者可取生姜120 g，吴茱萸90 g，花椒60 g，肉桂和葱头各30 g。上药共炒热，以布包裹，熨腰痛处。药包冷后，则将上药取出，再炒热。

二、中医辨证施护

（一）湿热瘀毒证

（1）保持病室环境安静、整洁，干燥凉爽湿润，空气清新，定时通风。

（2）指导患者放心静养，消除焦躁、恐惧、忧虑的心理，改善其身心状态，积极配合治疗。

（3）密切观察腹痛的部位、性质、程度，腹肌紧张度，有无包块及伴随症状。如果触摸到包块，应注意观察包块的部位、大小、性质、硬度、活动度以及其发展趋势，是否有压痛，边缘是否光滑等。可采用以下治疗方法：①外敷癌痛药膏，包括生南星、乳香、没药各20 g，小茴香和丁香各15 g，姜黄10 g，冰片3 g，人工麝香0.3 g。将药料研成细粉，与酒、醋各半混合成糊状，涂抹于腰部痛处，药干后更换。②耳穴压豆。选取常用的痛点穴位后，使用王不留行籽耳穴贴贴在选定的穴位上，并稍加压力，使患者耳朵感到酸麻胀或发热。

（4）根据病情安排休息和活动。

（5）中药汤剂应浓煎，并分次少量服用，最好在饭前或饭后1小时温服，以免影响食欲。

（6）在食欲差、腹胀时，可采用以下治疗方法：①中药热敷。辨证论治后，给予行气利水的中药热敷，方剂包括莱菔子 20 g，法半夏和枳壳各 15 g，陈皮和木香各 10 g，将药材加热并打包至 40 ～ 50 ℃，顺时针热敷于腹部，手术后 6 小时开始。②穴位按摩。选择天枢、脾俞、胃俞、气海、足三里等穴位进行按摩。

（二）肾虚蕴毒证

（1）保持病室环境安静、温暖、向阳，空气新鲜，定时通风。

（2）关心体贴患者，多与患者交流，给予安慰、同情及鼓励，消除其烦躁、恐惧、忧虑的心理，改善其身心状态，使其积极配合治疗。

（3）密切观察患者腹痛的部位、性质、程度，腹肌紧张度，有无包块及伴随症状。如果触到包块，应注意观察包块的部位、大小、性质、硬度、活动度和发展趋势，以及有无压痛、边缘是否光滑等。观察腹痛和包块的部位、性质和程度可以帮助初步了解疾病的可能原因，以便做出准确的诊断和治疗计划。

（4）根据病情安排休息与活动。对于体力较差或需要休息的患者，应给予充分的休息时间，避免过度劳累；而对于一些需要进行康复训练或活动的患者，可以适度安排他们的活动，帮助他们恢复身体功能。

（5）中药汤剂宜浓煎，并分次少量进服，以饭前、饭后 1 小时温服为宜，以免影响食欲。对于中药汤剂的服用，建议采用浓煎的方式制作，并分次少量进服。这样可以提高药物的吸收效果，同时避免对患者的胃口产生不良影响。

（6）对于食欲差、常有呕吐感的患者，可采用以下治疗方法：①穴位按摩。可以选择中脘、内关、足三里等穴位进行按摩，有助于调节患者的消化功能和胃肠道运动，缓解纳少欲吐的症状。②耳穴压豆。可以选择神门、胃、交感和皮质下等耳穴进行压豆。通过刺激这些特定的耳穴，可以调节患者的胃肠功能，起到缓解纳少欲吐的作用。

（三）气血两虚证

（1）病室环境应保持安静、温暖和朝阳。同时要患者注意保暖，以防止感冒。

（2）指导患者安心静养，以养护体内的气虚。同时，要节制饮食，保护精气。

（3）对腹痛的部位、性质、程度进行密切观察，还要观察腹肌的紧张程度，是否有包块以及伴随的其他症状。如果触摸到包块，需要注意观察包块的位置、大小、性质、硬度、活动性和发展趋势，以及是否有压痛，边缘是否光滑等。

（4）患者应卧床休息，轻度病情可以适当活动，以促进气血循环。长时间卧床的患者应经常改变体位，以预防褥疮的发生。

（5）中药汤剂应该浓煎，分次少量服用。最好在饭前或饭后1小时温热服用，避免影响食欲。

（6）可以使用艾灸治疗关元、神阙等穴位。艾灸是通过燃烧艾叶产生的热量和药性刺激穴位，达到温通经络、祛寒散寒的效果，对治疗腹痛和调理体质都有一定的帮助。

三、膳食调护

（一）湿热瘀毒证

宜食：营养、易消化的食物，可多食新鲜水果和蔬菜，少食多餐。可选清凉之品以解毒清热，如金银花、鲜藿香、菊花、生甘草等煎汤代茶饮。

忌食：油腻、生冷、辛辣、粗糙、坚硬难消化之物以及壅滞气机的食物。

食疗方：绿豆薏苡仁粥、冬瓜薏米汤、莲藕排骨汤。

（二）肾虚蕴毒证

宜食：富有营养、易消化的补肾食物，如黑芝麻、核桃仁、枸杞子、山药、黑豆、鲫鱼等。

忌食：胡椒、大蒜、咖啡、茶、西瓜等食物。

食疗方：莲子山药粥、黑芝麻粥、山药枸杞汤、核桃仁炖猪腰、红枣桂圆茶。

（三）气血两虚证

宜食：清淡、营养的食物，可选银耳、枸杞子、核桃、大枣等。

忌食：辛辣、动火之物。

食疗方：党参枸杞炖瘦肉、芪归红枣鸡汤。

四、放疗并发症辨证论治

放疗作为肾癌治疗的辅助技术，可以直接杀灭癌细胞。作为局部治疗，放疗可以缩小原发性肿瘤的大小，并且能够同时杀灭周围的亚临床病灶，从而降低远处转移和复发的风险。然而，放疗也会导致一些并发症，其中最常见的是放射性肾炎。

放射性肾炎是指在高剂量射线照射过程中，肾细胞受到严重损伤后引起的炎症反应。中医的病名一般是根据患者当时出现的不同症状来命名的，从中医的角度，水肿、腰痛、血尿、虚劳等都属肾炎范畴。肾炎出现血尿多是由于肾受虚火内动，灼伤阴络引起。肾炎出现水肿主要是脾、肾及三焦气化功能失常，水代谢障碍所导致。据临床观察，肾炎通常伴有脾肾两虚的情况，水湿的积聚较为常见。即使水肿得到缓解，仍然有一些邪气未能清除，脾肾阳虚也需要一段时间才能恢复，故蛋白尿长期很难消失。大多数患者还可能出现腰部酸痛、食欲不振、面黄体倦等症状。在治疗用药方面，应重点以补益脾肾为主，并同时清除余邪。

（一）脾虚湿困证

证候：患者常伴有慢性肾炎，经过治疗，水肿消退后，邪去正虚，脾气受损。临床上常表现为四肢倦怠，食欲不振，腹胀便溏，面黄少华，苔白，脉细缓，尿检异常。

治法：健脾益气。

方药：参苓白术散加减，包括炒薏苡仁、党参和山药各20 g，白术、黄芪、芡实、莲子肉和大枣各15 g，茯苓和陈皮各10 g，砂仁6 g。脘闷腹胀者加厚朴花和枳壳各10 g；四肢怕冷者加桂枝10 g。

用法：水煎服，每次200 mL，每天2次，早、晚饭后温服。

（二）肾阳亏虚证

证候：患者常伴有慢性肾炎，当水肿消退后，常表现为肾阳不足，尿检有蛋白。症见面色灰黯，腰膝酸软，怯寒肢冷，夜尿频多，舌淡苔白，脉细无力等。

治法：温补肾阳。

方药：菟丝子汤加减，包括金樱子、芡实、熟地黄、山萸肉和菟丝子各15 g，杜仲、补骨脂、覆盆子、仙灵脾、五味子和巴戟肉各10 g。另用金匮肾气丸（中成药）每次8粒，每天服3次。

用法：水煎服，每次200 mL，每天2次，早、晚饭后温服。

（三）肾阴亏虚证

证候：患者常有水肿，经过治疗，水肿消退后，往往出现伤阴症状。临床上常表现为头晕眼花，面花潮红，耳鸣目涩，虚烦失眠，腰膝酸软，手足心热，口燥唇干，血压增高，舌红少苔，脉细数，尿检有少量蛋白。

治法：滋阴益肾。

方药：参芪地黄汤加减，包括黄芪 30 g，熟地黄 15 g，山萸肉 12 g，枸杞子、太子参、麦冬、怀牛膝、牡丹皮、当归和五味子各 10 g。方中酌加健脾调胃之药，使滋而不腻，补而不滞。尿中带红者加小蓟 15 g；血压偏高者加珍珠母 30 g 和钩藤 10 g。

用法：水煎服，每次 200 mL，每天 2 次，早、晚饭后温服。

（四）邪湿留恋证

证候：患者常有水肿，经驱邪化湿后水肿消退，湿热虽除，而余邪未清，湿未化。湿为阴邪，其性重浊黏腻，不易骤除。临床常见胸中烦闷或有发热，大便干结，小便短赤，或混浊，或尿时涩痛，舌苔腻黄，脉濡数，尿检有蛋白、红细胞。

治法：清化湿热，驱除余邪。

方药：八正散加减，包括白茅根、薏苡仁和车前子各 20 g，蒲公英 15 g，苍术、黄柏、泽泻、茯苓和滑石各 10 g，木通 5 g。大便干结或不畅者加生大黄 6 g；呕吐者加法半夏和竹茹各 10 g；有血尿者加生地黄和小蓟各 20 g。

用法：水煎服，每次 200 mL，每天 2 次，早、晚饭后温服。

第八章　恶性肿瘤骨转移

　　骨转移是肿瘤扩散的最常见形式之一，尤其在脊柱部位发生较多。骨转移可导致严重的致残效应，包括疼痛、脊髓压迫、高钙血症和病理性骨折。放射治疗是减轻骨转移性疼痛的主要方法之一，可使 50% ～ 80% 患者的疼痛缓解（其中 30% 完全缓解），并且起效时间较长，并发症较少。根据 2017 年发布的《ASTRO 骨转移治疗指南》[185]，对于未经放疗的骨转移，少量多次常规加速器放疗（方案如 30Gy/10Fx、24Gy/6Fx、20Gy/5Fx 等）和单次高剂量 SBRT（如 8Gy/1Fx 等）具有类似的止痛效果。少量多次常规加速器放疗后，疼痛复发的概率为 8%，而 SBRT 治疗后疼痛复发的概率为 20%，因此可能需要进行重复治疗来缓解疼痛。两种疗法的长期止痛效果在统计学上没有显著差异。与常规加速器放疗相比，SBRT 的主要优点是可以显著减少骨转移周围组织的损伤。除了局部治疗外，2017 年发布的《ASTRO 骨转移治疗指南》还鼓励联合全身治疗（如双磷酸盐或化疗）以增强远期疼痛控制，降低骨痛和骨折的发生率。骨转移姑息放疗的潜在并发症是治疗部位疼痛的暂时性加重，随着时间的推移，疼痛通常会逐渐消退。评估骨转移性疼痛常用视觉模拟量表（VAS），详见总论中图 1–1。

　　目前，放疗是肿瘤的主要治疗手段之一。临床数据显示，有些肿瘤经放疗后，治疗效果较好，有些则收效甚微。肿瘤的放射抗拒性和敏感性，与放疗的效果直接相关。临床上采用的各种肿瘤放疗大多是不同个体使用相似的放疗方案，但是不同个体放射敏感性有明显差异，因此根据肿瘤放射抗拒性针对不同个体采用不同的放疗方案具有重要意义。放射抗拒性肿瘤类型包括肾癌、黑色素瘤和肉瘤，这意味着常规加速器放疗对这些肿瘤的局部控制效果较差；放射敏感性肿瘤类型包括淋巴瘤、精原细胞瘤、骨髓瘤、前列腺癌和乳腺癌。根据骨质破坏的程度，骨转移可分为成骨性、混合性和溶骨性；肺癌和乳腺癌通常以溶骨性骨转移为主，而前列腺癌则以成骨性骨转移为主。无论组织学类型或肿瘤大小如何，高剂量单次 SBRT 治疗都能提供持久的肿瘤控制效果。一般认为，骨转移灶的治疗效果与全身治疗的疗效和患者的总体生存期关系较小，因此本章主要关注骨转移灶的局部控制情况。

第一节　脊柱转移

脊柱转移是癌症患者中常见的并发症，约40%的癌症患者会出现脊柱转移现象。其中，超过70%的脊柱转移发生在胸椎或腰椎。针对脊柱转移患者，常规治疗方案包括化疗、靶向治疗、手术、放疗和免疫治疗，通常需要多学科合作来实施。随着精准放疗技术的快速发展，越来越多的临床医生选择放射治疗脊柱转移瘤。对于经过仔细筛选的适宜患者来说，SBRT已成为一种标准治疗方法。与四肢骨转移不同，脊柱转移通常伴随着脊髓受压的情况。因此，2017年发布的《ASTRO骨转移治疗指南》推荐骨转移放疗时结合手术减压干预（如后凸成形术和椎体成形术），以维护脊髓的正常功能。硬膜外脊髓受压（Epidural Spinal Cord Compression，ESCC）分级常用来评估脊髓神经受压的程度，分为0到3级，级别越高表示受压程度越重：0级表示病变仅局限于骨内，没有椎管内受累；1级表示硬膜受压而脊髓未受压；2级表示脊髓受压但MRI检查仍可见脑脊液信号；3级表示脊髓受压且脑脊液信号中断。

一、射波刀单一治疗

（一）安全性研究

1.日本东京癌症和传染病中心系列报道

2021年，日本东京癌症和传染病中心回顾性分析了123名癌症患者（133个脊柱转移灶）的治疗风险[186]。这些患者的原发病灶主要包括肺癌（26个转移灶）、结直肠癌（26个转移灶）、甲状腺癌（20个转移灶）和肾癌（18个转移灶）。其中，70名患者（占52.6%）接受过3次或3次以上脊髓水平的治疗，58名患者（占43.6%）接受过大于或等于40Gy的放疗，53名患者（占39.8%）有压迫脊髓的靶点。对于首次放疗部位采用了24Gy/2Fx的SBRT方案，而对于之前已接受过大于或等于50Gy/25Fx常规加速器放疗的患者，则采用11Gy/1Fx的方案。此外，脊髓剂量限制为12.2Gy。治疗后的3个月、6个月和12个月，疼痛缓解率分别为75%、64%和59%；而治疗1年后，肿瘤局部控制率达到74.2%。但是，在该项研究中也发现了与挽救性SBRT放疗相关的脊髓病变、神经根病和椎体压缩性骨折，分别发生在4

个（占 3.0%）、2 个（占 1.5%）和 17 个（占 13.8%）病灶中。研究者认为，脊柱挽救性 SBRT 放疗实现了良好的局部控制和疼痛控制，放射性脊髓病和神经根病的风险都可接受。

2022 年，该中心回顾性分析了同一或相邻脊柱水平接受第 2 次 SBRT 的相关风险[187]。该项研究中共有 19 名患者（原发性肿瘤主要为肾癌和甲状腺癌）的 19 个病灶被纳入分析，其中 13 名和 6 名患者分别在同一和相邻脊柱水平接受了第 2 次 SBRT，2 次治疗的间隔时间为 23 个月左右，其中 5 名患者为压迫脊髓的病灶。初次 SBRT 方案为 24Gy/2Fx，第 2 次 SBRT 方案为 30Gy/5Fx 或 35Gy/5Fx，第二疗程中脊髓的最大点剂量为 15.5Gy。经随访，在治疗后的 12 个月和 18 个月，骨转移的局部控制率分别为 100% 和 92%。研究者在这些病灶中观察到放射诱导的脊髓病、神经根病和椎体压缩性骨折分别出现在 0 个（占 0%）、4 个（占 21%）和 2 个（占 11%）病灶中，其中 3 名神经根病患者几乎完全导致上肢或下肢瘫痪。研究者认为，第二疗程的挽救性 SBRT 治疗脊柱转移瘤可以实现良好的局部控制，没有观察到放射性脊髓病的发生，但发生放射性神经根病的几率相对较高。

综上所述，SBRT 治疗脊柱转移瘤在实现良好的局部控制和疼痛缓解方面表现出较好的疗效，但也存在一定的安全性风险，如放射性脊髓病变、神经根病和椎体压缩性骨折等。在选择治疗方案和评估风险时，需要综合考虑患者的病情特点和治疗需求，并进行个体化的决策。此外，在进行第二疗程的挽救性 SBRT 治疗时，需要特别注意放射性神经根病的风险，并积极采取措施减少其发生。

2. 其他机构报道

椎体压缩性骨折是脊柱 SBRT 治疗中常见且严重的并发症。2021 年，美国 Cleveland 诊所对肿瘤体积、SBRT 剂量和临床因素与椎体压缩性骨折的相关风险进行了探讨[188]。研究者从回顾性数据库中评估了 85 名患者中 173 个接受 SBRT 治疗的脊柱节段，并对椎体进行轮廓测量和剂量计算。研究使用竞争风险模型来评估 SBRT 剂量对椎体压缩性骨折的风险。结果显示，在 21 个椎骨节段（占 12.1%）出现了新发或进行性骨折，骨折时间为 322 天左右。进一步分析发现，接受大于 20Gy 和大于 24Gy 剂量治疗的椎体体积百分比与骨折风险增加显著相关（p 值分别为 0.029 和 0.044）。敏感性分析显示，为获得对椎体骨折预测的 90% 敏感性，需要将接受大于 20Gy 和大于 24Gy 剂量的椎体体积百分比限制在 24% 以下。研究者认为，椎体压缩性骨折的发生率为 12.1%，允许较大体积的椎体接受大于 20Gy 和大于 24Gy 剂量的治疗计划与骨折的风险增加有关。为达到对 SBRT 后骨折的 90% 敏感性预测，应将接受大于 20Gy 的椎体体积百分比限制在 24% 以下，最大点剂量应控制在 24Gy 以下。这些研究结果对临床医生评估脊柱 SBRT 治疗计划以最大限度地降低治疗后椎体压缩性骨折发生的风险具有指导意义。因此，在制定治疗方案时应仔细考虑椎体剂量与体积的关系，以减少椎体骨折的发生。

（二）有效性研究

2022 年，天津大学报道了一项针对 71 名脊柱转移患者的前瞻性研究结果[189]。这些患者的原发病灶主要是肺癌（34 人）、肝癌（8 人）、甲状腺癌（6 人）和乳腺癌（5 人）。其中，23 人对放射线敏感，48 人对放射线抵抗。患者根据 ESCC 评级分为 0 级、1 级和 2 级，分别为 29 人、36 人和 6 人。有 55 名患者有与颈椎转移瘤相关的疼痛，其中，21 人的 VAS 评分为 1～4 分，20 人的评分为 5～6 分，14 人的评分为 7～10 分。根据脊髓剂量限制，标准的 SBRT 方案为 21～36Gy/1～3Fx（65 人，靶区回避脊髓），而高危患者接受的方案为 24～50Gy/4～5Fx（6 人，靶区覆盖脊髓）。治疗后，患者出现椎体压缩性骨折的人数保持不变。SBRT 完成 12 周后，54 名患者（占98.2%）疼痛减轻，46 名患者（占 83.6%）疼痛完全消失。经随访，治疗后 1 年和 2年的骨转移局部控制率分别为 93.1% 和 90.0%。研究者认为，经过 SBRT 治疗，对于颈椎转移瘤可以实现较高的肿瘤和疼痛控制，而并发症的发生是可接受的。

2023 年，中山大学回顾性分析了 259 名单发脊柱转移患者的治疗结果[190]，研究对比放射敏感和抵抗性肿瘤的差别。在这些患者中，ESCC 评级最多的是 0 级，共有 186 名患者（占 71.8%），其中 135 名患者出现了与脊柱转移相关的疼痛。根据肿瘤对放射线的敏感性，将患者分为敏感组和抵抗组。敏感组包括 76 名患者，其脊柱转移瘤分布在颈椎、胸椎、腰椎和骶椎的数量分别为 8 个、46 个、18 个和 4个；抵抗组包括 183 名患者，其脊柱转移瘤分布在颈椎、胸椎、腰椎和骶椎的数量分别为 19 个、83 个、68 个和 13 个。在 24 名 ESCC 2 级的患者中，12 名患者先接受了手术减压治疗，另外 12 名患者由于无法耐受手术而直接接受 SBRT 治疗。该研究中，162 名患者（占 62.5%）曾接受过化疗，156 名患者（占 60.2%）曾接受过双膦酸盐治疗，73 名患者（28.2%）曾在其他部位接受放射治疗。SBRT 治疗方案为 8～48Gy/1～6Fx。结果所有患者均未发生 3 级或 3 级以上的并发症，没有脊髓病变或神经根损伤的病例，103 名患者（占 76.3%）的疼痛减轻。治疗后 6 个月、12 个月和 24 个月的骨转移局部控制率分别为 88%、86% 和 82%，放射敏感和抵抗性肿瘤之间无显著差异。研究结果显示，患者年龄越小，局部控制和疼痛缓解的效果越好（分别为 $p < 0.001$ 和 $p = 0.04$）。研究者认为，无论肿瘤对放射线是否敏感，SBRT 都是一种有效的治疗模式，并发症的发生是可接受的。

2023 年，加拿大多伦多大学报道了一项包括 482 名患者（947 个脊柱转移灶）的前瞻性研究结果[191]。其中，334 个脊柱转移瘤对放射线敏感，148 个对放射线抵抗。159 名患者的 301 个椎体节段接受了 28Gy/1Fx 治疗，323 名患者的 646 个节段接受了 24Gy/2Fx 治疗。经随访，28Gy/1Fx 组的 6 个月、12 个月和 24 个月的骨转移控制率分别为 96.5%、94.6% 和 88.9%，而 24Gy/2Fx 组的分别为 6.0%、12.5% 和 17.6%（$p=0.008$）。进一步分析发现，24Gy/2Fx 方案、脊柱周围疾病扩展、放疗抵抗或放疗敏感组织的硬膜外扩张是局部治疗失败的相关因素。在治疗后 6 个月、12 个月和 24 个月，所有患者的椎体压缩性骨折的风险分别为 5.5%、7.6% 和 10.7%，组间无显著差异。研究结果显示，脊柱排列不良、治疗前出现的压缩性骨折和脊柱交界位置的转移与椎体压缩性骨折有关。研究者认为，在不增加压缩性骨折风险的情况下，28Gy/1Fx 方案比 24Gy/2Fx 方案具有更高的局部控制率和更好的远期疗效。

综上所述，SBRT 治疗脊柱转移在肿瘤和疼痛控制方面具有较好的效果。在治疗后 12 周，大部分患者的疼痛减轻或完全消失，疼痛缓解率达到 83.6% ～ 98.2%。SBRT 治疗后 1 年和 2 年的骨转移局部控制率分别为 90.0% 和 93.1%，表明该治疗方法在控制脊柱转移的进展上具有较好的效果。SBRT 治疗中发生的并发症相对可接受，未发现 3 级或 3 级以上的并发症、脊髓病变或神经根损伤。SBRT 治疗的方案根据患者的具体情况和肿瘤敏感性而定，剂量通常为 21 ～ 36Gy/1 ～ 3Fx 或 24 ～ 50Gy/4 ～ 5Fx。具体方案的选择要注意脊髓剂量限制和靶区回避脊髓的考虑。患者年龄越小，SBRT 治疗的局部控制和疼痛缓解效果越好。同时，SBRT 治疗对放射线敏感和抵抗性肿瘤的效果相近。

二、常规加速器放疗对比

2021 年，加拿大 13 个医学中心和澳大利亚 5 个医学中心联合进行了一项关于 SBRT 和常规加速器放疗的前瞻性研究，涉及 229 名单发骨转移患者[192]。这些患者的原发性肿瘤主要为非小细胞肺癌（61 人）、乳腺癌（50 人）和泌尿生殖系统肿瘤（46 人）。研究将患者随机分为 SBRT 组（114 人，采用 24Gy/2Fx 方案）和常规加速器放疗组（115 人，采用 20Gy/5Fx 方案）。在治疗过程中，最常见的 3 ～ 4 级并发症为 3 级疼痛，其中常规加速器放疗组和 SBRT 组的发生率分别为 4% 和 5%。

治疗 3 个月后，SBRT 组中有 40 名患者（占 35%）的肿瘤性疼痛完全消失，比例显著高于常规加速器放疗组（16 名，占 14%），p=0.0002。研究结果表明，在姑息治疗情况下，使用 SBRT 是合适的，并且在完全缓解脊柱转移疼痛方面的效果优于常规加速器放疗。

2022 年，加拿大多伦多大学进行了另一项前瞻性研究，共纳入了 137 名脊柱转移患者[193]。研究比较了 SBRT 和常规加速器放疗在局部控制能力方面的差异。入组患者的原发性肿瘤主要为乳腺癌（34 人）和非小细胞肺癌（32 人）。研究将患者随机分为 SBRT 组（66 人，治疗 119 个脊柱节段，采用 24Gy/2Fx 方案）和常规加速器放疗组（71 人，治疗 169 个脊柱节段，采用 20Gy/5Fx 方案）。经随访，治疗 6 个月、12 个月和 24 个月后，SBRT 组的局部控制率分别为 97.2%、93.9% 和 85.28%，而常规加速器放疗组分别为 88.8%、71.6% 和 64.4%。与常规加速器放疗相比，SBRT 治疗后 1 年的再放疗率为 2.2%，而常规加速器放疗组的为 15.8%；SBRT 组的再放疗间隔时间（22.9 个月）也长于常规加速器放疗组（9.5 个月）。研究者认为，与常规加速器放疗相比，SBRT 治疗脊柱转移瘤在局部控制失败和再放疗风险方面更低。

综上所述，相对于常规加速器放疗，SBRT 治疗骨转移能够更好地缓解疼痛、提高局部控制率，并减少再放疗的需求。因此，对于骨转移患者来说，SBRT 是一种更有效的治疗方式。

三、联合手术

2022 年，日本 Komagome 医院报道了 32 名脊柱转移患者接受硬膜分离手术和 SBRT 序贯治疗后的效果[194]。入组患者的原发性肿瘤主要为肾癌、肉瘤和甲状腺癌，每种类型有 6 例；转移瘤分布在颈椎、胸椎和腰椎，分别为 5 个、20 个和 11 个。这些患者都出现了硬膜外脊髓压迫症状，如进行性疼痛、麻痹、感觉丧失和括约肌功能障碍等。手术通过后部入路进行，包括减压和固定程序。脊柱 SBRT 的方案为 24Gy/2Fx，治疗后出现放射性脊髓炎、神经根病和椎体压缩性骨折的患者分别为 0 名、1 名和 6 名。根据 ESCC 分级，1 级有 3 名患者，2 级有 8 名患者，3 级有 21 名患者。治疗 3 个月后，90% 的患者 ESCC 分级降为 1 级或低于 1 级。治疗 12 个月后，骨转移的局部控制率为 87%，20 名患者能够正常行走或使用拐杖行走。研究者认为，硬膜分离手术与 SBRT 序贯治疗对于转移性硬膜外脊髓压迫的减压和长期局部控制都是有效的。

四、联合新辅助动脉栓塞及手术

2023 年，美国 Ohio 州立大学回顾性分析了 117 名脊柱转移患者（137 个脊柱转移灶）的治疗结果[195]。这些患者中，骨转移的采用了动脉栓塞和 SBRT 治疗。动脉栓塞通过转移瘤血管通路和聚乙烯醇颗粒进行，栓塞颗粒的尺寸为 45 μm ～ 500 μm，当血供减少 80% 以上被认为是肿瘤血管系统完全闭塞。SBRT 治疗方案为 27Gy/1Fx。在这 117 名患者中，47 名患者（占 40.2%）接受了术前新辅助动脉栓塞，随后进行了减压手术和 SBRT 治疗；另外 70 名患者（占 59.8%）直接接受了减压手术和 SBRT 治疗。在接受动脉栓塞的患者中，肾癌是最常见的原发性肿瘤类型（35 例），而在非栓塞组中，最常见的原发性肿瘤类型是肺癌（19 例）、肾癌（12 例）和肉瘤（12 例）。治疗 1 年后，栓塞组的无进展生存期为 14.2 个月，长于非栓塞组的 6.3 个月（p=0.043）。在栓塞组中，良好控制的肿瘤和进展的肿瘤之间栓塞程度存在显著差异（84.8% vs 72.6%，$p < 0.001$）。术前进行新辅助动脉栓塞后，患者的 VAS 疼痛评分立即显著降低。静息状态下的疼痛评分从 5.6 分降至 3.7 分（p=0.001），活动时的疼痛评分从 5.9 分降至 3.6 分（p=0.004）。手术减压后的第 14 天，栓塞组和非栓塞组的疼痛评分没有显著差异。在栓塞组中，疼痛的显著改善与栓塞程度正相关。研究者认为，术前进行新辅助动脉栓塞对于改善骨转移局部控制和疼痛控制是有帮助的。

第二节　射波刀治疗非脊柱骨转移

非脊柱骨转移主要发生在骨盆、四肢长骨、肋骨和肩胛骨等部位。与脊柱和肺等部位相比，SBRT 治疗非脊柱骨转移的报道相对较少。根据已报道的研究结果，相比于传统的加速器放疗，单次高剂量的 SBRT 可以提高非脊柱骨转移患者的疼痛缓解率和局部控制率，并且不会增加不良反应的风险。

根据 2022 年的一项全球回顾性分析，世界 7 个医疗中心研究了 111 名非脊柱骨转移患者（114 个长骨转移灶）的治疗结果[196]。这些患者的原发性肿瘤主要为前列腺癌（45 人）和乳腺癌（20 人）。骨转移灶主要分布于股骨（84 个）、肱骨（26 个）和胫骨（4 个），其中溶骨性、成骨性、混合性和未知成分的病灶分别为 32 个、58 个、11 个和 13 个。主要的 SBRT 方案为 30 ～ 50Gy/5Fx。在治疗后的观察期内，观察到

8 例骨折（股骨 5 例，胫骨 2 例，肱骨 1 例），这些骨折一般发生在治疗后 12 个月左右，其中 6 例骨折与局部治疗失败无关。经随访，1 年、2 年和 3 年内骨折的发生率分别为 3.5%、6.1% 和 9.8%。在治疗后的 1 年、2 年和 3 年，骨转移的局部控制率分别为 94.3%、92.8% 和 86.5%。这项研究表明，SBRT 治疗可以在不增加骨折风险的情况下有效地控制长骨转移的局部进展。

2023 年，加拿大多伦多大学进行了一项回顾性分析，共纳入 373 名患者（505 个非脊柱骨转移）的治疗结果[197]，该研究重点关注局部治疗失败和病理性骨折的发生情况。该研究中，患者的原发性肿瘤类型主要有前列腺癌（171 人）、肾癌（105 人）、乳腺癌（86 人）和非小细胞肺癌（75 人）等，骨转移部位主要发生在骨盆（215 个）和肋骨（155 个），其中成骨性、溶骨性和混合性骨转移分别为 250 个、217 个和 38 个。SBRT 治疗方案包括 35Gy/5Fx（169 个病灶）、24Gy/2Fx（128 个病灶）和 30Gy/5Fx（115 个病灶）。经随访，在治疗后的 6 个月、12 个月和 24 个月，骨转移的局部控制率分别为 94.3%、92.1% 和 87.4%，病理性骨折的发生率分别为 3.8%、6.1% 和 10.9%。进一步分析表明，溶骨性骨转移、低放射剂量以及肿瘤体积超过 54 cm^3，与局部治疗失败有较高的相关性；而溶骨性骨转移、混合性骨转移和肋骨转移患者则更容易发生病理性骨折。研究者认为，SBRT 是一种有效的非脊柱骨转移治疗方法，具有较高的局部控制率和可接受的病理性骨折率。

综上所述，SBRT 治疗可以提高非脊柱骨转移患者的疼痛缓解率和局部控制率，同时保持较低的骨折风险和可接受的病理性骨折率。SBRT 治疗长骨转移的 1 年、2 年和 3 年，骨转移的局部控制率分别达到 94.3%、92.8% 和 86.5%，病理性骨折发生率分别为 3.8%、6.1% 和 10.9%。

第三节　射波刀治疗其他类型的骨转移

一、肾癌

2022 年，意大利巴什肯特大学和哈西德佩大学联合进行了一项回顾性分析，研究了 54 名肾癌寡转移患者（70 个骨转移灶）的治疗结果[198]。这些患者中，大部分骨转移灶位于脊柱（占 57.4%），且大多数为单发性转移（占 64.8%）。其中，22 名患者原发灶与转移灶同时发现，而另外 32 名患者原发灶与转移灶先后出现。

SBRT 主要有 4 个方案，包括 16Gy/1Fx（17 个骨转移灶）、18Gy/1Fx（13 个骨转移灶）、20Gy/2Fx（10 个骨转移灶）和 24Gy/3Fx（12 个骨转移灶）。在治疗过程中，没有患者出现 3 级或 3 级以上的急性（或晚期）并发症。在治疗后的 1 年，骨转移灶的局部控制率为 94.9%。在治疗后的 2 年，患者的无进展生存率为 38.9%，无进展生存期为 15.3 个月。值得注意的是，接受 1Fx 方案的患者的无进展生存期要优于 2Fx 或 3Fx 方案的患者。研究者认为，SBRT 治疗骨寡转移的局部控制效果良好，可以有效地控制病灶在局部的进展，且治疗并发症可接受。

二、乳腺癌

2023 年，西班牙 Catalonia 肿瘤研究所进行了一项回顾性分析，研究了 60 名单发乳腺癌骨转移患者的治疗结果[199]。这些患者中，75% 的骨转移位于脊柱，25% 的骨转移位于非脊柱部位。骨转移灶的体积为 2.9 cm^3 左右。其中，溶骨性、成骨性和混合性病灶分别为 30 个、11 个和 19 个。所有患者中，5 人出现了病理性骨折，12 人出现轻度疼痛（VAS 量表 1～4 分），10 人出现中重度疼痛（VAS 量表 5～10 分）。脊柱转移灶的治疗方案为 16Gy/1Fx，而非脊柱转移灶的治疗方案包括 22.5Gy/3Fx、24Gy/2Fx 或 27Gy/3Fx。在治疗后的 1 年和 2 年，骨转移的局部控制率分别为 92.9% 和 86.6%。经分析，治疗后病灶体积 ≥ 13 cm^3 的肿瘤的局部控制效果较差。此外，研究者还比较了序贯接受全身治疗和 SBRT 的患者与序贯接受 SBRT 和全身治疗的患者的结果。结果显示，序贯接受全身治疗和 SBRT 的骨转移瘤的 2 年局部控制率达到了 96.8%，而序贯接受 SBRT 和全身治疗的骨转移瘤仅达到了 67.5%（p=0.031）。研究者认为，SBRT 治疗乳腺癌骨转移的是一种安全有效的方法，在进行 SBRT 治疗之前先进行全身治疗有助于提高骨转移的局部控制效果。

第四节　中医辨证施治和施护

一、中医辨证施治

根据中医学的观点，恶性肿瘤骨转移可归属于多种范畴，如"骨瘤""石瘤""骨蚀""骨疽""骨痹""骨瘘疮"等。中医认为，骨肉瘤的病因病机不外乎正气内虚，脏腑失调，感受外邪，癌毒内生，留滞于骨，日久毒邪与痰浊、瘀血凝结成块而致。

病机主要表现为"不荣则痛""不通则痛"两个方面,多为肾精亏虚、骨髓失养、痰凝血瘀、脉络痹阻等所致。恶性骨转移常见症状包括疼痛、局部肿块、功能障碍和病理性骨折等。目前,现代医学治疗恶性肿瘤骨转移的常用方法包括化疗、放疗、靶向治疗和外科手术等。这些方法虽然在一定程度上可以取得疗效,但也有其局限性。例如,口服药物可能会让患者引起较大的不良反应;放化疗、消融和外科手术对患者的耐受性和身体基本情况要求较高。研究发现,中医药在治疗恶性肿瘤骨转移方面具有多方面作用,包括抗肿瘤、减轻疼痛、减毒增效、提高生存质量和延长生存期等。因此,将中医治疗方法与西医治疗方法有效融合,可以实现优势互补。综合运用中西医结合的治疗方法,既可以提高治疗效果,又可以减轻不良反应,改善患者的生活质量和预后。

(一)肾阳亏虚、寒凝阻滞证

证候:局部酸楚疼痛,持续不断,夜间或阴雨天加重,形如刀割,遇寒加重,患肢活动受限,皮色不变,畏寒肢冷,形体羸弱,神疲乏力,舌淡暗有瘀斑瘀点、苔白润或白腻,脉细沉迟。

治法:温阳补肾,散寒通滞。

方药:阳和汤加减,包括熟地黄 30 g,鹿角胶、桂枝、白芥子、补骨脂、肉苁蓉、没药和生甘草各 10 g,炮姜、炙麻黄和乳香各 6 g。

用法:水煎服,每次 200 mL,每天 2 次,早、晚饭后温服。

(二)气滞血瘀、夹痰内蕴证

证候:患部疼痛持续较重,部位固定,夜间痛甚,肿块青紫,质地坚硬,表面皮肤黯紫或血管曲张,面唇晦暗无泽,舌质紫黯或有瘀斑、苔白腻,脉弦细或细滑。

治法:祛瘀化痰,通络止痛。

方药:身痛逐瘀汤加减,包括川芎、当归、桃仁、红花、浙贝母、皂角刺、透骨草、没药、香附、牛膝、地龙、秦艽和羌活各 10 g,炙甘草 6 g。

用法:水煎服,每次 200 mL,每天 2 次,早、晚饭后温服。

(三)气血两虚、瘀毒内结证

证候:局部疼痛,逐渐加重,皮色如常,或见局部肿块,不溃不破,伴气短懒言,神疲乏力,纳差食少,腰膝酸软,面色少华,自汗恶风,舌质淡或有瘀斑瘀点、苔薄白，脉细弱。

治法：益气养血，活血解毒。

方药：八珍汤加减，包括白花蛇舌草、党参和白术各 20 g，茯苓、熟地黄、白芍和半枝莲各 15 g，续断、骨碎补、当归、川芎和威灵仙各 10 g，陈皮和炙甘草各 6 g，全蝎 5 g。

用法：水煎服，每次 200 mL，每天 2 次，早、晚饭后温服。

（四）方药临床应用：参苓白术散加地黄饮子

国医大师、广西瑞康医院韦贵康教授根据五行学说和辨证论治的基础，提出了治疗肺癌骨转移的思想[200]。他认为肺癌骨转移是本虚标实的证候，即肺癌骨转移属于疾病晚期、病程长、消耗慢的情况，导致肺、脾、肾三脏阴阳两虚为主，并伴有热毒、气滞血瘀、痰瘀互结等实证兼证。根据五行学说，脾土与肺金为母子关系，虚则补其母，因此韦贵康教授采用培补脾土的方法来达到脾肺同治的目的。同时，肺金与肾水也为母子关系，他采用补肾的方法来促进金水相生。这种以补益脾肾治疗肺癌骨转移的方法，实际上是同时治疗母子两方面的问题。在重视虚证补益的同时，韦贵康教授也不忽视热毒、痰瘀互结等实证兼证的治疗。他在补益脾肾的基础上，根据具体病情采用活血化瘀、清热解毒、化痰散结等方法，治疗原则是以补为主，不仅补充虚损，同时也兼顾实证，既补虚又攻实。这种综合施治的方法是他独特的治疗思想。

韦贵康教授常用的方剂参苓白术散和地黄饮子是在研究了疾病的病因、病机和治疗原则的基础上，结合了《太平惠民和剂局方》和《圣济总录》中的经典方剂，并根据实际情况作了一定的加减，以补益脾肾为主要治疗目标。参苓白术散的组方包括当归、川芎、白芍、生地黄各 15 g，党参、白术、茯苓、山药、白扁豆各 12 g，莲子、薏苡仁、五味子各 10 g，甘草、桔梗 6 g。地黄饮子的组方包括黄芪 80 g，蜈蚣 2 条，巴戟天、肉苁蓉、石斛、麦门冬、石菖蒲、远志、大枣各 10 g，炮附子 8 g，肉桂 3 g。根据不同的病情，还可以根据病症的特点进行加减：对于血瘀型可以加入柴胡、枳壳、香附、丹参等药物；对于痰热壅肺型可以加入鱼腥草、黄芩、浙贝母等药物；如果出现胸痛，可以加入全瓜蒌、延胡索等药物；对于上肢疼痛，可以加入桂枝、羌活等药物；对于下肢疼痛，可以加入杜仲、独活、补骨脂等药物；对于瘀血阻滞引起的刺痛和固定不移的情况，可以加入三七、丹参等药物；对于疼痛并伴有胀感、走窜的情况，可以加入柴胡、香附、青皮等药物。以上方剂体现了韦贵康教授以补益脾肾为主要治疗方法，辅以活血化瘀、化痰散结以祛邪的治疗策略。通过补正以祛邪，同时强调补益和祛邪的相互作用，以达到标本兼治的效果。

2006 年 6 月至 2011 年 12 月期间，广西瑞康医院进行了一项针对 128 名肺癌骨转移患者的前瞻性研究，比较了参苓白术散加地黄饮子与西药治疗肺癌骨转移的疗效[201]。入组标准包括患者主动放弃放疗和化疗、年龄在 45 ～ 77 岁、预期生存期超过 6 个月。排除标准包括伴有严重并发症、有脑转移症状未得到控制、患有精神障碍疾病、合并活动性结核或其他严重感染性疾病。研究将患者随机分为治疗组（64 人）和对照组（64 人）。治疗组采用参苓白术散加味治疗，对照组采用帕米膦酸二钠结合塞来西布治疗。治疗组平均年龄为 56 岁，其中腺癌、鳞癌和小细胞肺癌患者分别为 32 人、14 人和 18 人，疼痛分级为 II 级和 III 级的患者分别为 26 人和 38 人。对照组平均年龄为 54 岁，其中腺癌、鳞癌和小细胞肺癌患者分别为 16 人、20 人和 28 人，疼痛分级为 II 级和 III 级的患者分别为 30 人和 34 人。两组在一般资料比较方面均无统计学差异。治疗 2 个月后对比了两组的多项疗效评价指标。结果显示，在生活质量评分方面，治疗组的有效率（66%）高于对照组（45%），$p < 0.05$。在止痛效果方面，治疗组的有效率（71%）高于对照组（43%），$p < 0.01$。在体力状况方面，治疗组的 KPS 评分改善率（56%）高于对照组（29%），$p < 0.05$。两组均未发生脊髓压迫、高钙血症及病理性骨折等情况。该研究结果显示，采用参苓白术散加黄芪、蜈蚣等药物治疗肺癌骨转移，在改善生活质量评分、减轻疼痛、提高患者的体力状况方面均优于西药治疗。

骨转移通常发生在恶性肿瘤的中晚期。临床上，肺癌骨转移患者多以脾胃气虚为主要证候，病程较长，身体消耗逐渐加重，久病则导致虚弱，并影响到肾阴和肾阳的功能。到了后期，病情可进一步发展为肾阴和肾阳两虚。气虚会导致气血运行不畅，气滞血瘀的表现也会出现，因此肺癌骨转移的总体病机表现为脾胃气虚、肾阴阳两虚（为病本），气滞血瘀为病标。病变位置主要在肺和肾（肾主骨）。根据中医辨证治疗原理，脾与肺为母子关系，当脾虚时应该补养脾气。同时，中医强调"脾主运化""脾为后天之本"，治疗上应以扶正固本为主要方法，尤其要注意扶养脾胃的气。因此，可选择健脾益气、养血活血、散结止痛、阴阳双补的方剂进行治疗。

二、中医辨证施护

（一）气滞血瘀证

（1）提供安全、舒适的病房环境，保持室内空气流通，避免潮湿环境，以免加重病情。

（2）穿着柔软、宽松、吸水性强的棉质内衣，注意保护放疗野皮肤，保持标记清晰。

（3）注意保暖，避免受凉引发感冒。定期检查血常规，并注意个人卫生，避免到公共场所和与感冒人群接触，预防感染。

（4）保持大便通畅，可适当食用蜂蜜、香蕉等食物以润肠通便。鼓励患者多饮水，每天饮水量不少于 1500 mL，预防泌尿系统感染。

（5）关注患者心理状态，采用音乐疗法、心理疏导等措施缓解患者焦虑和抑郁情绪，鼓励患者保持乐观心态。

（6）遵医嘱及时给予有效的止痛药进行疼痛治疗，并做好相应的疼痛护理。

（7）在活动和感觉障碍时，加强安全管理和皮肤护理，注意起卧安全，预防压疮、外伤和病理性骨折。对于有脊椎转移引起排泄功能改变的患者，应注意定期清洁。

（8）根据患者体质状况，适当进行太极拳、八段锦等中医健身活动，以调和气血、增强机体免疫力。运动时要注意适量，避免剧烈运动和过度劳累，患处勿承重，以免加重疼痛或导致骨折。

（9）使用针灸疗法，选取膈俞、肝俞、太冲等穴位，以调理气机、活血化瘀。同时可配合推拿按摩，缓解患者的疼痛不适。

（10）中药汤剂宜温服。

（11）使用红花、茯苓、艾草、丹参、川芎等具有活血化瘀功效的中药泡脚，以达到放松身心、缓解身体不适的目的。

（二）热毒蕴结证

（1）保持环境清洁，空气流通，以避免感染。

（2）保持充足的睡眠，避免劳累过度。注意起居安全，预防压疮、外伤和病理性骨折。

（3）密切观察患者疼痛的性质、部位及程度，以及伴随症状，如发热、食欲不振等，以便及时发现病情变化。

（4）注意观察患者体温变化，及时处理发热。严密观察患者水电解质和酸碱平衡的情况。

（5）做好口腔护理，预防口腔溃疡的发生。

（6）遵医嘱给予适当的止痛药，并观察止痛效果。可采用中医护理技术进行疼痛缓解，如穴位按摩、拔罐等。

（7）鼓励患者多饮水，保持大便通畅。穿着柔软、宽松、吸水性强的棉质衣物，做好皮肤清洁和保护，避免抓挠瘙痒。

（8）加强情志护理，给予心理疏导，帮助患者树立战胜疾病的信心。

（9）根据个体差异，适当进行运动锻炼，如太极拳、八段锦等，以增强身体素质，提高免疫力。避免剧烈运动，患处不要承重，以免加重疼痛或导致骨折。

（10）可选取合谷、内关、三阴交、太冲等穴位进行按摩，以调理气血，缓解疼痛。

（三）痰湿阻滞证

（1）保持室内空气流通、干燥，避免接触潮湿环境。

（2）保持充足的睡眠，避免劳累过度。注意起卧安全，预防压疮、外伤和病理性骨折。

（3）密切观察患者的疼痛程度、部位及伴随症状，如恶心呕吐、乏力等。

（4）遵医嘱给予止痛药，并观察止痛效果。

（5）穿柔软宽松吸水性强的棉质衣服，保持患肢的清洁干燥，避免感染。

（6）加强情志护理，给予心理疏导，帮助患者树立战胜疾病的信心。对于年轻女性和少年患者，根据情况加强心理疏导。

（7）根据患者的身体状况，可进行适当的运动锻炼，如太极拳、八段锦等，以增强体质，提高免疫力。患处勿承重，以免加重疼痛或导致骨折。

（8）穴位按摩疗法，可选取足三里、丰隆等穴位进行按摩，以调理脾胃，祛痰除湿。

（9）撤针疗法，可选取合谷、三阴交、太冲等穴位，以舒通经络，缓解疼痛。

（四）气阴两虚证

（1）保持室内环境安静、舒适，并确保室内空气流通良好。

（2）患者应卧床休息，限制活动，以避免摔伤骨折，并保证充足的睡眠，避免过度劳累。

（3）密切观察患者疼痛的程度、部位及伴随症状，按照医生的建议给予适当的止痛药，并观察止痛效果。

（4）加强情绪护理，保持情绪稳定，避免患者有精神压力。

（5）避免前往公共场所，并尽量减少与感冒人群的接触，以预防感冒的发生，避免感染。

（6）可以通过贴压耳穴（如神门、皮质下、交感、肺等）来缓解疼痛。

（7）使用中药外敷的方法。例如，选择具有补气养阴、消肿止痛功效的中药配方，将其研磨成粉末后加入适量的醋或蜂蜜调匀，制成膏药敷于患处，可以促进血液循环，改善瘀血状况，并起到通络止痛的作用。

（8）进行揿针治疗。选择足三里、三阴交、气海、关元等穴位进行针灸，可以调和气血，滋阴降火，起到舒缓疼痛的效果。

（9）用中药煎汤进行熏洗治疗。选择具有补气养阴、活血通络功效的中药，在将药物煎汤后，可对患处进行熏洗，通过热力和药力的双重作用，缓解疼痛，改善局部循环。

（五）阴虚内热证

（1）维持环境的安静和舒适，确保空气流通并保持凉爽，避免过度加热。

（2）确保充足的休息，避免过度劳累。

（3）鼓励患者多喝水，关注体温的变化，并及时处理发热情况。

（4）观察疼痛的程度，是否伴随皮肤反应、食欲和睡眠问题，根据医嘱及时给予止痛治疗和对症处理。

（5）穿着柔软宽松、吸水性强的棉质内衣，并注意保护放疗部位的皮肤，保持标记清晰可见。

（6）关注患者的心理状态，及时进行心理疏导，帮助患者建立战胜疾病的信心。

（7）适度进行运动，如太极拳、八段锦等，指导患者在活动时不要过度负重，以增强身体素质。

（8）选择耳穴贴压（即耳穴埋豆）的方法来缓解疼痛。可选择神门、肾上腺、皮质下、交感等穴位。

（9）揿针疗法。可选择太溪、太冲、合谷、三阴交、涌泉等穴位，以达到调和阴阳、清热降火的效果。

（六）脾肾阳虚证

（1）提供一个安静舒适的休息环境，确保病房内的温度适宜，避免感到寒冷。定期开窗通风，保持空气流通。

（2）确保充足的休息，避免过度劳累。在进行活动或有感觉障碍时，加强安全管理和皮肤护理，注意保证起卧的安全，预防压疮、外伤和病理性骨折。

（3）定期进行心理疏导，帮助患者调整心态。

（4）密切观察患者的疼痛情况，包括疼痛的性质、程度、部位等，并记录病情的变化。

（5）注意保暖，避免受凉。避免前往公共场所和接触感冒人群，预防感冒，防止感染的发生。

（6）穿着柔软宽松并且吸水性强的棉质内衣。注意保护放射治疗野外的皮肤，保持标记清晰可见。

（7）按照医嘱及时给予有效的止痛药物，进行疼痛治疗，并做好疼痛护理。在指导患者活动时，避免对患处施加重压。

（8）中药宜温服。

（9）通过贴压耳穴（如耳穴埋豆）来缓解症状。可选择刺激神门、皮质下、交感、肺等穴位。

（10）艾灸疗法。可选择手三里、关元、气海、足三里、三阴交等穴位，以温通经络，散寒止痛。

三、膳食调护

（一）气滞血瘀证

宜食：清淡且具有活血化瘀作用的食物，如山楂、桃仁、红花、黑木耳、洋葱等。
忌食：过于油腻、辛辣的食物。
食疗方：山楂红糖水、当归田七乌鸡汤、黑木耳红枣汤。

（二）热毒蕴结证

宜食：清淡易消化、富有营养的食物。多食紫菜、海带、绿豆、菊花、苦瓜等有清热解毒作用的食物。

忌食：过于油腻、辛辣的食物。

食疗方：紫菜海带瘦肉汤、绿豆薏米汤。

（三）痰湿阻滞证

宜食：清淡易消化、富有营养的食物。多食冬瓜、山药、茯苓、扁豆、赤小豆、薏苡仁等有健脾利湿作用的食物。

忌食：生冷、油腻、甜黏、油炸的食物。

食疗方：山药冬瓜汤、赤小豆鲤鱼汤、茯苓薏仁粥。

（四）气阴两虚证

宜食：具有补气养阴作用的食物，如红枣、枸杞子、银耳、黑米等。

忌食：羊肉、狗肉、鹿肉、辣椒、胡椒、大蒜、生姜等食物。

食疗方：枸杞红枣山药粥、党参红枣枸杞鸡汤。

（五）阴虚内热证

宜食：具有滋阴降火作用的食物，如梨、银耳、百合、枸杞子、绿豆等。

忌食：油腻、辛辣、煎炸以及生冷、黏腻、酸性的食物。

食疗方：银耳红枣雪梨汤、百合莲子粥、百合乌鸡枸杞子煲。

（六）脾肾阳虚证

宜食：具有温阳健脾作用的食物，如山药、红枣、核桃、黑芝麻、肉桂、韭菜、狗肉、羊肉、鸡肉等。

忌食：生冷、油腻、辛辣的食物。

食疗方：山药生姜羊肉汤、黄芪猪肚汤、红枣糯米粥。

四、放疗并发症辨证论治

（一）放射性皮肤损伤

放射性皮肤损伤是放疗过程中常见的并发症之一，主要表现为受照射区域皮肤或黏膜出现不良反应，如放射性皮炎。从中医的角度来看，放射性皮炎可以归纳为火毒热邪，属中医学的"疮疡"范畴。放射性皮肤损伤的早期症状包括受照射区域皮肤或黏膜出现红斑、色素沉着、瘙痒、疼痛等。在严重情况下，还可能出现干性脱皮、湿性脱皮和溃疡等症状。晚期症状则表现为皮肤挛缩和瘢痕形成等。针对放射性皮肤损伤，中医治疗可根据具体情况采取综合措施。常用的治疗方法包括清热解毒、活血化瘀、润燥止痒等。使用中药配方，如清毒软坚散可起到清热解毒、软坚散结的作用，清热凉血剂可通过凉血活血的作用促进损伤组织的修复，外用中药如黄连膏、野菊花油等可以缓解瘙痒、滋润皮肤。此外，放射性皮肤损伤患者在生活方面也需要注意防护措施，如避免阳光直接照射、穿宽松透气的衣物、保持皮肤清洁等。在饮食方面，宜选择易消化、营养丰富、富含维生素的食物，同时避免辛辣、刺激性食物的摄入。

证型：肺热火盛，瘀阻络脉证。

证候：局部皮肤干燥脱屑，灼热瘙痒，疼痛，红斑，舌红、苔黄，舌下络脉暗紫，脉弦滑。

治法：清热活血，通络散结。中医外治可予解毒生肌油、湿润烫伤膏、芦荟、紫草液、单药姜黄油膏、康复新液等。

方药：千金苇茎汤、普济消毒饮合四妙勇安汤加减，包括黄芪和薏苡仁各20 g，苇茎、板蓝根、炒白术、夏枯草、泽兰、半枝莲、连翘、当归和玄参各15 g，牛蒡子、黄芩、柴胡和桃仁各12 g，升麻、金银花、枳实、荷叶、炒麦芽和鸡内金各10 g，薄荷和炙甘草各6 g。

用法：水煎服，每次200 mL，每天2次，早、晚饭后温服。

（二）骨髓抑制

放疗可能对骨髓造成损伤，进而导致白细胞和血小板数量减少，增加感染和出血的风险，如骨髓抑制。根据中医学的观点，该病发生的根本原因是邪毒侵入人体，导致五脏功能紊乱，气血阴阳失调。

1. 脾肾不足证

证候：食欲不振，肌肉无力，腰膝酸软，下腹冷痛，腹泻，畏寒肢冷，舌淡胖、苔白滑，脉沉细缓。

治法：温补脾肾。

方药：附子理中汤加减，包括党参20 g，白术和补骨脂各15 g，熟附子和干姜各 10 g，肉豆蔻、吴茱萸和五味子各 6 g。

用法：水煎服，每次 200 mL，每天 2 次，早、晚饭后温服。

2. 气血不足证

证候：气短懒言，神疲乏力，纳差食少，腰膝酸软，面色少华，自汗恶风，舌质淡或有瘀斑瘀点、苔薄白，脉细弱。

治法：益气养血，健脾补肾。

方药 1：八珍汤，包括熟地黄和茯苓各 15 g，当归、白芍、人参和白术各 10 g，炙甘草 6 g，川芎 5 g。

方药 2：大补汤，包括熟地黄和茯苓各 20 g，白芍、白术、黄芪、当归、川芎和人参各 10 g，炙甘草 6 g，肉桂 3 g。

方药 3：归脾汤，包括茯苓、黄芪和炒酸枣仁各 15 g，白术、当归、龙眼肉和木香各 10 g，远志、炙甘草和人参各 6 g。

方药 4：右归丸，包括熟地黄 24 g，山茱萸、枸杞子和杜仲各 15 g，山药和菟丝子各 12 g，鹿角胶和当归各 10 g，制附子和肉桂各 6 g。

用法：水煎服，每次 200 mL，每天 2 次，早、晚饭后温服。

（三）恶心、呕吐

放疗对消化系统的影响是常见的副作用之一，其中恶心和呕吐是比较常见的症状。中医学认为这种表现可以归属于"呕吐、哕"范畴。根据中医学的观点，"身体健康时正气充足，邪气就不会侵袭；当邪气聚集时，正气必然减弱"。放疗后患者可能在一定程度上影响了脾胃的运化功能，导致气机运行阻碍，胃气上逆，从而引发呕吐。

1. 脾胃气虚证

证候：恶心呕吐，食欲不振，食入难化，脘部痞闷，大便不畅，舌淡胖、苔薄，脉细。

治法：健脾和胃。

方药：香砂六君子汤加减，包括茯苓 20 g，白术和法半夏各 12 g，人参和木香各 10 g，甘草、陈皮和砂仁各 6 g。

用法：水煎服，每次 200 mL，每天 2 次，早、晚饭后温服。

2. 脾胃阳虚证

证型：饮食稍多即吐，时作时止，面色㿠白，倦怠乏力，喜暖恶寒，四肢不温，大便溏薄，舌质淡，脉濡弱。

治法：温中健脾，和胃降逆。

方药：理中汤加减，包括白术 15 g，人参和干姜各 10 g，甘草 6 g。

用法：水煎服，每次 200 mL，每天 2 次，早、晚饭后温服。

3. 胃阴不足证

证候：呕吐反复发作，或时作干呕，似饥而不欲食，口燥咽干，舌红少津，脉细数。

治法：滋养胃阴，降逆止呕。

方药：麦门冬汤加减，包括麦门冬和半夏各 15 g，人参、粳米和大枣各 10 g，甘草 6 g。

用法：水煎服，每次 200 mL，每天 2 次，早、晚饭后温服。

（四）骨质疏松

患者如果长期接受放疗会增加骨质疏松的风险，从而增加骨折的可能性。

方药 1：补肾活血汤，包括熟地黄、龟板、生地黄、淫羊藿、黄芪和枸杞子各 15 g，丹参、山萸肉和骨碎补各 12 g，当归、牡丹皮、川芎和木香各 10 g，甘草 6 g，水煎服。

方药 2：滋肾强骨汤，可起到补肝肾、壮筋骨的作用，主要用于治疗骨质疏松症。包括菟丝子 20 g，女贞子、茯苓、地黄、补骨脂、黄芪、川芎和牛膝各 15 g，枸杞子和杜仲各 12 g，当归、龟板、续断、甘草、鹿角胶（另烊）和大枣各 10 g，水煎服。

参考文献

［1］MOELLER B，BALAGAMWALA E，CHEN A B，et al. Palliative thoracic radiation therapy for non-small cell lung cancer：2018 Update of an American Society for Radiation Oncology（ASTRO）evidence-based guideline［J］. Pract Radiat Oncol，2018，8（4）：245-250.

［2］VIDETIC G M M，DONINGTON J，GIULIANI M，et al. Stereotactic body radiation therapy for early-stage non-small cell lung cancer：Executive Summary of an ASTRO Evidence-Based Guideline［J］. Pract Radiat Oncol，2017，7（5）：295-301.

［3］CHANG J Y，BEZJAK A，MORNEX F. Stereotactic Ablative Radiotherapy for Centrally Located Early Stage Non-Small-Cell Lung Cancer：What We Have Learned ［J］. J Thorac Oncol，2015，10（4）：577-585.

［4］TOMITA N，OKUDA K，KITA N，et al. Role of Stereotactic Body Radiotherapy for Early-Stage Non-Small Cell Lung Cancer in Borderline Patients for Surgery due to Impaired Pulmonary Function［J］. Asia Pac J Clin Oncol，2022，18（6）：634-641.

［5］HEINZERLING J H，PEN O V，ROBINSON M，et al. Full Dose SBRT in Combination With Mediastinal Chemoradiation for Locally Advanced，Non-Small Cell Lung Cancer：A practical Guide for Planning，Dosimetric Results From a Phase 2 Study，and a Treatment Planning Guide for the Phase 3 NRG oncology LU-008 Trial ［J］. Practical Radiation Oncology，2023，13（6）：531-539.

［6］KIMURA T，NAGATA Y，HARADA H，et al. Phase I study of stereotactic body radiation therapy for centrally located stage IA non-small cell lung cancer （JROSG10-1）［J］. International journal of clinical oncology，2017，22（5）：849-856.

［7］BEZJAK A，PAULUS R，GASPAR L E，et al. Safety and Efficacy of a Five-Fraction Stereotactic Body Radiotherapy Schedule for Centrally Located Non-Small-Cell Lung Cancer：NRG Oncology/RTOG 0813 Trial［J］. Journal of Clinical Oncology，2019，

37（15）：1316-1325.

［8］GROZMAN V, ONJUKKA E, WERSALL P, et al. Extending hypofractionated stereotactic body radiotherapy to tumours larger than 70cc–effects and side effects［J］. Acta oncologica., 2021, 60（3）：305-311.

［9］TRAN J H, MHANGO G, PARK H S, et al. Outcomes following SBRT vs. IMRT and 3DCRT for older patients with stage IIA node–negative non–small cell lung cancer ＞ 5 cm［J］. Clinical Lung Cancer, 2023, 24（1）：e9-e18.

［10］PLUVY J, ZACCARIOTTO A, HABERT P, et al. Stereotactic body radiation therapy（SBRT）as salvage treatment for early stage lung cancer with interstitial lung disease（ILD）：An observational and exploratory case series of non–asian patients［J］. Respiratory medicine and research, 2023（83）：100984.

［11］FAN S, ZHANG Q, CHEN J Y, et al. Comparison of long–term outcomes of stereotactic body radiotherapy（SBRT）via Helical tomotherapy for early–stage lung cancer with or without pathological proof［J］. Radiation Oncology, 2023, 18（1）：49.

［12］BERRIOCHOA C, VIDETIC G M, WOODY N M, et al. Stereotactic Body Radiotherapy for T3N0 Lung Cancer With Chest Wall Invasion［J］. Clinical Lung Cancer, 2016, 17（6）：595-601.

［13］INAGAKI T, DOI H, INADA M, et al. Difference in failure patterns after stereotactic body radiotherapy for lung cancer according to clinical Tstage based on 4D computed tomography［J］. Strahlentherapie und Onkologie, 2023, 199（5）：465-476.

［14］TROVO M, MINATEL E, DUROFIL E, et al. Stereotactic Body Radiation Therapy for Re-irradiation of Persistent or Recurrent Non–small Cell Lung Cancer［J］. Int J Radiat Oncol Biol Phys, 2014, 88（5）：1114-1119.

［15］RUYSSCHER D D, FAIVRE-FINN C, PECHOUX C L, et al. High–dose reirradiation following radical radiotherapy for non–small–cell lung cancer［J］. Lancet Oncology, 2014, 15（13）：e620-e624.

［16］BERARDINO D B, RICCAKDO F A, ROSARIO M, et al. Available evidence on re-irradiation with stereotactic ablative radiotherapy following high–dose previous thoracic radiotherapy for lung malignancies［J］. Cancer Treatment Reviews,

2015，41（6）：511-518.

［17］TESTOLIN A，FAVRETTO M S，CORA S，et al. Stereotactic body radiation therapy for a new lung cancer arising after pneumonectomy：Dosimetric evaluation and pulmonary toxicity［J］.British Journal of Radiology，2015，88（1055）：20150228.

［18］IYENGAR P，ALL S，BERRY MF，et al. Treatment of Oligometastatic Non-Small Cell Lung cancer：An ASTRO/ESTRO Clinical Practice Guideline［J］. Pract Radiat Oncol，2023，13（5）：393-412.

［19］IYENGAR P，WARDAK Z，GERBER D E，et al. Consolidative Radiotherapy for Limited Metastatic Non-Small-Cell lung cancer A phase 2 Randomized Clinical trial［J］. JAMA oncolog，2018，4（1）：e173501.

［20］JIA Z，FANG F，CAO Y S，et al. Efficacy and toxicity of stereotactic body radiotherapy for un-resectable stage Ⅲ non-small cell lung cancer patients unfit for concurrent chemoradiation therapy：A retrospective study［J］. Radiation Oncology，2023，18（1）：140.

［21］WEI H，ZHOU X，YANG H，et al. Stereotactic body radiotherapy to the primary lung lesion improves the survival of the selected patients with non-oligometastatic NSCLC harboring EGFR activating mutation with first-line EGFR-TKIs：A real-world study［J］. Journal of Cancer Research and Clinical Oncology，2022，148（10）：2589-2598.

［22］PENG P，GONG J，ZHANG Y J，et al. EGFR-TKIs plus Stereotactic Body Radiation Therapy（SBRT）for Stage IV Non-small Cell Lung Cancer（NSCLC）：A prospective，multicenter，randomized，controlled phase Ⅱ study［J］. Radiotherapy Oncology，2023，184：109681.

［23］BESTVINA C M，POINTER K B，KARRISON T，et al. A Phase 1 Trial of Concurrent or Sequential Ipilimumab，Nivolumab，and Stereotactic Body Radiotherapy in Patients With Stage IV NSCLC study［J］. Journal of Thoracic Oncology，2022，17（1）：130-140.

［24］ZHU K K，WEI J L，XU Y H，et al. Effect of Stereotactic Body Radiation Therapy on Diverse Organ Lesions in Advanced Non-Small Cell Lung Cancer Patients Receiving Immune Checkpoint Inhibitors［J］. Current Medical Science，2023，

43（2）：344-359.

［25］KIEVIT H，MUNTINGHE-WAGENAAR M B，HIJMERING-KAPPELLE L B M，et al. Safety and tolerability of stereotactic radiotherapy combined with durvalumab with or without tremelimumab in advanced non-small cell lung cancer，the phase I SICI trial［J］. Lung cancer，2023，178：96-102.

［26］SIMONE C B，BOGART J A，CABRERA A R，et al. Radiation therapy for small cell lung cancer：An ASTRO clinical practice guideline［J］. Practical Radiation Oncology，2020，10（3）：158-173.

［27］VERMA V，SIMONE C B，ALLEN P K，et al. Outcomes of Stereotactic Body Radiotherapy for T1-T2N0 Small Cell Carcinoma According to Addition of Chemotherapy and Prophylactic Cranial Irradiation：A Multicenter Analysis［J］. Clinical Lung Cancer，2017，18（6）：675-681.

［28］VERMA V，SIMONE C B，ALLEN P K，et al. Multi-Institutional Experience of Stereotactic Ablative Radiation Therapy for Stage I small Cell lung cancer［J］. Interational Journal of Radiation Oncology Biology Physics，2017，97（2）：362-371.

［29］TAKEDA A，SANUKI N，TSURUGAI Y，et al. Stereotactic body radiotherapy for patients with oligometastases from colorectal cancer：Risk-adapted dose prescription with a maximum dose of 83-100 Gy in five fractions［J］. Journal of Radiation Research，2016，57（4）：400-405.

［30］HELOU J，THIBAULT I，POON I，et al. Stereotactic Ablative Radiation Therapy for Pulmonary Metastases：Histology，Dose，and Indication Matter［J］. Interational Journal of Radiation Oncology Biology Physics，2017，98（2）：419-427.

［31］YAMAMOTO T，NIIBE Y，AOKI M，et al. Analyses of the local control of pulmonary oligometastases after stereotactic body radiotherapy and the impact of local control on survival［J］. BMC Cancer，2020，20（1）：997.

［32］CUCCIA F，MAZZOLA R，FIGLIA V，et al. Stereotactic body radiotherapy for pulmonary oligometastases：A monoinstitutional analysis of clinical outcomes and potential prognostic factors［J］. strahlentherapie und Onkologie，2022，198（10）：934-939.

［33］LISCHALK J W，MALIK R M，COLLINS S P，et al. Stereotactic body radiotherapy（SBRT）for high-risk central pulmonary metastases［J］. Radiation Oncology，2016，11：28.

［34］CHANG J H，POON I，ERLER D，et al. The safety and effectiveness of stereotactic body radiotherapy for central versus ultracentral lung tumors［J］. Radiotherapy and Oncology，2018，129（2）：277-283.

［35］LINDBERG K，GROZMAN V，KARLSSON K，et al. The HILUS-trial-a prospective nordic multicenter phase Ⅱ study of ultra-central lung tumors treated with stereotactic body radiotherapy［J］. Journal Thoraccic Oncology，2021，16（7）：1200-1210.

［36］NAVARRIA P，BALDACCINI D，CLERICI E，et al. Stereotactic body radiation therapy for lung metastases from sarcoma in oligometastatic patients：A phase 2 study［J］. Interalional Journal of Kadiation Onlology Biology Physics，2022，114（4）：762-770.

［37］ASHA W，KORO S，MAYO Z，et al. Stereotactic body radiation therapy for sarcoma pulmonary metastases［J］. American Journal of Clinical Oncology-cancer Clinical Trials，2023，46（6）：263-270.

［38］GUTKIN P M，GORE E，CHARLSON J，et al. Stereotactic body radiotherapy for metastatic sarcoma to the lung：Adding to the arsenal of local therapy［J］. Radiation Oncology，2023，18（1）：42.

［39］LEE T H，KIM H J，KIM J H，et al. Treatment outcomes of stereotactic body radiation therapy for pulmonary metastasis from sarcoma：A multicenter，retrospective study［J］. Radiation Oncology，2023，18（1）：68.

［40］冯原，陈斯宁，江颖，等. 补肺化瘀汤治疗非小细胞肺癌临床观察［J］. 山西中医，2019，35（8）：32-33.

［41］冯原，陈斯宁，周继红，等. 清肺化痰通腑汤治疗痰热壅盛型肺癌临床研究［J］. 深圳中西医结合杂志，2017，27（1）：39-41.

［42］SAPISOCHIN G，BARRY A，DOHERTY M，et al. Stereotactic body radiotherapy vs. TACE or RFA as a bridge to transplant in patients with hepatocellular carcinoma. An intention-to-treat analysis［J］. Journal of Hepatology of Hepatology，2017，67（1）：92-99.

［43］HASAN S, THAI N, UEMURA T, et al. Hepatocellular carcinoma with child Pugh-A Cirrhosis treated with stereotactic body radiotherapy ［J］. World Journal Gastrointestinal Surgery, 2017, 9（12）: 256-263.

［44］MOORE A, COHEN-NAFTALY M, TOBAR A, et al. Stereotactic body radiation therapy（SBRT）for definitive treatment and as a bridge to liver transplantation in early stage inoperable hepatocellular carcinoma ［J］. Radiation Oncology, 2017, 12（1）: 163.

［45］GARG R, FOLEY K, MOVAHEDI B, et al. Outcomes After stereotactic Body Radiation Therapy as a Bridging Modality to Liver Transplantation for Hepatocellular Carcinoma ［J］. Advances in Radiation Oncology, 2021, 6（1）: 100559.

［46］CHEN B, BUTLER N, O'ROURKE T, et al. Refining stereotactic body radiation therapy as a bridge to transplantation for hepatocellular carcinoma : An institutional experience［J］. Journal of Medical Imaging and Radiation Oncology, 2023, 67（3）: 299-307.

［47］SU T S, LU H Z, CHENG T, et al. Long-term survival analysis in combined transarterial embolization and stereotactic body radiation therapy versus stereotactic body radiation monotherapy for unresectable hepatocellular carcinoma > 5 cm ［J］. BMC Cancer, 2016, 16（1）: 834.

［48］HASAN S, RENZ P, PACKARD M, et al. Effect of Daily and Every Other Day Stereotactic Body Radiation Therapy Schedules on Treatment-Related Fatigue in Patients With Hepatocellular Carcinoma ［J］. Practical Radiation Oncology, 2019, 9（1）: E38-E45.

［49］SHIN H S, HWAN LEE S, JUN B G, et al. Stereotactic body radiotherapy versus radiofrequency ablation as initial treatment of small hepatocellular carcinoma ［J］. European Journal of Gastroenterology&Hepatology, 2022, 34（11）: 1187-1194.

［50］MENDEZ ROMERO A, VAN DER HOLT B, WILLEMSSEN F, et al. Transarterial chemoembolization with drug-eluting beads versus stereotactic body radiation therapy for hepatocellular carcinoma : Outcomes from a multicenter, randomized, phase 2 trial（the TRENDY Trial）［J］. International Journal of Rediation Oncology·Biology·Physics, 2023, 117（1）: 45-52.

［51］QIU H M, MORAVAN M J, MILANO M T, et al. SBRT for Hepatocellular

Carcinoma：8-Year Experience from a Regional Transplant Center［J］. Journal of Gastrointestinal Cancer，2018，49（4）：463-469.

［52］LEE P，MA Y S，ZACHARIAS I，et al. Stereotactic Body Radiation Therapy for Hepatocellular Carcinoma in Patients With Child-Pugh B or C Cirrhosis［J］. Advances in Radiation Oncology，2020，5（5）：889-896.

［53］JACKSON W C，TANG M，MAURINO C，et al. Individualized Adaptive Radiation Therapy Allows for Safe Treatment of Hepatocellular Carcinoma in Patients With Child-Turcotte-Pugh B liver Disease［J］. Interational Journal of Kadiation Oncology·Biology·Physics，2021，109（1）：212-219.

［54］ZHANG X X，MA H B，LI T H，et al. Actual over 3-year survival after stereotactic body radiation therapy in patients with unresectable intrahepatic cholangiocarcinoma ［J］. Clinical &Translational Oncology，2023，25（3）：731-738.

［55］SU T S，LIANG P，LU H Z，et al. Stereotactic body radiation therapy for small primary or recurrent hepatocellular carcinoma in 132 Chinese patients［J］. Journal Surgical Oncology，2016，113（2）：181-187.

［56］BAUMANN B C，WEI J，PLASTARAS J P，et al. Stereotactic Body Radiation Therapy（SBRT）for Hepatocellular Carcinoma：High rates of local control with low toxicity［J］. American Journal of Clinical Oncology，2018，41（11）：1118-1124.

［57］BUCKSTEIN M，KIM E，FISCHMAN A，et al. Stereotactic body radiation therapy following transarterial chemoembolization for unresectable hepatocellular carcinoma ［J］. Journal of Gastrointestinal Oncology，2018，9（4）：734-740.

［58］SHEN PC，CHANG WC，LO CH，et al. Comparison of Stereotactic Body Radiation Therapy and Transarterial Chemoembolization for Unresectable Medium-Sized Hepatocellular Carcinoma［J］. International Journal of Kadiation·Oncology·Biology Physics，2019，105（2）：307-318.

［59］PAN Y X，XI M，FU Y Z，et al. Stereotactic Body Radiotherapy as a Salvage Therapy after Incomplete Radiofrequency Ablation for Hepatocellular Carcinoma：A Retrospective Propensity Score Matching Study［J］. Cancers，2019，11（8）：1116.

［60］JANG W I，BAE S H，KIM M S，et al. A phase 2 multicenter study of stereotactic body radiotherapy for hepatocellular carcinoma：Safety and efficacy［J］. Cancer, 2020, 126（2）：363-372.

［61］LIANG P, HUANG C, LIANG S X, et al. Effect of CyberKnife stereotactic body radiation therapy for hepatocellular carcinoma on hepatic toxicity［J］. Oncos Targets and Therapy, 2016, 9：7169-7175.

［62］ZHANG D, LI Q, LI D, et al. Stereotactic body radiation therapy as an effective local treatment for advanced hepatocellular carcinoma patients with inferior vena cava and right atrial tumor thrombus［J］. BMC Gastroenterology, 2022, 22（1）：451.

［63］SHARMA D, THAPER D, KAMAL R, et al. Role of stereotactic body radiotherapy for inferior vena cava tumour thrombus in hepatocellular carcinoma［J］. Journal of Medical Imaging and Radiation Oncology, 2023, 67（4）：444-449.

［64］WANG Q, JI X Q, SUN J, et al. Comparison of stereotactic body radiotherapy with and without lenvatinib for advanced hepatocellular carcinoma：a propensity score analysis［J］. Journal of Cancer Research and Oncology, 2023, 149（10）：7441-7452.

［65］JI X Q, SUN J, LI W G et al. Lenvatinib with or without stereotactic body radiotherapy for hepatocellular carcinoma with portal vein tumor thrombosis：a retrospective study［J］. Radiation Oncology, 2023, 18（1）：1-12.

［66］LI J X, SU T S, GONG W F, et al. Combining stereotactic body radiotherapy with camrelizumab for unresectable hepatocellular carcinoma：a single-arm trial［J］. Hepatology International, 2022, 16（5）：1179-1187.

［67］JULOORI A, KATIPALLY R R, LEMONS J M, et al. Phase 1 randomized trial of stereotactic body radiation therapy followed by nivolumab plus ipilimumab or nivolumab alone in advanced/unresectable hepatocellular carcinoma［J］. International Journal of Radiation Oncology·Biology·Physics, 2023, 115（1）：202-213.

［68］SHUI Y J, Y U W, REN X Q, et al. Stereotactic body radiotherapy based treatment for hepatocellular carcinoma with extensive portal vein tumor thrombosis［J］. Radiation Oncology, 2018, 13（1）：188.

［69］BRUNNER TB, BLANCK O, LEWITZKI V, et al. Stereotactic body radiotherapy dose and its impact on local control and overall survival of patients for locally advanced intrahepatic and extrahepatic cholangiocarcinoma［J］. Radiotherapy And Oncology，2019，132：42-47.

［70］SHARMA D，THAPER D，KAMAL R，et al. Role of palliative SBRT in barcelona clinic liver cancer-stage C hepatocellular carcinoma patients［J］. Strahlenther Onkol，2023，199（9）：838-846.

［71］QUE J，WU H C，LIN C H，et al. Comparison of stereotactic body radiation therapy with and without sorafenib as treatment for hepatocellular carcinoma with portal vein tumor thrombosis［J］. Medicine（Baltimore），2020，99（13）：e19660.

［72］CHEN Y X，YANG P，DU S S，et al. Stereotactic body radiotherapy combined with sintilimab in patients with recurrent or oligometastatic hepatocellular carcinoma：A phase Ⅱ clinical trial［J］. World Journal of Gastroenterology，2023，29（24）：3871-3882.

［73］SCORSETTI M，COMITO T，TOZZI A，et al. Final results of a phase Ⅱ trial for stereotactic body radiation therapy for patients with inoperable liver metastases from colorectal cancer［J］. Journal of Cancer Research and Clinical Oncology，2015，141（3）：543-553.

［74］MCPARTLIN A，SWAMINATH A，WANG R，et al. Long-term Outcomes of Phase 1 and 2 Studies of SBRT for Hepatic Colorectal Metastases［J］. Int J Radiat Oncol Biol Phys，2017，99（2）：388-395.

［75］JACKSON W C，TAO Y，MENDIRATTA-LALA M，et al. Comparison of Stereotactic Body Radiation Therapy and Radiofrequency Ablation in the Treatment of Intrahepatic Metastases［J］. Int J Radiat Oncol Biol Phys，2018，100（4）：950-958.

［76］CHOI C K K，HO C H M，WONG M Y P，et al. Efficacy，toxicities，and prognostic factors of stereotactic body radiotherapy for unresectable liver metastases［J］. Hong Kong Med J，2023，29（2）：105-111.

［77］MCDERMOTT R L，DUNNE E M，ZHAO Y Z，et al. Stereotactic Ablative Radiation Therapy for Colorectal Liver Metastases［J］. Clin Colorectal Cancer，2023，22（1）：120-128.

［78］盛庆寿，郭洪武，王淼，等 . 蒿栀清肝丸联合射波刀治疗中晚期原发性肝癌（湿

热聚毒证）60 例的临床观察［J］.世界最新医学信息文摘，2016，16（11）：77-78，80.

［79］卢旭全，莫苑君，陆运鑫，等.祛毒化瘀消积方对介入术后原发性肝癌患者早期复发转移及免疫功能的影响［J］.内蒙古中医药，2023，42（6）：15-16.

［80］莫春梅，荣震，胡振斌，等.敷和备化方治疗原发性肝癌介入术后综合征 40 例［J］.南京中医药大学学报，2013，29（1）：16-18.

［81］陆运鑫，卢旭全，吴发胜，等.祛毒化瘀消积方对中晚期原发性肝癌介入治疗后患者生存期和生活质量的影响［J］.新中医，2016，48（9）：153-155.

［82］邓鑫，银艳桃，宋杰，等.复方斑蝥胶囊对肝动脉化疗栓塞术后患者临床疗效的影响［J］.中药材，2020，43（6）：1482-1485.

［83］肖慧敏，谢有科，黄丁平，等.射波刀联合养阴解毒化瘀方治疗原发性肝癌临床观察［J］.广西中医药，2022，45（4）：8-12.

［84］罗双，黄伟师，黄丁平，等.疏肝健脾法对肝郁脾虚型原发性肝癌患者放疗后不良反应和生存质量的影响［J］.广西中医药，2020，43（4）：11-16.

［85］黄丁平，白广德，练祖平，等.扶肝消积法用于中晚期肝癌化疗的疗效观察［J］.现代中西医结合杂志，2015，24（3）：310-311.

［86］HALASZ L M，ATTIA A，BRADFIELD L，et al. Radiation Therapy for IDH-mutant Grade 2 and Grade 3 Diffuse Glioma：An ASTRO Clinical Practice Guideline［J］.Pract Radiat Oncol，2022，12（5）：370-386.

［87］SONG A，ANDREWS D W，WERNER-WASIK M，et al. Phase I trial of alisertib with concurrent fractionated stereotactic re-irradiation for recurrent high grade gliomas［J］.Radiother Oncol，2019，132：135-141.

［88］GUAN Y，XIONG J，PAN M Y，et al. Safety and efficacy of Hypofractionated stereotactic radiosurgery for high-grade Gliomas at first recurrence：A single-center experience［J］.BMC Cancer，2021，21（1）：123.

［89］NAVARRIA P，PESSINA F，CLERICI E，et al. Re-irradiation for recurrent high grade glioma（HGG）patients：Results of a single arm prospective phase 2 study［J］.Radiother Oncol，2022，167：89-96.

［90］NAVARRIA P，PESSINA F，COZZI L，et al. Phase Ⅱ study of hypofractionated radiation therapy in elderly patients with newly diagnosed glioblastoma with poor prognosis［J］.Tumori，2019，105（1）：47-54.

［91］AZOULAY M，CHANG S D，GIBBS I C，et al. A phase Ⅰ / Ⅱ trial of 5-fraction stereotactic radiosurgery with 5-mm margins with concurrent temozolomide in newly diagnosed glioblastoma：primary outcomes［J］. Neuro Oncol，2020，22（8）：1182-1189.

［92］IMBER B S，KANUNGO I，BRAUNSTEIN S，et al. Indications and Efficacy of Gamma Knife Stereotactic Radiosurgery for Recurrent Glioblastoma：2 Decades of Institutional Experience［J］. Neurosurgery，2017，80（1）：129-139.

［93］BERGMAN D，MODH A，SCHULTZ L，et al. Randomized prospective trial of fractionated stereotactic radiosurgery with chemotherapy versus chemotherapy alone for bevacizumab-resistant high-grade glioma［J］. J Neurooncol，2020，148（2）：353-361.

［94］MANTICA M，DRAPPATZ J，LIEBERMAN F，et al. Phase Ⅱ study of border zone stereotactic radiosurgery with bevacizumab in patients with recurrent or progressive glioblastoma multiforme［J］. J Neurooncol，2023，164（1）：179-190.

［95］MAHASE S S，ROYTMAN M，O'BRIEN R D，et al. Concurrent immunotherapy and re-irradiation utilizing stereotactic body radiotherapy for recurrent high-grade gliomas［J］. Cancer Rep（Hoboken），2023，6（7）：e1788.

［96］POUESSEL D，KEN S，GOUAZE-ANDERSSON V，et al. Hypofractionated Stereotactic Re-irradiation and Anti-PDL1 Durvalumab Combination in Recurrent Glioblastoma：STERIMGLI Phase I Results［J］. Oncologist，2023，28（9）：825-e817.

［97］GONDI V，BAUMAN G，BRADFIELD L，et al. Radiation Therapy for Brain Metastases：An ASTRO Clinical Practice Guideline［J］. Pract Radiat Oncol，2022，12（4）：265-282.

［98］MINNITI G，SCARINGI C，PAOLINI S，et al. Single-Fraction Versus Multifraction（3×9 Gy）Stereotactic Radiosurgery for Large（> 2 cm）Brain Metastases：A Comparative Analysis of Local Control and Risk of Radiation-Induced Brain Necrosis［J］. Int J Radiat Oncol Biol Phys，2016，95（4）：1142-1148.

［99］REMICK J S，KOWALSKI E，KHAIRNAR R，et al. A multi-center analysis of single-fraction versus hypofractionated stereotactic radiosurgery for the treatment of brain metastasis［J］. Radiat Oncol，2020，15（1）：128.

［100］YAMAMOTO M，SERIZAWA T，SHUTO T，et al. Stereotactic radiosurgery for patients with multiple brain metastases（JLGK0901）：a multi-institutional prospective observational study［J］. Lancet Oncol，2014，15（4）：387-395.

［101］YAMAMOTO M，SERIZAWA T，HIGUCHI Y，et al. A Multi-institutional Prospective Observational Study of Stereotactic Radiosurgery for Patients With Multiple Brain Metastases（JLGK0901 Study Update）：Irradiation-related Complications and Long-term Maintenance of Mini-Mental State Examination Scores［J］. Int J Radiat Oncol Biol Phys，2017，99（1）：31-40.

［102］SHUTO T，AKABANE A，YAMAMOTO M，et al. Multiinstitutional prospective observational study of stereotactic radiosurgery for patients with multiple brain metastases from non-small cell lung cancer（JLGK0901 study-NSCLC）［J］. J Neurosurg，2018，129（Suppl1）：86-94.

［103］YOMO S，SERIZAWA T，YAMAMOTO M，et al. The impact of EGFR-TKI use on clinical outcomes of lung adenocarcinoma patients with brain metastases after Gamma Knife radiosurgery：a propensity score-matched analysis based on extended JLGK0901 dataset（JLGK0901-EGFR-TKI）［J］. J Neurooncol，2019，145（1）：151-157.

［104］HUGHES R T，MASTERS A H，MCTYRE E R，et al. Initial SRS for Patients With 5 to 15 Brain Metastases：Results of a Multi-Institutional Experience［J］. Int J Radiat Oncol Biol Phys，2019，104（5）：1091-1098.

［105］RAMAN S，MOU B，HSU F，et al. Whole Brain Radiotherapy Versus Stereotactic Radiosurgery in Poor-Prognosis Patients with One to 10 brain Metastases：A Randomised Feasibility Study［J］. Clin Oncol（R Coll Radiol），2020，32（7）：442-451.

［106］ZAMARUD A，PARK DJ，DADEY D Y A，et al. Stereotactic radiosurgery for sarcoma metastases to the brain：a single-institution experience［J］. Neurosurg Focus，2023，55（2）：E7.

［107］PATEL K R，BURRI S H，ASHER A L，et al. Comparing Preoperative With Postoperative Stereotactic Radiosurgery for Resectable Brain Metastases：A Multi-institutional Analysis［J］. Neurosurgery，2016，79（2）：279-285.

［108］PATEL K R，BURRI S H，BOSELLI D，et al. Comparing pre-operative stereotactic radiosurgery（SRS）to post-operative whole brain radiation therapy（WBRT）for resectable brain metastases：a multi-institutional analysis［J］. J Neurooncol，2017，131（3）：611-618.

［109］PRABHU R S，PRESS R H，PATEL K R，et al. Single-Fraction Stereotactic Radiosurgery（SRS）Alone Versus Surgical Resection and SRS for Large Brain Metastases：A Multi-institutional Analysis［J］. Int J Radiat Oncol Biol Phys，2017，99（2）：459-467.

［110］KELLER A，DORE M，CEBULA H，et al. Hypofractionated Stereotactic Radiation Therapy to the Resection Bed For Intracranial Metastases［J］. Int J Radiat Oncol Biol Phys，2017，99（5）：1179-1189.

［111］MAHAJAN A，AHMED S，MCALEER M F，et al. Post-operative stereotactic radiosurgery versus observation for completely resected brain metastases：a single-centre，randomised，controlled，phase 3 trial［J］. Lancet Oncol，2017，18（8）：1040-1048.

［112］BROWN P D，BALLMAN K V，CERHAN J H，et al. Postoperative stereotactic radiosurgery compared with whole brain radiotherapy for resected metastatic brain disease（NCCTG N107C/CEC · 3）：a multicentre，randomised，controlled，phase 3 trial［J］. Lancet Oncol，2017，18（8）：1049-1060.

［113］KAYAMA T，SATO S，SAKURADA K，et al. Effects of Surgery With Salvage Stereotactic Radiosurgery Versus Surgery With Whole-Brain Radiation Therapy in Patients With One to Four Brain Metastases（JCOG0504）：A Phase Ⅲ，Noninferiority，Randomized controlled trial［J］. J Clin Oncol，2018，36（33）：3282-3289.

［114］STUMPF P K，CITTELLY D M，ROBIN T P，et al. Combination of Trastuzumab Emtansine and Stereotactic Radiosurgery Results in High Rates of Clinically Significant Radionecrosis and Dysregulation of Aquaporin-4［J］. Clin Cancer Res，2019，25（13）：3946-3953.

［115］PATEL K R，SHOUKAT S，OLIVER D E，et al. Ipilimumab and Stereotactic Radiosurgery Versus Stereotactic Radiosurgery Alone for Newly Diagnosed Melanoma Brain Metastases［J］. Am J Clin Oncol，2017，40（5）：444-450.

［116］MARTIN A M, CAGNEY D N, CATALANO P J, et al. Immunotherapy and Symptomatic Radiation Necrosis in Patients With Brain Metastases Treated With Stereotactic Radiation［J］. JAMA Oncol, 2018, 4（8）: 1123–1124.

［117］WEINGARTEN N, KRUSER T J, BLOCH O. Symptomatic radiation necrosis in brain metastasis patients treated with stereotactic radiosurgery and immunotherapy［J］. Clin Neurol Neurosurg, 2019, 179: 14–18.

［118］ALTAN M, WANG Y, SONG J, et al. Nivolumab and ipilimumab with concurrent stereotactic radiosurgery for intracranial metastases from non–small cell lung cancer: analysis of the safety cohort for non–randomized, open–label, phase I/ II trial［J］. J Immunother Cancer, 2023, 11（7）: e006871.

［119］PALTA M, GODFREY D, GOODMAN K A, et al. Radiation Therapy for Pancreatic Cancer: Executive Summary of an ASTRO Clinical Practice Guideline［J］. Pract Radiat Oncol, 2019, 9（5）: 322–332.

［120］SU T S, LIANG P, LU H Z, et al. Stereotactic body radiotherapy using CyberKnife for locally advanced unresectable and metastatic pancreatic cancer［J］. World J Gastroenterol, 2015, 21（26）: 8156–8162.

［121］ZHONG J, PATEL K, SWITCHENKO J, et al. Outcomes for patients with locally advanced pancreatic adenocarcinoma treated with stereotactic body radiation therapy versus conventionally fractionated radiation［J］. Cancer, 2017, 123（18）: 3486–3493.

［122］COMITO T, MASSARO M, TERIACA M A, et al. Can STEreotactic Body Radiation Therapy（SBRT）Improve the Prognosis of Unresectable Locally Advanced Pancreatic Cancer? Long–term Clinical Outcomes, Toxicity and Prognostic Factors on 142 Patients（STEP Study）［J］. Curr Oncol, 2023, 30（7）: 7073–7088.

［123］REYNGOLD M, KARAM S D, HAJJ C, et al. Phase 1 Dose Escalation Study of SBRT Using 3 Fractions for Locally Advanced Pancreatic Cancer［J］. Int J Radiat Oncol Biol Phys, 2023, 117（1）: 53–63.

［124］TANIGUCHI C M, FRAKES J M, AGUILERA T A, et al. Stereotactic body radiotherapy with or without selective dismutase mimetic in pancreatic adenocarcinoma: an adaptive, randomised, double–blind, placebo–controlled, phase 1b/2 trial［J］. Lancet Oncol, 2023, 24（12）: 1387–1398.

［125］MONINGI S, DHOLAKIA A S, RAMAN S P, et al. The Role of Stereotactic Body Radiation Therapy for Pancreatic Cancer: A Single–Institution Experience［J］. Ann Surg Oncol, 2015, 22（7）: 2352–2358.

［126］HERMAN J M, CHANG D T, GOODMAN K A, et al. Phase 2 multi–institutional trial evaluating gemcitabine and stereotactic body radiotherapy for patients with locally advanced unresectable pancreatic adenocarcinoma［J］. Cancer, 2015, 121（7）: 1128–1137.

［127］HILL C S, ROSATI L, WANG H, et al. Multiagent Chemotherapy and Stereotactic Body Radiation Therapy in Patients with Unresectable Pancreatic Adenocarcinoma: A prospective Nonrandomized Controlled Trial［J］. Pract Radiat Oncol, 2022, 12（6）: 511–523.

［128］MELLON E A, HOFFE S E, SPRINGETT G M, et al. Long–term outcomes of induction chemotherapy and neoadjuvant stereotactic body radiotherapy for borderline resectable and locally advanced pancreatic adenocarcinoma［J］. Acta Oncol, 2015, 54（7）: 979–985.

［129］MELLON E A, STROM T J, HOFFE S E, et al. Favorable perioperative outcomes after resection of borderline resectable pancreatic cancer treated with neoadjuvant stereotactic radiation and chemotherapy compared with upfront pancreatectomy for resectable cancer［J］. J Gastrointest Oncol, 2016, 7（4）: 547–555.

［130］MELLON E A, JIN W H, FRAKES J M, et al. Predictors and survival for pathologic tumor response grade in borderline resectable and locally advanced pancreatic cancer treated with induction chemotherapy and neoadjuvant stereotactic body radiotherapy［J］. Acta Oncol, 2017, 56（3）: 391–397.

［131］PALM R F, BOYER E, KIM D W, et al. Neoadjuvant chemotherapy and stereotactic body radiation therapy for borderline resectable pancreas adenocarcinoma: influence of vascular margin status and type of chemotherapy［J］. HPB（Oxford）, 2023, 25（9）: 1110–1120.

［132］SHAIB W L, HAWK N, CASSIDY R J, et al. A phase 1 Study of Stereotactic Body Radiation Therapy Dose Escalation for Borderline Resectable Pancreatic Cancer After Modified FOLFIRINOX（NCT01446458）［J］. Int J Radiat Oncol

Biol Phys, 2016, 96（2）: 296–303.

［133］GURKA MK, KIM C, HE AR, et al. Stereotactic Body Radiation Therapy（SBRT）Combined With Chemotherapy for Unresected Pancreatic Adenocarcinoma［J］. Am J Clin Oncol, 2017, 40（2）: 152–157.

［134］NAVEZ J, BOUCHART C, MANS L, et al. Neoadjuvant chemotherapy associated with isotoxic high–dose stereotactic body radiotherapy does not increase postoperative complications after pancreaticoduodenectomy for nonmetastatic pancreatic cancer［J］. J Surg Oncol, 2023, 128（1）: 33–40.

［135］LISCHALK J W, BURKE A, CHEW J, et al. Five–Fraction Stereotactic Body Radiation Therapy（SBRT）and Chemotherapy for the Local Management of Metastatic Pancreatic Cancer［J］. J Gastrointest Cancer, 2018, 49（2）: 116–123.

［136］CHEN I M, JOHANSEN J S, THEILE S, et al. Randomized Phase Ⅱ Study of Nivolumab With or Without Ipilimumab Combined With Stereotactic Body Radiotherapy for Refractory Metastatic Pancreatic Cancer（CheckPAC）［J］. J Clin Oncol, 2022, 40（27）: 3180–3189.

［137］CHEN IM, DONIA M, CHAMBERLAIN CA, et al. Phase 2 study of ipilimumab, nivolumab, and tocilizumab combined with stereotactic body radiotherapy in patients with refractory pancreatic cancer（TRIPLE–R）［J］. Eur J Cancer, 2023, 180: 125–133.

［138］陆运鑫, 卢旭全, 吴发胜, 等. 益气健脾化瘀方联合射波刀治疗胰腺癌疗效观察［J］. 现代中西医结合杂志, 2019, 28（6）: 593–596.

［139］EASTHAM J A, AUFFENBERG G B, BAROCAS D A, et al. Clinically Localized Prostate Cancer: AUA/ASTRO Guideline. Part Ⅲ: Principles of Radiation and Future Directions［J］. J Urol, 2022, 208（1）: 26–33.

［140］SHOLKLAPPER T, CRESWELL M, CANTALINO J, et al. Ejaculatory Function Following Stereotactic Body Radiation Therapy for Prostate Cancer［J］. J Sex Med, 2022, 19（5）: 771–780.

［141］TREE A C, OSTLER P, VOET H V D V H, et al. Intensity–modulated radiotherapy versus stereotactic body radiotherapy for prostate cancer（PACE–B）: 2–year toxicity results from an open–label, randomised, phase 3, non–inferiority trial［J］. Lancet Oncol, 2022, 23（10）：1308-1320.

［142］GREGUCCI F, CARBONARA R, SURGO A, et al. Extreme hypofractionated stereotactic radiotherapy for elderly prostate cancer patients：side effects preliminary analysis of a phase Ⅱ trial［J］. Radiol Med, 2023, 128（4）：501-508.

［143］HIRATA T, SUZUKI O, OTANI K, et al. Increased toxicities associated with dose escalation of stereotactic body radiation therapy in prostate cancer：results from a phase I/ Ⅱ study［J］. Acta Oncol, 2023, 62（5）：488-494.

［144］REPKA M C, CARRASQUILLA M, PAYDAR I, et al. Dosimetric predictors of acute bowel toxicity after Stereotactic Body Radiotherapy（SBRT）in the definitive treatment of localized prostate cancer［J］. Acta Oncol, 2023, 62（2）：174-179.

［145］MA T M, BALLAS L K, WILHALME H, et al. Quality-of-Life Outcomes and Toxicity Profile Among Patients With Localized Prostate Cancer After Radical Prostatectomy Treated With Stereotactic Body Radiation：The SCIMITAR Multicenter Phase 2 Trial［J］. Int J Radiat Oncol Biol Phys, 2023, 115（1）：142-152.

［146］FUJ Ⅱ K, NAKANO M, KAWAKAMI S, et al. Dosimetric Predictors of Toxicity after Prostate Stereotactic Body Radiotherapy：A single-Institutional Experience of 145 patients［J］. Curr Oncol, 2023, 30（5）：5062-5071.

［147］PASQUIER D, LACORNERIE T, SUPIOT S, et al. The Safety and Efficacy of Salvage Stereotactic Radiation Therapy in patients with Intraprostatic Tumor Recurrence After previous External Radiation Therapy：Phase 1 Results from the GETUG-AFU 31 study［J］. Eur Urol Oncol, 2023, 6（4）：399-405.

［148］NICOSIA L, MAZZOLA R, RIGO M, et al. Linac-based versus MR-guided SBRT for localized prostate cancer：a comparative evaluation of acute tolerability ［J］. Radiol Med, 2023, 128（5）：612-618.

［149］LUCCHINI R, FRANZESE C, VUKCAJ S, et al. Acute Toxicity and Quality of Life in a Post-Prostatectomy Ablative Radiation Therapy（POPART）Multicentric Trial［J］. Curr Oncol, 2022, 29（12）：9349-9356.

［150］YUIN J L P, SHIN J T J, CHEN B J, et al. Retrospective Analysis of Clinical

Outcomes of Stereotactic Body Radiation Therapy for Localized Prostate Cancer at an Asian Cancer Specialist Centre［J］. Asian Pac J Cancer Prev, 2023, 24（2）: 545–550.

［151］OZYIGIT G, ONAL C, BEDUK ESEN CS, et al. Treatment outcomes of postoperative ultra–hypofractionated stereotactic body radiotherapy in prostate cancer［J］. Urol Oncol, 2023, 41（5）: 252.e1–252.e8.

［152］ARCHER P, MARVASO G, DETTI B, et al. Salvage Stereotactic Reirradiation for Local Recurrence in the Prostatic Bed After Prostatectomy: A Retrospective Multicenter Study［J］. Eur Urol Oncol, 2023, 6（3）: 303–310.

［153］D'AGOSTINO G R, BADALAMENTI M, STEFANINI S, et al. Long term update on toxicity and survival of a phase Ⅱ trial of linac–based stereotactic body radiation therapy for low–intermediate risk prostate cancer［J］. Prostate, 2024, 84（4）: 368–375.

［154］NIKITAS J, CAO M S, NICKOLS N G, et al. Early Safety and Efficacy Profile of Homogeneously Dosed Salvage Stereotactic Body Radiotherapy（SBRT）for Intraprostatic Recurrences After Low Dose Rate（LDR）Brachytherapy［J］. Clin Genitourin Cancer, 2023, 21（2）: 208–212.

［155］PATEL K R, RYDZEWSKI N R, SCHOTT E, et al. A Phase 1 Trial of Focal Salvage Stereotactic Body Radiation Therapy for Radiorecurrent Prostate Cancer［J］. Pract Radiat Oncol, 2023, 13（6）: 540–550.

［156］ALLALI S, LOAP P, BIBAULT J E, et al. Salvage stereotactic reirradiation for intraprostatic cancer recurrence: A large retrospective study［J］. Prostate, 2023, 83（8）: 743–750.

［157］COZZI S, GHERSI S F, BARDOSCIA L, et al. Linac–based stereotactic salvage reirradiation for intraprostatic prostate cancer recurrence: toxicity and outcomes［J］. Strahlenther Onkol, 2023, 199（6）: 554–564.

［158］BOLDRINI L, ROMANO A, CHILOIRO G, et al. Magnetic resonance guided SBRT reirradiation in locally recurrent prostate cancer: a multicentric retrospective analysis［J］. Radiat Oncol, 2023, 18（1）: 84.

［159］CLOITRE M, VALERIO M, MAMPUYA A, et al. Toxicity, quality of life, and PSA control after 50 Gy stereotactic body radiation therapy to the dominant intraprostatic nodule with the use of a rectal spacer：results of a phase Ⅰ / Ⅱ study ［J］. Br J Radiol，2023，96（1145）：20220803.

［160］EHRET F，HOFMANN T，FURWEGER C，et al. Single-fraction prostate-specific membrane antigen positron emission tomography- and multiparametric magnetic resonance imaging-guided stereotactic body radiotherapy for prostate cancer local recurrences［J］. BJU Int，2023，131（1）：101-108.

［161］CUCCIA F，TAMBURO M，PIRAS A，et al. Stereotactic Body Radiotherapy for Lymph-Nodal Oligometastatic Prostate Cancer：A Multicenter Retrospective Experience［J］. Medicina（Kaunas），2023，59（8）：1442.

［162］HAMMER L，JIANG R，HEARN J，et al. A phase I Trial of Neoadjuvant Stereotactic Body Radiotherapy Prior to Radical Prostatectomy for Locally Advanced Prostate Cancer［J］. Int J Radiat Oncol Biol Phys，2023，115（1）：132-141.

［163］KWON D H，SHAKHNAZARYAN N，SHUI D，et al. Serial stereotactic body radiation therapy for oligometastatic prostate cancer detected by novel PET-based radiotracers［J］. Urol Oncol，2023，41（3）：145.e7-145.e15.

［164］MOHAN R，KNEEBONE A，EADE T，et al. Long-term outcomes of SBRT for PSMA PET detected oligometastatic prostate cancer［J］. Radiat Oncol，2023，18（1）：127.

［165］FRANCOLINI G，ALLEGRA A G，DETTI B，et al. Stereotactic Body Radiation Therapy and Abiraterone Acetate for Patients Affected by Oligometastatic Castrate-Resistant Prostate Cancer：A Randomized Phase Ⅱ trial（ARTO）［J］. J Clin Oncol，2023，41（36）：5561-5568.

［166］YAMAMOTO T，KAWASAKI Y，UMEZAWA R，et al. Stereotactic body radiotherapy for kidney cancer：a 10-year experience from a single institute［J］. J Radiat Res，2021，62（3）：533-539.

［167］GRELIER L，BABOUDJIAN M，GONDRAN-TELLIER B，et al. Stereotactic Body Radiotherapy for Frail Patients with Primary Renal Cell Carcinoma：Preliminary Results after 4 Years of Experience［J］. Cancers（Basel），2021，13（13）：3129.

［168］LAPIERRE A，BADET L，ROUVIERE O，et al. Safety and Efficacy of Stereotactic Ablative Radiation Therapy for Renal Cell Cancer：24-Month Results of the RSR1 Phase 1 Dose Escalation Study[J]. Pract Radiat Oncol, 2023, 13(1): e73-e79.

[169] GLICKSMAN R M, CHEUNG P, KOROL R, et al. Stereotactic Body Radiotherapy for Renal Cell Carcinoma: Oncological and Renal Function Outcomes [J]. Clin Oncol (R Coll Radiol), 2023, 35 (1): 20-28.

[170] LIU Y, ZHANG X Y, MA H L, et al. Locoregional recurrence after nephrectomy for localized renal cell carcinoma: Feasibility and outcomes of different treatment modalities [J]. Cancer Med, 2022, 11 (23): 4430-4439.

[171] FREIFELD Y, PEDROSA I, MCLAUGHLIN M, et al. Stereotactic ablative radiation therapy for renal cell carcinoma with inferior vena cava tumor thrombus [J]. Urol Oncol, 2022, 40 (4): 166.e9-166.e13.

[172] KIMPEL O, SCHINDLER P, SCHMIDT-PENNINGTON L, et al. Efficacy and safety of radiation therapy in advanced adrenocortical carcinoma [J]. Br J Cancer, 2023, 128 (4): 586-593.

[173] TANG C, MSAOUEL P, HARA K, et al. Definitive radiotherapy in lieu of systemic therapy for oligometastatic renal cell carcinoma: a single-arm, single-centre, feasibility, phase 2 trial [J]. Lancet Oncol, 2021, 22 (12): 1732-1739.

[174] HANNAN R, CHRISTENSEN M, HAMMERS H, et al. Phase II Trial of Stereotactic Ablative Radiation for Oligoprogressive Metastatic Kidney Cancer [J]. Eur Urol Oncol, 2022, 5 (2): 216-224.

[175] HANNAN R, CHRISTENSEN M, CHRISTIE A, et al. Stereotactic Ablative Radiation for Systemic Therapy-naive Oligometastatic Kidney Cancer [J]. Eur Urol Oncol, 2022, 5 (6): 695-703.

[176] ONAL C, HURMUZ P, GULER O C, et al. The role of stereotactic body radiotherapy in switching systemic therapy for patients with extracranial oligometastatic renal cell carcinoma [J]. Clin Transl Oncol, 2022, 24 (8): 1533-1541.

[177] GULER O C, OYMAK E, HURMUZ P, et al. Treatment Outcomes of Stereotactic Body Radiotherapy in Patients with Synchronous and Metachronous Oligometastatic Renal Cell Carcinoma [J]. Urol Int, 2023, 107 (2): 171-178.

［178］DOVE A P H，WELLS A，WU G，et al. Evaluation of 5 Fraction Stereotactic Body Radiation Therapy（SBRT）for Osseous Renal Cell Carcinoma Metastases［J］. Am J Clin Oncol，2022，45（12）：501-505.

［179］LIU Y，ZHANG Z L，HAN H，et al. Survival After Combining Stereotactic Body Radiation Therapy and Tyrosine Kinase Inhibitors in Patients With Metastatic Renal Cell Carcinoma［J］. Front Oncol，2021，11：607595.

［180］CHEUNG P，PATEL S，NORTH S A，et al. Stereotactic Radiotherapy for Oligoprogression in Metastatic Renal Cell Cancer Patients Receiving Tyrosine Kinase Inhibitor Therapy：A Phase 2 Prospective Multicenter Study［J］. Eur Urol，2021，80（6）：693-700.

［181］FRANZESE C，MARINI B，BALDACCINI D，et al. The impact of stereotactic ablative radiotherapy on oligoprogressive metastases from renal cell carcinoma［J］. J Cancer Res Clin Oncol，2023，149（8）：4411-4417.

［182］FRANCOLINI G，CAMPI R，DI CATALDO V，et al. Impact of stereotactic body radiotherapy vs palliative radiotherapy on oncologic outcomes of patients with metastatic kidney cancer concomitantly treated with immune checkpoint inhibitors：a preliminary，multicentre experience［J］. Clin Transl Oncol，2022，24（10）：2039-2043.

［183］SIVA S，BRESSEL M，WOOD S T，et al. Stereotactic Radiotherapy and Short-course Pembrolizumab for Oligometastatic Renal Cell Carcinoma-The RAPPORT Trial［J］. Eur Urol，2022，81（4）：364-372.

［184］FRANZESE C，MARVASO G，FRANCOLINI G，et al. The role of stereotactic body radiation therapy and its integration with systemic therapies in metastatic kidney cancer：a multicenter study on behalf of the AIRO（Italian Association of Radiotherapy and Clinical Oncology）genitourinary study group［J］. Clin Exp Metastasis，2021，38（6）：527-537.

［185］LUTZ S，BALBONI T，JONES J，et al. Palliative radiation therapy for bone metastases：Update of an ASTRO Evidence-Based Guideline［J］. Pract Radiat Oncol，2017，7（1）：4-12.

［186］ITO K，OGAWA H，NAKAJIMA Y. Efficacy and toxicity of re-irradiation spine stereotactic body radiotherapy with respect to irradiation dose history［J］. Jpn J

Clin Oncol, 2021, 51（2）: 264-270.

［187］ITO K, NAKAJIMA Y, OGAWA H, et al. Risk of radiculopathy caused by second course of spine stereotactic body radiotherapy［J］. Jpn J Clin Oncol, 2022, 52(8): 911-916.

［188］LEE M Y, OUYANG Z, LAHURD D, et al. A Volumetric Dosimetry Analysis of Vertebral Body Fracture Risk After Single Fraction Spine Stereotactic Body Radiation Therapy［J］. Pract Radiat Oncol, 2021, 11（6）: 480-487.

［189］WANG H H, TIAN S S, YANG J M, et al. Risk-adapted stereotactic body radiotherapy for patients with cervical spinal metastases［J］. Cancer Sci, 2022, 113（12）: 4277-4288.

［190］GUO L L, XU Q Q, KE L X, et al. The impact of radiosensitivity on clinical outcomes of spinal metastases treated with stereotactic body radiotherapy［J］. Cancer Med, 2023, 12（12）: 13279-13289.

［191］ZENG K L, ABUGARIB A, SOLI MAN H, et al. Dose-Escalated 2-Fraction Spine Stereotactic Body Radiation Therapy: 28 Gy versus 24 Gy in 2 Daily Fractions［J］. Int J Radiat Oncol Biol Phys, 2023, 115（3）: 686-695.

［192］SAHGAL A, MYREHAUG S D, SIVA S, et al. Stereotactic body radiotherapy versus conventional external beam radiotherapy in patients with painful spinal metastases: an open-label, multicentre, randomised, controlled, phase 2/3 trial［J］. Lancet Oncol, 2021, 22（7）: 1023-1033.

［193］ZENG K L, MYREHAUG S, SOLIMAN H, et al. Mature Local Control and Reirradiation Rates Comparing Spine Stereotactic Body Radiation Therapy With Conventional Palliative External Beam Radiation Therapy［J］. Int J Radiat Oncol Biol Phys, 2022, 114（2）: 293-300.

［194］ITO K, SUGITA S, NAKAJIMA Y, et al. Phase 2 Clinical Trial of Separation Surgery Followed by Stereotactic Body Radiation Therapy for Metastatic Epidural Spinal Cord Compression［J］. Int J Radiat Oncol Biol Phys, 2022, 112（1）: 106-113.

［195］DAMANTE M A J, GIBBS D, DIBS K, et al. Neoadjuvant Arterial Embolization of Spine Metastases Associated With Improved Local Control in Patients Receiving Surgical Decompression and Stereotactic Body Radiotherapy［J］. Neurosurgery,

2023，93（2）：320-329.

［196］MADANI I, SAHGAL A, ERLER D, et al. Stereotactic Body Radiation Therapy for Metastases in Long Bones［J］. Int J Radiat Oncol Biol Phys，2022，114（4）：738-746.

［197］NGUYEN E K, KOROL R, ALI S, et al. Predictors of pathologic fracture and local recurrence following stereotactic body radiation therapy to 505 non-spine bone metastases［J］. Radiother Oncol，2023，186：109792.

［198］ONAL C, GULER O C, HURMUZ P, et al. Bone-only oligometastatic renal cell carcinoma patients treated with stereotactic body radiotherapy：a multi-institutional study［J］. Strahlenther Onkol，2022，198（10）：940-948.

［199］PEREZ-MONTERO H, LOZANO A, DE BLAS R, et al. Ten-year experience of bone SBRT in breast cancer：analysis of predictive factors of effectiveness［J］. Clin Transl Oncol，2023，25（6）：1756-1766.

［200］丰哲，程琦，韦坚，等 . 韦贵康从脾肾论治肺癌骨转移［J］. 中华中医药杂志，2014，29（3）：757-759.

［201］丰哲，练克俭，林宗汉，等 . 参苓白术散加味治疗肺癌骨转移的临床研究［J］. 中医药导报，2013，19（10）：1-3，6.